外科常见疾病
临床思维与实践

杨 阳 王 伟 刘兰峰 主编

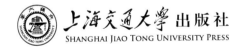
上海交通大学出版社
SHANGHAI JIAO TONG UNIVERSITY PRESS

内容提要

本书以循证医学为基础，以突出疾病诊疗为原则，首先介绍了外科常用诊断技术，而后重点阐述了普外科疾病、胸外科疾病、血管外科疾病、泌尿外科疾病、脊柱外科疾病等，包括从外科疾病的病因、病理生理、发病机制、临床表现、辅助检查方法、诊断标准、鉴别诊断方法、手术适应证与禁忌证、手术治疗的方法与技巧、手术并发症的防治、预后以及预防等方面进行描述。本书具有科学性、权威性、实用性和指导性的特点，适合临床外科医师和医学院校师生阅读使用。

图书在版编目（CIP）数据

外科常见疾病临床思维与实践 / 杨阳，王伟，刘兰峰主编. --上海 : 上海交通大学出版社，2022.9
ISBN 978-7-313-26479-4

Ⅰ. ①外… Ⅱ. ①杨… ②王… ③刘… Ⅲ. ①外科—常见病—诊疗 Ⅳ. ①R6

中国版本图书馆CIP数据核字（2022）第160698号

外科常见疾病临床思维与实践
WAIKE CHANGJIAN JIBING LINCHUANGSIWEI YU SHIJIAN

主　编：杨　阳　王　伟　刘兰峰		
出版发行：上海交通大学出版社	地　　址：上海市番禺路951号
邮政编码：200030	电　　话：021-64071208
印　制：广东虎彩云印刷有限公司	
开　本：710mm×1000mm 1/16	经　销：全国新华书店
字　数：235千字	印　张：13.5
版　次：2023年1月第1版	插　页：2
书　号：ISBN 978-7-313-26479-4	印　次：2023年1月第1次印刷
定　价：128.00元	

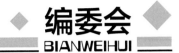

编委会 BIANWEIHUI

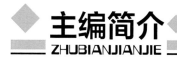

杨　阳

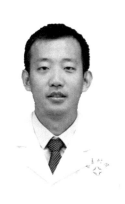

　　副主任医师，本科毕业于山东第一医科大学，硕士研究生毕业于青海大学医学院。现就职于山东第一医科大学第二附属医院普外科，任山东省疼痛研究会第一届肿瘤精准治疗专业委员会委员和山东省研究型医院协会多个分会的委员。在核心期刊发表论文7篇，有《腹腔镜下治疗脾动脉瘤4例疗效分析》《硫化氢对大鼠肝星状细胞增殖及Ca^{2+}浓度的影响》《上皮-间充质转化对消化系统肿瘤及纤维化作用的研究进展》等，参编著作2部。

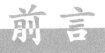

前言

FOREWORD

外科学作为现代医学的一个科目,主要研究如何利用外科手术方法解除疾病的病因,从而使患者得到治疗。与其他临床医学科目一样,外科学需要了解疾病的定义、病因、表现、诊断、分期、治疗、预后;但外科学更加重视手术的适应证与禁忌证、术前的评估与照顾、手术的技巧与方法、术后的照顾、手术的并发症与预后等与外科手术相关的问题。近年来,随着科学技术与医学事业的不断发展与进步,许多的新观点、新技术、新方法、新设备融入了各大医院外科的疾病诊治中,使外科知识理论与实践得到不断更新与发展,也极大地提高了疾病诊断的正确率与疾病的治愈率。为了在新形势下培养高素质的外科人才,规范外科学基本技能操作,提高外科医师诊治水平,我们特邀多位临床外科专家,精心编写了《外科常见疾病临床思维与实践》一书。

本书以服务临床为导向,以循证医学为基础,以突出疾病诊疗为原则,结合编者丰富的临床经验,重点阐述了外科常用诊断技术、普外科疾病、胸外科疾病、血管外科疾病、泌尿外科疾病、脊柱外科疾病等,包括从外科疾病的病因、病理生理、发病机制、临床表现、辅助检查方法、诊断标准、鉴别诊断方法、手术适应证与禁忌证、手术治疗的方法与技巧、手术并发症的防治、预后以及预防等方面进行描述。本书参考最新相关文献,紧扣外科临床思维与实践的主题,内容全面,结构合理,准确规范,具有科学性、权威性、实用性和指导性的特点。对普通外科医师积极防治外科疾病和培养临床思维具有重要参考价值,亦可供临床外科医师和医学院校师生阅读使用。

由于外科学知识更新较快,且编者临床经验有限,编写时间较为仓促,编写风格不尽相同,书中存在的疏漏或不足之处,还望广大读者不吝指正。

《外科常见疾病临床思维与实践》编委会

2021 年 10 月

目 录
CONTENTS

第一章

外科常用诊断技术

第一节 胃镜检查

消化内镜历经100多年的发展,目前已成为消化专科的常规诊断工具。现今普遍应用的内镜为电子内镜。电子内镜是通过安装在内镜顶端的电荷耦合器件(CCD)将光能转变为电能,再经视频处理器处理后将图像显示在电视监视器上。

一、胃镜检查的适应证及禁忌证

(一)适应证

(1)上腹不适,疑为上消化道病变,临床又不能确诊者。

(2)急性及原因不明的慢性上消化道出血。

(3)X线检查发现胃部病变不能明确性质者。

(4)需要随诊的病变如溃疡、萎缩性胃炎、癌前病变、术后胃等。

(5)需要通过内镜进行治疗者。

(二)禁忌证

(1)严重的心、肺、脑(冠心病、肺心病、肺气肿、脑血管供血不足)等疾病或极度衰竭不能耐受检查者。

(2)精神病或严重智力障碍不能合作者。

(3)怀疑有胃肠穿孔或腐蚀性食管炎的急性期。

(4)严重脊柱成角畸形或纵隔疾病如胸主动脉瘤等。

(5)消化道大出血,休克未能纠正者。

(6)急性咽喉炎。

二、常见食管及胃疾病内镜下的表现及诊断

(一)反流性食管炎

反流性食管炎是由于十二指肠液、胃液反流至食管引起的食管黏膜炎症。主要表现为充血、糜烂、溃疡等,病变多以食管下段明显;如图1-1所示。根据食管炎严重程度不同,有很多不同的分级方法,常用的为洛杉矶分类法,分为4级。

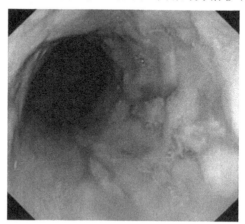

图 1-1　反流性食管炎

黏膜条状充血,中间糜烂、溃疡形成,黏膜破损间无相互融合

A级:局限黏膜皱襞上,黏膜破损长度≤5 mm。

B级:局限黏膜皱襞上,至少有一条黏膜破损长度>5 mm,但两条黏膜破损间无相互融合。

C级:两条或两条以上的黏膜破损存在相互融合现象,但非全周性。

D级:融合为全周性的黏膜破损。

(二)Barrett 食管(Barrett esophagus,BE)

BE是指食管下端扁平上皮被柱状上皮替代,内镜下表现为胃食管结合处的近端出现橘红色柱状上皮,即扁平、柱状上皮交界处在齿状线的上方。按照化生的柱状上皮的长度可分为长段BE和短段BE。长段BE指化生的柱状上皮累及食管全周且长度≥3 cm,短段BE指化生的柱状上皮未累及食管全周或累及全周但长度<3 cm。按照内镜下形态分类:分为全周型、舌型和岛状。

(三)食管癌

1.早期食管癌内镜下表现及分型

(1)糜烂型:最常见,约占早期食管癌的半数以上,局部充血,黏膜失去正常

光泽,病变周围边界清楚。糜烂区呈粗颗粒状,黏膜皱缩或伴有单发或多发性小结节。

(2)斑块型:多呈局灶性、灰白色,稍高出黏膜平面。表面粗糙或糜烂,有时并发微小癌性结节或似沙粒样小颗粒。

(3)小结节型:表现为孤立或多发性小结节,表面易碎裂出血。有时呈息肉状,周围绕以正常黏膜。此种单发或多发结节,偶可离开主灶形成卫星病灶,可能构成早期癌的多点来源。

(4)粗糙型:食管部分黏膜粗糙,进而增厚、不规则,失去正常外观。

(5)隐匿型:有少数病例,食管黏膜无明显形态改变。

2.中晚期食管癌

肿瘤似蕈状、肉芽状、菜花状、桑葚状或息肉状。颜色为淡红、暗红或灰白色不等,瘤体表面常有深浅不等的溃疡,被覆坏死组织,质脆,易出血。主要向腔内生长的癌肉瘤,可见癌蒂与管壁相连。癌至晚期或为缩窄型者则显示高度狭窄,其上方食管明显扩张,镜管难以通过;见图1-2。

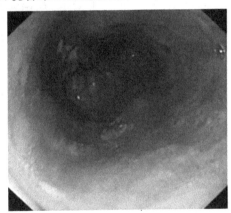

图1-2　食管癌

食管中下段前壁见一不规则隆起,表面结节样,中间溃疡形成,占据管腔约1/3,管腔狭窄

(四)慢性胃炎

1.慢性胃炎分类

慢性浅表性胃炎和慢性萎缩性胃炎。

2.慢性浅表性胃炎内镜下表现

胃黏膜充血、水肿,呈花斑状红白相间的改变,以红为主,可有局限性糜烂和出血点,见图1-3。部分表现为黏膜出现多个疣状、丘疹样隆起,直径5～10 mm,

顶端可见黏膜缺损或脐样凹陷,病变多位于胃窦胃体,以大弯侧多见。

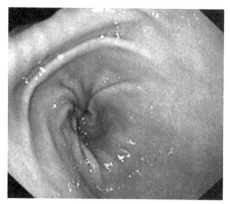

图 1-3　慢性浅表性胃炎

黏膜充血水肿,呈花斑状红白色相间的改变,以红色为主

3.慢性萎缩性胃炎内镜下表现

胃黏膜失去正常的橘红色,可呈淡红色、灰色等,以白色为主,重度萎缩呈灰白色,黏膜变薄,皱襞变细、平坦,黏膜下血管透见,如树枝状或网状。伴有异型增生性改变,黏膜可呈颗粒状、结节状;见图 1-4。

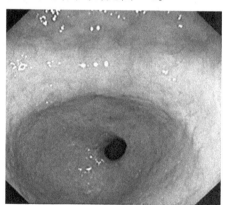

图 1-4　慢性萎缩性胃炎

胃窦黏膜呈结节样,红白色相间,局部以白色为主,血管网透见

(五)胃溃疡

内镜征象是溃疡呈圆形或椭圆形,边缘锐利,基底光滑,为坏死组织覆盖,呈灰白色或黄白色,有时呈褐色;周围黏膜充血水肿,略隆起;胃皱襞放射至溃疡壁龛边缘,见图 1-5。胃溃疡为慢性溃疡,在不同时期内镜下表现不同,可分为活动期、愈合期、瘢痕期。

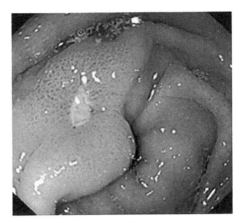

图 1-5 胃溃疡

胃窦前壁见一椭圆形溃疡,表覆白苔,边缘规
整,黏膜向溃疡处聚集,周围黏膜充血水肿

(六)十二指肠球部溃疡

好发于十二指肠球部前壁,内镜征象是溃疡呈圆形或椭圆形,边缘锐利,苔
白色或黄白色,有时呈褐色;周围黏膜充血水肿,略隆起;可有假性憩室形成;见
图 1-6。

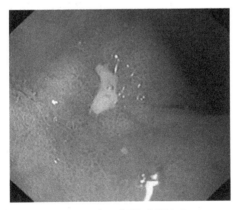

图 1-6 十二指肠球部溃疡

前壁见一溃疡,表覆白苔,边缘锐利,周围黏膜稍高起,周围黏膜充血水肿

(七)胃癌

1.早期胃癌

早期胃癌是指癌浸润未超过黏膜下层者,而不论有无淋巴结转移。早期胃
癌内镜下可分以下各型。

（1）Ⅰ型（息肉样型）：病变隆起呈小息肉状，基宽无蒂，常＞2 cm，约占早期胃癌的15％。

（2）Ⅱ型（浅表型）：分3个亚型，合起来占75％。

Ⅱa型（隆起浅表型）：病变稍高出黏膜面，高度不超过0.5 cm，面积小，表面平整。

Ⅱb型（平坦浅表型）：病变与黏膜等平，但表面粗糙呈细颗粒状。

Ⅱc型（浅表凹陷型）：最常见，浅洼病变底面粗糙不平，可见聚合黏膜皱襞的中断或融合。

（3）Ⅲ型（溃疡型）：约占早期胃癌的10％，黏膜溃烂比Ⅱc者深，但不超过黏膜下层，周围聚合，皱襞有中断，融合或变形成杵状。

2.进展型胃癌

肿瘤表现为凹凸不平、表面污秽的肿块，常见渗血及溃烂；或表现为不规则较大溃疡，其底部为秽苔所覆盖，可见渗血，溃疡边缘常呈结节状隆起，无聚合皱襞，病变处无蠕动；见图1-7。

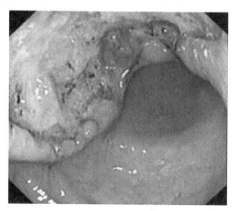

图1-7　进展期胃癌

胃体窦交界小弯侧见一巨大溃疡，表覆污秽苔，边缘结节样，不规则

第二节　胃液采集术

胃液采集术是通过胃管采集胃液进行检查的一种方法，目的是了解胃分泌功能和排空状况，评价制酸药、H_2受体拮抗剂和质子泵抑制剂的治疗效果，胃内

有无出血、细菌繁殖,也可进行胃灌洗和胃肠减压。

一、方法

(1)检查前 48 小时停用制酸药、H_2 受体拮抗剂、质子泵抑制剂与糖皮质激素。检查前晚餐后不再进饮食,次晨不刷牙,取下假牙,空腹进行。

(2)患者取坐位,术者站于其右侧,将长为 70～75 cm 的胃管,经鼻或经口送入 50～55 cm(目前使用之一次性胃管长约 100 cm,无标记线,用前需测距标识),自外端回抽无液体流出,则注入少量空气,用听诊器于剑突处听到有明显气过水声,或注入生理盐水 20 mL 后,再回抽,能得到 16 mL 以上液体时,示导管已达胃内,外端以胶布固定于面部。

(3)外接 50 mL 注射器或负压吸引泵,变换不同体位,连续抽取 1 小时胃液总量,即基础(空腹)胃液量,测其基础胃酸排泌量(basal acid output,BAO)。

(4)尔后肌内注射五肽胃泌素 6 μg/kg,再连续收集 1 小时胃液,按每 15 分钟一次共 4 次分装 4 瓶,各测其量、pH 及胃酸排泌量,再计算 1 小时内最大胃酸排泌量(maxinal acid output,MAO)和峰胃酸排泌量(peak acid output,PAO)。

二、注意事项

(1)腐蚀性毒物(强酸、强碱)中毒、食管静脉曲张和上消化道出血者,禁忌。

(2)有胃扩张或幽门梗阻者,宜用较粗胃管接负压吸引,以防堵塞。

第三节　十二指肠液引流术

十二指肠液引流术是用十二指肠引流管将十二指肠液及胆汁引出体外的检查方法。此术可协助诊断胆囊和胆管的炎症、结石、梗阻,判断胆系运动功能;协助肝胆寄生虫如华支睾吸虫(肝吸虫)、胆道蛔虫、蓝氏贾第鞭毛虫等病的诊断;测定十二指肠液的胰酶,了解胰腺功能;引流和经引流管注药对胆系感染亦有一定治疗作用。

一、方法

(1)术前禁饮食 12 小时,清晨空腹进行。

(2)用 Dobell 液或 3％过氧化氢溶液(双氧水)漱口后,将消毒的十二指肠引流管(全长105 cm,直径 3～5 mm,距球端 45 cm、55 cm、75 cm、85 cm 处有 4 条标记线;目前用一次性引流管长约 120 cm,无标记线,用前需测距标识),经口送入胃内 50～55 cm,即达胃内,抽出全部胃内容,注入温生理盐水 50 mL,使弯曲之引流管伸直。

(3)嘱患者精神放松,取右侧卧位,臀部垫高,亦可自由走动,每 1～2 分钟将引流管送下约 1 cm,经30～60 分钟可达十二指肠内;不可送入过快,以免管端部在胃内折曲打卷。

(4)当第二标记线抵达门牙后,原采取立位自由活动下管者,应改前述卧位,继续下送时应经常抽取少量胃液,根据抽出液性状判断管端位置,如呈淡黄色、较清澈、黏稠,以酚红试纸测试呈红色时,示管端已进入十二指肠内;若呈黄色,示仍在胃中。当管的第三标记(75 cm)达门牙时,即可用胶布将管固定于面部,管外端置于床面之下;液体自然流出,此为十二指肠液或称前液、D 液,应尽量将前液流完,以免残存的胰酶分解、破坏以后采集的胆汁内容物。

(5)前液引流毕,将预温的 33% 硫酸镁 50 mL 自管缓慢注入,使胆道口括约肌松弛,注完后,用血管钳夹住管端 5～10 分钟。

(6)将管放低,松开止血钳,用注射器轻抽,即流出液体;以后因虹吸作用,液体即可自行缓慢流出,将先流出之硫酸镁残液弃去,以后注意流出之胆汁颜色和性质,将其分别收集于 3 个标本瓶中,最初流出来自胆总管的橙黄色或淡金黄色 A 胆汁,10～20 mL;继之流出来自胆囊稍黏稠的棕黄、棕褐色 B 胆汁,30～75 mL;最后流出来自肝内胆管的稀薄淡黄色 C 胆汁,持续流出不再改色,当留足标本后,即拔出引流管,将三瓶标本及时送检。

(7)当疑有胆系感染时,引流胆汁过程中用无菌技术分别留取 A、B、C 胆汁各 1 mL 送细菌培养。

二、注意事项

(1)禁忌证同胃液采集术。

(2)引流管较难进入十二指肠时,可将管抽回至第一标记处,再如前法缓慢送入;或在 X 线下观察金属管头的位置,并在透视下自腹外推压金属头,使其进入十二指肠。

(3)注入硫酸镁后若无胆汁流出,可再注入 50 mL,若仍无胆汁流出,提示胆管痉挛或梗阻。

(4)做治疗性十二指肠引流时,可留置 2～3 小时充分引流胆汁,拔管前可自引流管注入庆大霉素、阿米卡星、头孢哌酮等抗生素。

第四节 肝穿刺活体组织检查术

肝穿刺活体组织检查术,简称肝活检,是采取肝组织标本的一种简易手段。由穿刺所得组织块进行组织学检查或制成涂片做细胞学检查,以判明原因未明的肝大和某些血液系统疾病。如有出血倾向、大量腹水、肝外阻塞性黄疸,或疑为肝包虫病、肝血管瘤则不宜进行此项检查。

肝组织活检的穿刺方法有多种,如一般肝穿刺术、套管针穿刺术、分叶针切取术、快速肝穿刺术等。这些方法各有优缺点,前 3 种较易造成肝损伤或出血;后者属抽吸式活检针,较安全,多为临床所采用。

一、方法

(1)患者取仰卧位,身体右侧靠床沿,并将右手置于枕后。

(2)穿刺点一般取右侧腋中线第 8～9 肋间、肝实音处穿刺。疑诊肝癌者,宜选较突出的结节处在超声定位下穿刺。

(3)常规消毒局部皮肤,用 2% 利多卡因由皮肤至肝被膜进行局部麻醉。

(4)备好快速穿刺套针(针长 7.0 cm、针径 1.2 mm 或 1.6 mm),套针内装有长 2～3 cm 钢针芯活塞,空气和水可通过,但可阻止吸进套针内之肝组织进入注射器。以橡皮管将穿刺针连接于 10 mL 注射器,吸入无菌生理盐水 3～5 mL。

(5)先用穿刺锥在穿刺点皮肤上刺孔,由此孔将穿刺针靠肋骨上缘与胸壁呈垂直方向刺入 0.5～1.0 cm。然后将注射器内生理盐水推出 0.5～1.0 mL,冲出针内可能存留的皮肤与皮下组织,以防针头堵塞。

(6)将注射器抽成负压并予保持,同时嘱患者先吸气,然后于深呼气末屏住呼吸(术前应让患者练习),继而术者将穿刺针迅速刺入肝内并立即抽出。总计穿刺深度不超过 6.0 cm。

(7)拔针后立即以无菌纱布按压创面 5～10 分钟,再以胶布固定,并以多头腹带束紧。

(8)用生理盐水从套针内冲出肝组织条于弯盘中,挑出以 95% 乙醇或 10%

甲醛固定送检。

（9）近年，在超声引导下穿刺活检效率高、质量好。针有两类：①抽吸式活检针，一般选 18～21 G 针，在穿刺探头引导下将活检针刺入肝或肿块边缘稍停，抽提针栓造成负压后迅速将针刺入肝或肿块内 2～3 cm 内，暂停 1～2 秒，尔后旋转以离断组织芯，或边旋转边进针，最后出针；②无负压切割针，目前常用弹射式组织"活检枪"，一般选专用 18 G 活检针，进针速度极快，17 m/s，能最大限度避免被切割组织的副损伤，不仅用于肝，亦适用于肺、肾等部位活检。

二、注意事项

（1）术前应检查血小板、出血时间（BT）、凝血 3 项（凝血酶原时间，PT、凝血活酶时间，APTT、血浆纤维蛋白原，FG）如有异常，应肌内注射维生素 K_1 10 mg，每天一次，3 天后复查，如仍不正常，不应强行穿刺。

（2）穿刺前应测血压、脉搏并进行胸部 X 线检查，观察有无肺气肿、胸膜肥厚，验血型，以备必要时输血。术前 1 小时服地西泮 10 mg。

（3）术后应卧床 24 小时，在 4 小时内每隔 15～30 分钟测脉搏、血压一次，如有脉搏增快细弱、血压下降、烦躁不安、面色苍白、出冷汗等内出血现象，应紧急处理。

（4）穿刺后如局部疼痛，应仔细查找原因，若为一般组织创伤性疼痛，可给止痛剂；若发生气胸、胸膜性休克或胆汁性腹膜炎，应及时处理。

（5）如疑为肝肿瘤，肿块位于腹部不适于活检者，可用细针穿刺吸引涂片进行细胞学检查。具体操作：①穿刺部位皮肤消毒、麻醉，用 6～8 号针头或小号腰椎穿刺针接于 20 mL 注射器上，刺入腹壁达肝包膜外，抽注射器芯造成负压并予保持。嘱患者吸气，在呼气后屏住呼吸动作，同时迅速将穿刺针刺入肝内 1～2 cm，随即拔出，将吸出的少许血液或肝组织液立即涂片，固定后镜检。②局部敷以消毒纱布，用多头腹带束紧、小沙袋压迫 0.5 小时，严密观察脉搏、血压 6 小时。③有条件者可行超声引导细针穿刺细胞学检查，选 20～23 G、长 15～20 cm 细针，引导针用 18 G、长 7 cm。在无菌穿刺探头引导下将导针沿探头引导槽刺入皮肤后，将穿刺针从引导针内刺入，在荧光屏上监视进入肿块内或预定刺入点，拔出针芯，接注射器抽成并保持负压状态下使针尖在病灶内小幅度前后移动 3～4 次，解除负压后拔针。

第五节　胆管镜检查

一、应用胆管镜的适应证

胆管镜可以在手术中、手术后和非手术病例使用。手术中胆管镜检查有助于对胆管疾病的诊断和治疗,但不能因为要用胆管镜检查而不遵循胆总管切开探查的指征。手术后胆管镜主要用于留置有 T 形和(或)U 形管的病例,对胆管术后残余结石的治疗有重要的意义,非手术病例可以用经口胆管镜(子母镜)或经皮经肝胆管镜。

(一)术中胆管镜的适应证

(1)根据术前的临床表现、手术探查或术中胆管造影需行切开胆总管的病例。

(2)胆管结石经手术取除,但不能确定是否取净或需用胆管镜取石的病例。

(3)胆管有梗阻或狭窄,但病因不明,须取活体组织作病理检查的病例。

(4)胆管有变异或需行选择性胆管造影的病例。

(二)术后胆管镜(POC)的适应证

(1)手术中有未取尽的结石,或术后 T 形管造影显示胆管内有残余结石需进行治疗者。

(2)术后 T 形管造影显示胆管内有异常影像,如蛔虫、异物或血凝块等,需进一步诊断和治疗者。

(3)术后 T 形管造影显示胆管内有狭窄或梗阻,需进一步明确病因和治疗者。

(4)术后胆管出血,需明确病因和部位者。

(5)术中或术后证明括约肌有狭窄而需行切开者。

二、应用胆管镜的禁忌证

胆管镜的检查与治疗无绝对禁忌证,有明显出血倾向或出凝血时间异常者应先行治疗,纠正后再做胆管镜检查和治疗,有严重心力衰竭者应慎用。对胆管以外原因所致高热,应暂缓检查。

三、胆管镜的并发症及防治

胆管镜在胆管外科的应用中发生并发症者较少。

(一)术中胆管镜的并发症及防治

术中使用胆管镜不会增加伤口的感染率。少数病例可以发生一过性胰腺炎、轻度胆管炎和黄疸,经保守治疗多可治愈。在使用时操作轻柔,尽可能不通过括约肌,以减少或防止上述并发症的发生。

(二)术后胆管镜的并发症及防治

1.T形管瘘管穿孔

多数是由于没有见到瘘孔便盲目进镜,操作不够轻柔所致。检查时间过早,窦道壁过薄,也是引起穿孔的原因。因此,强调术后 6 周后方能行胆管镜取石,以保证窦道壁较牢固。一旦发生穿孔,应立即停止取石,并设法放好 T 形管,术后给予抗感染治疗,一般多能治愈。治愈后再行取石。

2.膈下或肝下积液

可能是 T 形管瘘管小穿孔的后果,术后行抗感染治疗,必要时行引流术。

3.胆管出血

多为结石压迫胆管形成溃疡出血,一般出血量小,可以自行停止。术前已有凝血机制异常者,应先行治疗,以防止出血。

4.术后发热

术后发热是胆管炎的表现,有胆管炎者术前要先治疗,术中操作轻柔,尽可能先取出造成胆管梗阻的结石,术后开放 T 形管引流,一般都可迅速缓解。

5.取石网断裂在胆管内

取石网断裂在胆管内是少见的并发症,若术前仔细检查,术中使用适当,多可防止,一旦发生可用取石钳或从取石网拉出。

6.导管脱出

导管脱出是较常见的并发症,导管脱出后瘘管常在短时间内自行愈合,一旦发生应立即重新置管,可以先放入一细导管,以后再逐步扩张。放入困难者可先用胆管镜观察瘘孔情况,若已闭合则不宜用暴力插管,以免损伤周围脏器。超过 24 小时,T 形管瘘管多已闭合,不要勉强插管。

7.十二指肠穿孔

十二指肠常是 T 形管瘘管壁的一部分,放 T 形管时用力过猛或重新置入的导管比原 T 形管粗糙是造成穿孔的原因。若拟扩张瘘管应先用前列腺导管,其前端较细,较易进入。一旦穿孔,可用胆管镜观察穿孔情况,找到原瘘管后放一导丝,再将导管套在导丝上插入。如果实在不能放入可以停止放管,加强局部引流和全身治疗,十二指肠小穿孔一般可以自行愈合。

8.其他

(1)腹泻,多因纤维胆管镜检查时,灌注 0.9%氯化钠注射液过多所致(超过3 000 mL)。

(2)还可能引起急性胰腺炎和迷走神经反射性休克,均少见。

四、胆管镜检查的术前准备、操作方法

(一)术前准备

1.患者的准备

在手术中放一合适的 T 形管,使形成粗、直、短的瘘管。术后 6 周 T 形管的周围形成坚固的瘘管,便可开始胆管镜检查与治疗。若胆管发生梗阻,有黄疸和发热的患者可在术后第 3 周进行胆管镜检查。T 形管周围有感染或脓腔者应先行治疗或引流,好转后再行胆管镜检查。有心肺并发症者应先行治疗,基本控制病情后再做检查。T 形管瘘管过细或扭曲者应先行换管扩张,能通过 18F 号才可开始胆管镜检查。术中行胆管镜检查的患者无需特殊准备。

2.胆管镜的准备

使用之前应先检查胆管镜和附件,以防断裂后损伤胆管和断裂物残留在胆管内。胆管镜和附件都要消毒,无论是硬性胆管镜还是纤维胆管镜都不要用蒸煮的方法消毒。常用的消毒方法有两种,一种是用0.1%新洁尔灭溶液浸泡;另一种是用甲醛溶液汽薰。

(二)操作技术

1.术中胆管镜

在手术中可用硬性胆管镜和纤维胆管镜。但由于纤维胆管镜在胆管内的部分短,不易控制方向,加上胆管切口不严密,灌入的液体容易漏出,常因此而观察不满意。一般认为术中使用硬性胆管镜更为方便。

操作时,术者站在患者的左侧。胆总管的切口以 0.6～1.0 cm 为宜,可放入硬性胆管镜而不致漏水。若为常规的切口,在切口两侧各缝一保留牵引线,二线相互交叉牵引可关闭胆管切口以防漏水。胆管镜放入胆管后先放水冲洗胆管内的血凝块、碎石屑以及炎性絮状物,使视野清晰明亮。胆管镜先放入头侧的肝胆管,首先看到的是左右肝胆管开口和两者相汇合的第一隆突;有时可见到 3 或

4个开口,与左肝胆管相汇合的是右肝胆管或右叶后支胆管。再深入可达二级肝胆管。如肝胆管扩张,胆管镜可深入三级或更小的胆管。正常的胆管壁呈粉红色,表面平滑,可见到微细的血管。有炎症时可见到充血、糜烂、溃疡和出血,胆结石的颜色与其成分有关,胆固醇结石呈白色或黄白色,胆色素钙混合结石呈黑色、褐色或黄褐色。硬性胆管镜在取石时需装上附加管道,通过此管道引入取石网,若结石过多,过大,取出困难时不一定要在术中全部取净,可在术后继续取石。胆管肿瘤可表现为胆管突然中断,断面不平整;也可能有乳头状肿物突出管腔,表面不平整,质地硬脆,触之易出血;硬化性胆管癌则仅有管腔狭窄,管壁僵硬,表面粗糙不平。胆管良性肿瘤较少见,多为息肉样,有时难与炎性息肉区别。遇到肿瘤应当取活体组织作病理检查。胆管内的活蛔虫为白色,可见其活动,可用取石钳夹住拉出;死蛔虫为暗绿色,易于碎裂,可用取石网拉出。在检查和治疗肝内胆管的病变后,将胆管镜转向胆总管末端,除按上述方法检查和治疗所存在的病变外,还应仔细观察括约肌的舒张与收缩功能。正常的壶腹部开口为星形、鱼口状或三角形,胆管充液后可见其舒张及收缩活动,若括约肌肉松弛,胆管镜可进入十二指肠,看到十二指肠黏膜。如果括约肌长期无舒缩活动,对压力改变无反应或用导管触之有硬韧感,可能有括约肌狭窄。胆管若有明显扩张,应参考胆管造影判断是先天异常还是继发改变。胆囊管的开口或其内残留小结石的发现以纤维胆管镜观察较为方便。

无论胆管镜检查有无异常发现,均应放一＞18F 的 T 形管,以便术后再进一步检查和治疗。T 形管应放在胆总管十二指肠上段的中部,其垂直臂应与胆总管垂直,自墨菲点下方引出体外。放的位置过高或过低均不利于术后胆管镜检查。

2.术后胆管镜

在做胆管镜检查之前先做 T 形管胆管造影,观察胆管残余结石的部位、大小和数目。检查前应先拔除 T 形管,常规消毒皮肤,铺手术单,术者穿手术衣,戴无菌橡皮手套。术者站在患者的右侧,接通光源与水源后再次检查胆管镜和附件。术者左手持胆管镜的硬性部分,左手拇指调节控制柄,右手轻柔地将胆管镜的前端插入 T 形管瘘管开口,开大水流(500 mL 0.9％氯化钠注射液中加入庆大霉素 8 万 U),冲净瘘管内的血性分泌物,清晰看到瘘孔时,将镜的可弯部分逐渐推入胆管。不可盲目或粗暴进镜,以防穿破 T 形管瘘管。进入胆管后观察的内容和顺序与术中胆管镜相同。当胆管镜前端顶住胆管壁时会出现一片红色,此时应适当地后退镜子,放水冲洗,看到胆管腔后再向前进镜。为了寻找胆管分支的开口,应多向侧壁观察,以便发现堵塞胆管开口的结石,看到结石后,先固定胆管镜的位置,关闭水源,自器械孔插入取石网导管,当取石网导管超过结石后则可张网套石,取石网在结石的部位反复开关,若胆管较直,可见到结石进入网内,胆管弯曲时则只凭感觉判断是否套住结石,取石网不能完全拉回是套住结石的表现,此时将胆管镜和取石网一并拉出,取石的顺序:可先取肝内的结石,结束前清理胆总管内的结石。若有结石嵌顿在胆总管的末端,则应先取嵌顿的结石,以利引流。每次取石结束后应放一短臂 T 形管在胆总管内,注意告诫患者保护好胆管引流管,切勿使引流管脱落;万一脱出,尽快重新放置。术后常规开放引流管 24～48 小时,如有发热,可适当延长开放时间,直到体温正常为止。第 2 次取石间隔时间 7～10 天左右,炎症明显或瘘管损伤较重者宜 2 周后再进行。

五、胆管镜在外科疾病诊断中的作用

(一)正常胆管内镜表现

正常胆管黏膜直视下呈白色,淡黄色或红黄色,胆总管下段黏膜变成淡红色,黏膜光滑;血管网稀疏;胆管内胆汁清亮透明,内无沉渣或絮状物。胆管分支粗细匀称,肝总管分叉的标志为交界处大隆突,左肝管由于角度较大,有时能见度受限;分支开口大多为圆形或椭圆形。胆总管末端向前后呈漏斗状,底部为括约肌开口,呈舒缩运动,开口缘呈星状、鱼口或三角形。

(二)常见胆管疾病的内镜诊断

1.胆管炎

黏膜充血水肿,血管网增多,肉芽组织形成,结石处黏膜有溃疡,管腔中常有脓性纤维蛋白渗出物黏附于管壁或小胆管开口,即可见"飘带"浮动。检查中反复胆管镜镜身摩擦,可引起局部充血水肿加重,易致渗血。

2.胆石

胆管镜能真实看到胆石的颜色、形状、大小及与胆管相对关系。原发性胆管结石为黑色或棕红色,常为多枚结石依次排列或嵌顿于胆总管或肝管中,有时结石集中在一支开口极度狭窄甚至状如针尖的胆管中,经验不足时易漏诊。但若仔细观察,狭窄开口处可见一黑点或狭窄开口附近常有脓性絮状物,呈"飘带"状,此时沿絮状物追根寻源,定能找到狭窄的胆管开口。试探插入取石网,可见胆砂或脓性胆汁流出。反复扩张狭窄开口,更能清楚地看到结石,有人认为"在肝胆管内有絮状物必有结石",继发性胆管结石常为乳黄色,多位于胆总管下端,有时嵌顿于肝胰壶腹,胆管下端括约肌收缩时结石可被遮盖,易漏诊。对于不能远视十二指肠肠腔或胆管镜不能进入十二指肠时可采用取石网试探,以了解胆管下端通畅情况,以防漏诊。

3.蛔虫或异物

蛔虫残尸呈黑色或暗绿色扁平条索状,有时表面散布黄色或棕色小颗粒,易断裂,常漂浮于胆管中。新鲜蛔虫残体呈乳白色圆筒状,头尾变细;活蛔虫为白色圆筒状,镜下可见摆动;异物中最常见的是细丝头,有时可见肠液反流的食物残渣。

4.肿瘤

胆管肿瘤少数表现为隆起突出于管腔中,质硬,表面有溃烂,或局部管壁僵硬。一般隆起突出不明显,表面为胆管突然中断,局部管壁僵硬,黏膜表面粗糙或糜烂,触之易出血。胆管肿瘤大多表现为局部管壁狭窄。

5.肝胰壶腹部狭窄

正常时肝胰壶腹部是柔软的,可退让,在灌洗液的压力下可张开。括约肌开口在正常时可见有典型动态的收缩与开放。狭窄的括约肌表现为一个易扩张的柔软的胆总管末端的环状开口或针孔大小开口。但这种表现不能作为诊断依据,因括约肌痉挛也常表现如此。肯定性诊断必须依据放射学发现或经胆管测压结果及组织学检查判定。

第六节　纤维结肠镜检查

一、应用纤维结肠镜的适应证

(1)原因不明的下消化道出血。

(2)原因不明的慢性腹泻。

(3)腹部肿块不能排除来自结肠。

(4)钡灌肠发现病变不能确诊者。

(5)钡灌肠检查正常,但不能解释结肠症状者。

(6)治疗性内镜。

(7)结肠手术后复查。

(8)大肠癌普查。

二、应用纤维结肠镜的禁忌证

(1)妊娠及月经。妊娠期纤维结肠镜检查可导致流产和早产。

(2)严重的活动性结肠炎。

三、应用纤维结肠镜的术前准备

(一)一般准备

检查前应详细询问病史,做腹部检查,阅读相关的临床资料,如钡灌肠检查结果,以了解结肠的走行与病变的大概部位和性质,对有心血管病、高血压、妊娠者,更应详细询问。术前应向患者简要介绍检查方法与步骤及可能引起的不适,消除患者的紧张情绪,配合检查,以免发生意外情况。同时,要让患者及其亲属充分了解可能发生的意外情况,并签署手术同意书。检查中多数患者仅有轻微腹部胀痛,多能忍受,如能配合好,检查多能顺利完成。

(二)纤维结肠镜的选择和准备

术前应根据检查部位及目的选择相应型号的纤维结肠镜,以利于操作,提高准确率。检查左半部结肠宜选用中型;需进行全结肠检查,则应选用中长型或长型纤维结肠镜;若需检查回肠末端病变,应用长型;若需观察肠外浸润病变,应选用超声纤维结肠镜;肠腔狭窄或小孩应选用细口径纤维结肠镜,术前还应对仪器进行检查,以免术中因仪器故障而影响检查。

(三)肠道准备

1.饮食准备

纤维结肠镜检查的优劣与肠道准备的好坏有很大的关系。检查前一天进半流质饮食,当天早餐应禁食。亦有学者指出肠道清洁度与饮食准备无显著差异,只要前一晚服用泻药,检查当天用温水灌肠两次,即可使肠道清洁度良好。但多数人认为,有条件者仍以饮食配备为好。

2.导泻

导泻是清洁肠道最常用的方法,可单独运用,也可结合灌肠方法。导泻药有多种,如蓖麻油、番泻叶、硫酸镁、甘露醇、液状石蜡、酚酞、中药大黄承气汤、小建中冲剂等。泻药以蓖麻油为好,口服后经十二指肠皂化成蓖麻油酸钠与甘油,前者对空肠有刺激作用,引起肠蠕动增强,促进食物排泄,4~6小时后可导泻。液体石蜡能致镜头橡胶硬化缩短使用寿命,且导泻欠佳,现已少用,泻药对肠道准备很重要,服用泻药后未发生腹泻或未服泻药者,即使洗肠多次有时亦不能达到满意效果。

3.清洁肠道

清洁肠道即检查前1～3小时用温开水(37 ℃左右)或温盐水灌肠,一般用800～1 000 mL灌洗2次,至排出物不含粪渣为止,如仍有较多粪渣可加洗到清洁为止。避免用肥皂水洗肠,以免黏膜充血。洗肠后,黏膜常有轻度充血,检查最好在休息半小时后进行。

(四)术前用药

纤维结肠镜检查可引起腹部膨胀不适,腹痛。术前可用抑制肠蠕动药物,如阿托品0.5～1.0 mg肌内注射,对于精神紧张,耐受性差的患普,可给予地西泮5～10 mg或哌替啶50 mg肌内注射。对于高血压、冠心病、肺气肿患者,术前给予相应药物,并行术中监护及给氧,可减少并发症的发生。

四、纤维结肠镜的操作方法

(一)患者体位

患者常取左侧卧位,臀部与肛门尽量靠近检查台边缘,大腿与背弯成90°如插镜顺利可继续左侧卧位进镜。插镜困难时通常至脾曲后改成仰卧位。过脾曲困难或者过肝曲困难时,可改成右侧卧位,甚至膝胸卧位。以左侧卧位,仰卧位多用。

(二)纤维结肠镜检查的进镜方法

1.循腔进镜法

循腔进镜是结肠镜检查的基本原则,即在看清肠腔的情况下进镜,是保证顺利进镜的前提。见不到肠腔或镜头贴在肠黏膜上则采取退镜,调节镜头方向,常可找到肠腔。不见肠腔或进镜时镜内视野不动必须退镜,直至重新见到肠腔。检查中调整弯角钮使镜端处于中央,可在瞬间使镜头跟踪肠腔前进。

2.滑进法

先将镜头经肛门滑入直肠内,用退镜观察黏膜皱襞走向,内镜退至直肠皱襞转折处突然调节角度钮使内镜头端方向与肠腔走向相同,助手缓慢推进内镜,操作者保持内镜方向,推进时贴近黏膜可见移动相,继续进镜可见肠腔,如未见肠黏膜移动相,往往是对肠腔估计错误,镜头贴于肠壁滑向深部肠壁内,助手可感觉到阻力,此时要退镜调整方向再进镜。滑进法是在不见肠腔情况下采取的一种进镜方法,带有盲目性和危险性,对急性炎症,结肠憩室者应小心使用。

3.适量注气与抽气法

纤维结肠镜检查中,为看清肠腔走向,必须适量充气扩大肠腔;通常结肠能耐受的最大充气量为500～800 mL。大多数纤维结肠镜注气速度是80～100 mL/s,持续10秒,即可使全结肠充满气体。充气过度会使肠管张力过大,肠管僵直,移动度小,肠管过长,弯曲处角度更锐,并使患者产生腹胀,腹痛等不适。因此,不宜频频注气。相反,抽气能使肠壁变软,变细,弯曲角度变钝,有助于进镜,故注气后抽气是一种重要方法。

4.钩拉法

当推进镜身时镜头仍不能前进,说明已形成袢团,此时可使用钩拉法。操作者将镜头保持最大限度弯角钩住肠壁,适当抽气,缓慢退出镜身,至头部稍为滑动为止,然后重新进镜。

5.防袢法

当进镜后镜身打弯结袢时,应拉直镜身,抽出肠内气体,使腹壁松软。操作者将镜头对准肠腔后令助手用手指抵挡住镜身使其不能向旁弯曲,镜头随力推进,可防止袢圈的形成。

6.旋转镜身法

纤维结肠镜管壁中有慢旋弹簧管,当顺时针旋转时其内的慢旋弹簧处于绷紧状态使软管硬度增大,镜身变直,从而减少袢圈形成,亦可使用此法使肝曲锐角急弯变成钝角慢弯。

7.结圈法

当运用上述方法不能解除袢团时,可继续进镜,形成一个较大的袢圈,消除多余的肠袢,又沿圆弧的肠壁滑进,远端部超过弯曲部后再用上述方法解除袢圈。

(三)辨别肠镜走向的方法

辨别肠镜的走向是顺利插镜的关键。镜头的位置、肠管在开放与闭合状态下所形成的图像有所不同,如镜头正对闭合腔,可见许多小皱襞呈长辫状或旋涡状向中心聚集。如未能正对闭合的中央,则可见2～3条弧形纹,弧形所向的方向即肠腔所在;肠管弯角处可见半月形皱褶,皱褶侧即为肠腔走行方向。升结肠入口及横结肠入口,常可见宽大的肠腔,呈鱼口状。在肠管急剧弯曲处,有时可见一条纵行皱襞,斜行指向弧形皱襞凹面后方,此皱襞即为肠腔入口处。

(四)判断纤维结肠镜插入部位

在纤维结肠镜检查过程中,应随时准确地判断结肠镜头端所在位置,以指导手法防祥,判断病灶部位,使插镜更有把握,判断纤维结肠镜镜头所在位置,主要根据肠腔内标志、腹壁上亮光和手指按压腹壁3种方法综合判断。

1.肠腔内标志

(1)直肠黏膜呈淡红色,直肠黏膜皱襞呈半月形,通常有3～5条皱襞,较完整规则,黏膜下血管纹理较模糊,直肠乙状结肠交界处肠管可能发现弯曲。

(2)乙状结肠黏膜呈橙黄色,肠腔呈圆形,皱襞较细密,黏膜下血管纹理清晰,乙状结肠降和结肠交界处可出现肠腔弯曲。

(3)降结肠脾曲处黏膜可见圆形发蓝的黏膜,皱襞规则均匀,黏膜下可见血管网,脾曲可见盲袋,进入横结肠处可为一个门状皱襞,肠腔弯曲。

(4)横结肠黏膜呈灰蓝色,黏膜皱襞大而规则呈三角形环绕肠腔。血管纹理清晰,部分病例于横结肠中部时急剧转弯,横结肠下垂到骨盆呈V形的锐角。

(5)肝曲呈盲袋状,肝曲黏膜可呈灰蓝色,可见凹面向后的弧形皱襞,黏膜下血管呈淡红色,肝曲有几处弯曲。

(6)升结肠黏膜呈橘红色,肠腔较大皱襞呈三角形,黏膜下血管清晰,此处弯曲少。

(7)盲肠黏膜呈橘红色,盲端肠腔较大,有典型的皱襞和直而短的斜行皱襞,有回盲瓣和阑尾开口作为定位标志。

2.腹壁上透照的亮光

根据腹壁上透照亮光的部位可以确定镜端的位置,乙状结肠和降结肠一般看不到亮光。回盲部透光较好:若亮光出现在脐周,可能是结肠形成祥圈。

3.手法按压

助手用一个手指垂直按压腹壁,术者通过纤维结肠镜观察肠腔受压情况,肠壁最大移动点总是位于手指按压的部位。观察到最大移动点,说明镜端在其很近的范围内。

(五)术后处理

诊断性纤维结肠镜检查结束后,通常勿需特殊处理,对有下列情况者应做适当处理。

(1)活检多处,渗血较多,为防止出血,应肌内注射或口服止血药。并观察1～2小时后方可回家。

(2)腹胀,腹痛剧烈或术后便血应立即行相应检查,如腹平片等,以排除肠穿孔。并禁食、补液、留院观察。

(3)术后肠内积气较多,一时不能排出者,2～3小时内应少活动,活检及电凝术后肠内积气过多有导致肠穿孔的危险,此种患者1～2天内应进流质或半流质饮食。

(4)术中发现炎症严重者,应给予抗生素或维生素 K 口服,以免发生中毒性巨结肠。

(5)术中腹痛剧烈,腹胀明显,如抽气后不见明显好转,应立即照立位腹平片排除肠穿孔。

五、特殊纤维结肠镜检查

(一)手术中纤维结肠镜检查

能迅速明确病变范围及准确位置,避免探查的盲目性,可减少损伤和切开肠管的污染,有效地找出病变的来源。

1.适应证

根据编者的实践经验总结有以下适应证:①术前钡剂造影或纤维结肠镜检查记录有病变,手术时仔细检查未发现异常者。②经纤维结肠镜检查发现小病变,活检报告为恶性,需要做肠切除。③多发性息肉病或家族性息肉病手术,需尽量保留正常结肠。④结肠或小肠病变所致的下消化道出血,手术时肠腔外未发现病变。⑤结肠恶性肿瘤手术时,纤维结肠镜检查有助于排除多源癌。

2.禁忌证

手术时纤维结肠镜检是在剖腹情况下进行的,手术医师可在腹腔中协助进镜,绝对禁忌证少。

3.检查方法

(1)术前准备,按常规纤维结肠镜检和制剂手术进行准备,纤维结肠镜宜选用长型或中长型纤维结肠镜。

(2)内镜检查方法,患者可采用仰位和截右位。麻醉后,内镜医师进行常规肛诊后纤维结肠镜经肛门插入 10～30 cm。并在手术医师的引导下将内镜向深部插入。手术医师在腹腔内协助将肠段逐渐套叠在纤维结肠镜上。需检查小肠者,在手术医师帮助下,常能顺利通过回盲瓣检查大部分小肠,手术发现病变时可用缝线标记。

(二)下消化道出血紧急纤维结肠镜检查

凡出血在 24 小时以内进行纤维结肠镜检查者称为紧急纤维结肠镜检查,对有休克者,应纠正休克后进行。

1.适应证

(1)为明确下消化道出血部位和原因者,尤其是已排除痔疮和肛裂出血者。

(2)出血原因已明确,行内镜下止血者。

(3)老年人或高血压动脉硬化、心律失常、突发腹痛、便血疑为缺血性大肠炎者。

(4)应用广谱抗生素过程中,突发腹痛、便血疑为出血性大肠炎者。

(5)柏油样便,经紧急上消化道内镜检查未发现出血源,为明确回盲部有无出血者。

2.禁忌证

与诊断性纤维结肠镜检查的禁忌证相同。

3.检查方法

(1)术前准备,估计病变位置低者,可于术前排尽粪便即可。位置较高,或粪便多影响观察者,可灌肠。对病情重,血压虽已升高至正常范围,但不稳定者,应继续补液、输血,在监护情况下进行。估计病变部位选用合适型号的纤维结肠镜。

(2)插镜方法,患者可采用左侧卧位或仰卧位,进镜过程中应尽量少充气。进镜要缓慢,尽量避免滑进。对于大面积坏疽病变应停止进镜,退镜时要尽量抽尽肠腔中气体以防穿孔。发现出血病灶后不再进镜,以免刺激出血;要观察病变范围时亦可小心进镜,全结肠检查未发现病变,应检查回肠末端,有时能发现回肠病变,如梅克尔憩室、克罗恩病、结核病等出血。若要进行活检,应避开出血血管和渗血区。

(三)经人工肛门或肠造口处行纤维结肠镜检查

1.适应证

(1)结肠癌术后疑有复发者。

(2)结肠残留息肉或息肉复发。

(3)暂时性结肠造口者,术前评价下段结肠损伤恢复,炎症及狭窄情况。

(4)原因不明的下消化道出血。

2.禁忌证

(1)参考常规纤维结肠镜检查的禁忌证。

(2)肠造口处严重狭窄,纤维结肠镜无法通过者。

3.检查方法

(1)术前准备,可按照常规纤维结肠镜检查进行肠道准备。宜选用口径较细的纤维结肠镜,以减少纤维结肠镜通过肠造口处时患者的痛苦。

(2)插镜方法,患者取仰卧或侧卧位,术者插镜前先做指检,了解人工肛门有无狭窄及肠管走向。由于人工造结肠常常成角,因此,插镜时应缓慢循腔进镜,切忌盲目、粗暴进镜,以免造成肠壁损伤或穿孔。人工肛门术后,肠管距离缩短,有利于检查成功。对于肠双腔造口或袢式造口,通常是因为远端有病变,纤维结肠镜复查时,一般先检查远端,为外科医师关闭肠造口提供依据。

六、纤维结肠镜检查在结肠疾病诊断中的作用

现代纤维结肠镜是公认的诊断结肠疾病最准确可靠的方法,它能较顺利地对全结肠,甚至回肠末端做直接观察,采取活体组织作病理检查,其阳性率和准确率都明显优于钡灌肠。

(一)大肠息肉

大肠息肉泛指大肠黏膜表面向肠腔突出的隆起病变,包括腺瘤、儿童型息肉、炎性息肉及息肉病等。从病理性质来看,有的是良性肿瘤,有的是炎症增生的结果,有的则与癌的发生有密切关系。但它们的肉眼观基本相似故统称息肉,因此,它是一含意笼统的习惯称法。纤维结肠镜检查可明确大肠息肉的大小、形态、数目和部位。还可作高频电切除治疗,已成为大肠息肉诊断和治疗的重要方法。

大肠息肉分类方法较多。1980年全国大肠癌科研协作会议结合国内情况,根据 Morson 分类法稍做修改,提出了分类法(表 1-1),此法分类的优点是将大肠息肉中与癌的发生有密切关系的统称为腺瘤。息肉可分为单发性和多发性。多发性者一般称为腺瘤和息肉瘤,如息肉仅几枚至几十枚(不超过 100 枚),称多发性腺瘤或散发性腺瘤病,便于与家族性腺瘤病区别。临床上以单发性多见,约占 80%,多发性少见,约占 20%。

表 1-1　大肠息肉的分类

分类	单发	多发
肿瘤性	腺瘤	腺管病
	腺管状	家族性多发性腺瘤病
	绒毛状	(非家族性多发性腺瘤病)△
	混合状	Gardner 综合征
	腺瘤病	Turoot 综合征
		散发性腺瘤病(多发性腺病)

续表

分类	单发	多发
错构瘤	Peutz-Jepher 息肉	Peutz-Jepher 综合征
	幼年性息肉	幼年性息肉病
炎症性	良性淋巴样息肉△	良性淋巴样息肉病
	炎症性息肉△	假息肉病△
	血吸虫卵性息肉△	多发性血吸虫卵性息肉△
化生性	化生息肉	多发性化生性息肉△
其他	幼年性息肉病△	幼年性息肉病△
	良性淋巴样息肉△	
	黏膜肥大性赘生物△	Cronkhite-Canade 综合征△

注:△我国与 Morson 分类的区别

1.大肠腺瘤

正常大肠黏膜光滑平坦,无绒毛,由无数管状腺体组成,腺管的上皮细胞的分裂限制在腺管深层下1/3,沿腺管逐渐向上分化,成熟,脱落并保持动态平衡,当腺管细胞不受限制地分裂,而且分化也不完全时就构成了肿瘤性息肉-腺瘤。多见于 40 岁以上的成年人,男多于女,可癌变。依其组织病理及纤维结肠镜检可分为 3 类。①管状腺瘤:又称息肉样腺瘤,占全部腺瘤的 60%～90%,好发于直肠、乙状结肠,多有蒂。纤维结肠镜下腺瘤形态呈球形或梨形,表面光滑,可有浅裂沟,明显充血,发红,部分有点状出血斑,形成虎斑样结构。直径为 1～2 cm,少数可＞3 cm。部分腺瘤体,周围黏膜可出现白斑,是否与恶变有关,暂无定论。组织学上早期陷窝部由高柱状细胞密集排列,核染色深,杯状细胞减少,消失。进展期见腺管明显增生,延长,分支,扩张,腺腔大小不一,上皮组织也有增生,向腔内突出,有乳头形成倾向。核感染,有少数核分裂,局限于基底部。间质有少量结缔组织、小血管和炎性组织浸润洞。管状腺瘤的恶变率为1%～5%。②绒毛状腺瘤:较少见,多见于左半结肠,其中直肠占 82%,乙状结肠为 13%,右半结肠极少见,大部分无蒂或有亚蒂。纤维结肠镜下其形态不规则,无蒂者呈花坛状或菜花样;亚蒂呈球状;有蒂者类似成串葡萄,表面有无数绒毛状突起,体积一般比管状腺瘤大,极易出血,表面往往附有很多黏液。组织学呈典型的纤维绒毛状突起结构,表面有单层或多层柱状绒毛状上皮细胞。细胞大小不等,排列规则;核浓集于基底,核分裂较多见。绒毛的蕊由富有血管的结缔组织构成。③混合型腺瘤:又称绒毛管状腺瘤或乳突状腺瘤,即管状腺瘤和绒毛状腺瘤结构并存。有蒂或亚蒂多见。纤维结肠镜下表面不光滑,可有纵沟或分叶状,伴有较多绒毛状突起。体积较管状腺瘤大,组织学上是管状腺瘤基础,混有绒毛状腺瘤成分。

(1)临床表现:大肠腺瘤可无症状,有症状者较常见症状是便血,一般出血少,不伴腹痛,可自行停止。间歇发作,血便颜色与距肛门的距离有关,越近肛门血便颜色越红。当腺瘤表面糜烂,坏死时,粪便中可含有大量脓血。少数绒毛状腺瘤可分泌大量黏液,引起腹泻;较长蒂的腺瘤扭转时可引起剧烈腹痛。

(2)诊断与治疗:对大肠腺瘤,纤维结肠镜下只能作初步判断,只有病理切片检查才能做出正确的组织分型。大肠腺瘤是一种癌前病变,一旦发现,应当切除。大部分腺瘤可通过纤维结肠镜作高频电切除,少数切除困难者应手术治疗。腺瘤切除后有约30%的复发率,故术后应定期复查。

2.错构瘤性息肉和息肉瘤

Peutz-Jepher 综合征,也称黑斑息肉综合征,为一种显性遗传疾病,在口唇及口颊黏膜处有黑色素沉着,同时在胃肠道发生多发性息肉,可出现于全消化道,又以小肠最多见,大肠和胃次之。纤维结肠镜下可见散在分布 1～10 个息肉,大小不等,息肉可有蒂,亚蒂或无蒂,表面欠光滑,有许多乳头状突起。组织学上,腺管上皮增生而致腺管延长,屈曲。核排列规则,位于基底,杯状细胞大量增生,色素斑内可见真皮基底细胞内黑色素细胞增加及黑色素沉着。

(1)临床表现:患者常因口唇、颊黏膜、口周及手指、足趾处的皮肤出现色素斑而就诊,息肉引起的症状有消化道出血和肠梗阻,也可为腹痛、腹泻、腹胀等症状。

(2)诊断和治疗:多发性消化道息肉,皮肤黏膜色素斑,家族史为诊断本病的 3 大特征。本病很少癌变,如息肉引起的临床症状较重,可行息肉切除术,皮肤黏膜病变可不予治疗。

3.幼年性息肉和息肉瘤

幼年性息肉和息肉瘤 70% 为单发,多见于直肠和乙状结肠,大部分有细长蒂,纤维结肠镜下可见息肉呈球形,表面光滑或带细颗粒,暗红色,多有糜烂。组织学上,息肉表面腺上皮破坏伴浅溃疡,腺管扩张成囊状,内含丰富黏液,故又名潴留性息肉。

(1)临床表现:多发于 10 岁以下儿童,约占 95%。也可见于 20 岁左右的青年人。表现为大便带血或便后滴血,严重时脓血便,无腹痛,距肛门较近者在用力排便时息肉可从肛门脱出。

（2）诊断与治疗：儿童出现无腹痛、便血，直肠活检发现带蒂息肉可考虑本病，确诊仍需病理切片检查。因本病很少癌变，有时能自行脱落，对无症状者可不予治疗。伴有出血，可经纤维结肠镜行高频电切除术。因其蒂细长故用纤维结肠镜治疗效果很好。

4.炎症性息肉和假息肉病

炎症性息肉和假息肉病，继发于大肠各种炎症性疾病，如溃疡性结肠炎、血吸虫性结肠炎、阿米巴痢疾、肠结核等。由于炎症造成黏膜溃疡，上皮坏死，修复时纤维组织增生，收缩使残存的黏膜突出，形似息肉，故称假息肉。纤维结肠镜下表现为多发性，直径常<0.5 cm，少数可达几厘米大小。表面苍白，周围黏膜常有炎症改变。

（1）临床表现：炎症性息肉本身无症状，多为原发疾病的症状。

（2）诊断和治疗：多在检查慢性结肠原发病时发现。本病无需治疗，主要针对原发病进行治疗。

5.良性淋巴样息肉和息肉瘤

为不明原因的大肠黏膜下大量淋巴细胞和淋巴滤泡增生。目前有两种观点，一是认为由慢性炎症刺激引起，二是认为与机体免疫状态有关。本病多见于青少年，好发于直肠下段，也可发生在结肠其他部位。纤维结肠镜下，所见息肉大小较均匀，约0.5 cm，也有3～4 cm，绝大多数无蒂，表面光滑，与周围黏膜颜色相同。组织学上为分化良好的淋巴滤泡组织。本病不会恶化，部分病例可自行消退。

6.增生性息肉

系黏膜上皮增生所致的隆起，好发于中老年人，多无临床症状。纤维结肠镜下所见息肉呈小样隆起，无蒂，形态规则，表面光滑，体积不超过0.5 cm，色泽与周围黏膜相同。组织学上，增生性息肉是由于腺管细胞分裂增生超过表面细胞脱落速度，更新时间延长，在表面聚集，引起黏膜突起。细胞分裂增加，形态正常，肠腺隐窝的中、下段有成熟的杯状细胞和吸收细胞，腺管结构正常。

（二）大肠癌

大肠癌（包括结肠癌和直肠癌）是常见的消化道恶性肿瘤之一，欧美国家的发病率高于亚非国家，多发于中年以上男性。可见于大肠的任何部位，直肠及乙状结肠最多见。纤维结肠镜的应用提高了大肠癌诊断的准确性，为早期诊断提供了可靠方法。

1.病理

(1)大体类型:大肠癌可根据肉眼形态分为 4 型:肿块型、狭窄型、溃疡型、胶样型。

(2)组织学分型:腺癌、黏液腺癌和未分化癌。其中以腺癌最多见,约占90%;黏液癌约占 1%;其余不足 10%。

(3)临床分型:通常采用 Dukes 分期法。A 期,癌灶局限于黏膜及黏膜下层;B 期,癌灶浸润及肌层,可穿透肠壁,但无淋巴结转移;C 期,C_1 期有局部淋巴转移;C_2 期有远处器官转移。

2.临床表现

直肠癌临床表现主要是大便变形,血便,排便不畅,里急后重感。左半结肠癌主要表现血便、腹胀、腹痛。右半结肠癌主要表现大便习惯性改变,粪便隐血试验阳性。后期可出现腹胀、腹部肿块、全身消瘦、贫血等。直肠指检是诊断直肠下段病变简便可靠的方法。

3.纤维结肠镜检查

早期大肠癌即癌浸润仅限于黏膜及黏膜下层者,可分为 4 型:隆起有蒂为Ⅰp型,隆起无蒂为Ⅰs型,扁平隆起为Ⅱa型及隆起溃疡为Ⅱa+Ⅱc型。纤维结肠镜下表现为Ⅰp型,Ⅰs型肿瘤隆起 0.5 cm 以上,Ⅰp型有蒂;Ⅰs型无蒂广基,表面不平,呈颗粒样,有发红,糜烂,出血;Ⅱa 为扁平隆起,高度在 0.5 cm 以内,隆起病灶呈圆形,马蹄形,黏膜苍白,糜烂出血。Ⅱa+Ⅱb 为隆起凹陷型,纤维结肠镜下,肿块周边隆起,中央凹陷如火山口样,凹陷处糜烂出血,覆盖有脓苔。

浸润达肌层者为进展期癌,纤维结肠镜下的肉眼形态:①肿块型。多如宽基息肉样、肿块菜花样不规则地突出肠腔,肿块表面有散在糜烂、坏死和出血灶。组织较脆,触后易出血。②溃疡型。肿瘤边缘结节状突起形成围堤,形似火山口样。底部覆有污秽厚苔,表面糜烂,组织脆,触之易出血。③狭窄型。肿瘤环形浸润肠管呈管状狭窄,癌组织在黏膜下生长蔓延,纤维结肠镜常难以通过。晚期肿瘤出血,糜烂或坏死。

临床上大肠癌需与大肠息肉、阿米巴肠病、克罗恩病、大肠憩室、痔疮等疾病相鉴别。除仔细地分析病史、体征及实验室检查外,最可靠的方法是纤维结肠镜直接观察、活检及试验性治疗。

(三)大肠黏膜下良性肿瘤

临床比较罕见,多缺乏典型症状。

1.脂肪瘤

大肠脂肪瘤发病率低,约占肠道良性肿瘤的4%,结肠最多见,约占胃肠道脂肪瘤的66.7%。结肠中又以盲肠和升结肠多见,约占结肠脂肪瘤的68.8%。

大肠脂肪瘤多为单发,也可多发,大多数位于黏膜下层,偶尔位于浆膜下层,肉眼下肿瘤呈黄色,纤维结肠镜下具有黏膜下肿块的特征,表面平滑呈黄色,可见透亮血管。肿块质地较软,用活检钳压迫肿块,富有弹性,加压能使其凹陷,离开后恢复原状,称为枕垫征。活检时因钳夹肿块表面黏膜,可呈"无蒂样"提起。常规活检不能获得脂肪瘤组织学证据,可采用剥离活检法。将提起之黏膜切掉,形成一个"窗口",再经此"窗口"活检,常可获得阳性结果,很少有穿孔之虞。

小的脂肪瘤常无症状,大于2 cm的脂肪瘤,有时出现腹痛、大便习惯改变等症状。肿瘤表面黏膜可发生感染、溃疡、坏死及消化道出血。

结肠脂肪瘤的诊断主要依靠纤维结肠镜检。钡灌肠检查易发生遗漏和误诊,无症状小脂肪瘤不需要治疗,较大者需手术切除。

2.平滑肌瘤和平滑肌肉瘤

大肠平滑肌瘤及平滑肌肉瘤均不多见,可发生于大肠任何部位。平滑肌肿瘤多为单发,大多数向肠腔突出生长,少数向肠腔外生长,直径大小不等。纤维结肠镜下见腔内生长肿瘤具有蒂息肉样外观,由于肿瘤较硬,活检钳触之无凹陷枕垫征(一)。活检结果常为阴性。大肠平滑肌肿瘤一般不宜作纤维结肠镜下高频电凝切除,应手术治疗。

(四)炎症性疾病

大肠炎症大体分为特异性和非特异性两类,其临床症状很相似。全身症状包括恶心、呕吐、乏力、贫血等。消化道症状有腹痛、腹泻、便秘、黏液或黏液血便等。纤维结肠镜检是临床诊断大肠炎症性疾病的主要方法。纤维结肠镜检查的目的是帮助确定诊断疾病的范围、程度、药物治疗的疗效以及疾病的随访和追踪观察。

特异性结肠炎症性疾病如下。

1.肠结核

肠结核好发于回盲部,绝大多数继发于肠外结核。肠结核的典型症状是腹痛,大便一般每天2~3次,为糊状或水样便,一般无脓血,也可为腹泻与便秘交替出现。近年来大肠结核发病率下降后又有所回升。无肠外结核灶的原发性肠结核比例稍有增高,增加了诊断的难度。

纤维结肠镜检查:肠结核常见于回肠部,占60%~80%,主要原因是该部淋巴组织丰富。有经验的检查者纤维结肠镜插入回肠部的成功率可达90%,可增加肠结核诊断的阳性率。镜下可分为溃疡型、增生型和溃疡增生型3种类型。典型表现是病变肠段有多个大小、形态、深浅不一的沟,沿肠壁淋巴管环形分布。边缘不规则,滑行性隆起,溃疡表面附有白色或黄白苔,同时可引起局部狭窄,僵硬。隆起结节是息肉样,肉眼观类似于癌,很难鉴别。当累及回盲瓣时,可见回盲瓣失去正常形态,表面可有溃疡和假息肉。由于愈合过程中瘢痕形成,常可见瘢痕挛缩,是诊断肠结核的有力证据。

腹痛,大便习惯改变,伴肠外结核病史及结核密切接触史,以及结核的全身中毒症状可拟诊本病。纤维结肠镜、钡灌肠是诊断的最有力手段,抗结核治疗有效是对肠结核诊断的最好佐证。肠结核应与肠道其他炎症疾病、肿瘤相鉴别。

2.细菌性痢疾

细菌性痢疾是由志贺菌属引起的急性肠道传染病,以低位大肠炎症为主要病变,病理改变是直肠乙状结肠的溃疡和化脓性炎症,临床特点是发热、腹痛、腹泻,里急后重和黏液脓血便。它是国内最常见的传染病之一,以夏秋季为流行期。

纤维结肠镜检查:临床上对于痢疾的诊断主要是依靠大便常规和细菌培养。对于诊断明确者一般不行纤维结肠镜检查。纤维结肠镜下典型表现是黏膜弥漫性充血、水肿,多发性表浅溃疡,附有脓性分泌物,部分可见假膜形成。慢性期有表浅溃疡存在,散在分布,黏膜粗糙,假息肉和条索状瘢痕形成。

对于痢疾样症状或黏液脓血便伴里急后重者应考虑为本病,但需与阿米巴痢疾、溃疡性结肠炎、抗菌药物性结肠炎相鉴别。活组织检查、细菌培养是诊断的可靠方法。

3.阿米巴性结肠炎

阿米巴性结肠炎是溶组织阿米巴侵袭大肠后所致以痢疾为主要表现的结肠炎。阿米巴痢疾的病变最多见于盲肠、升结肠、直肠,乙状结肠次之,主要是因该部处于低氧状态,病变为肠壁溃疡,其特征为口小底大呈烧瓶样,溃疡间黏膜正常,亦可有结缔组织增生,肠壁增厚,肠道狭窄。

临床表现为腹部不适、腹胀和食欲减退。伴腹痛、腹泻,典型腹泻者大便呈暗红色果酱样,每天10次左右,恶臭,重者可为全血便。直肠受累者可有里急后重。少数可并发肠穿孔、大出血。

纤维结肠镜检查:早期见肠黏膜有小点状充血发红的结节,伴糜烂。进展期,原虫在疏松的黏膜组织下扩展,形成黏膜下脓肿,自黏膜面溃破,形成特有底大口小烧瓶样溃疡。溃疡面附有暗红色或灰黄色脓性分泌物,边缘明显充血水肿,溃疡周围黏膜发红易出血,溃疡之间及周围黏膜面无炎症反应,几乎是正常黏膜。病变进一步发展,小溃疡相互融合成较大类似火山口样溃疡,部分病例可有肉芽组织增生,引起肠管狭窄,纤维结肠镜下易与大肠癌混淆。

对有痢疾症状或黏膜出血,无明显里急后重的患者,可考虑本病。确诊需查到阿米巴原虫或抗阿米巴有效,一次粪便检查阴性率低,应反复送检。特别是与结肠癌、炎症性肠病不易鉴别时,需借助于纤维结肠镜检查,但当继发细菌感染,黏膜面严重广泛充血、水肿,溃烂时,检查需慎重,容易引起肠穿孔。

(五)非特异性大肠炎症性疾病

1.溃疡性结肠炎

溃疡性结肠炎是一种原因不明的非特异性炎症性肠病。病变主要发生在直肠、乙状结肠的黏膜下层,亦可扩展至全结肠,临床特征为腹泻、黏液血便或脓血便。多见于中、青年人,国外报道女性发病率高于男性。

主要病理变化:①腺体紊乱破坏,基膜断裂,消失。②腺上皮间有中性粒细胞浸润。③脓肿形成。④黏膜下层有多种细胞浸润,水肿,纤维化。⑤上皮细胞化生。

此病临床表现过程分为:①初发型。②慢性复发型。③慢性持续型。④急性暴发型。

按病情分为:①轻型:症状轻微,仅有消化道症状。②重型:症状较重,易伴中毒性巨结肠而致肠穿孔。

溃疡性结肠炎的临床表现:①消化道表现,最常见的有腹泻、黏液血便和脓血便,少数病例为血便、黏液便或水样便。大便次数与疾病程度有明显关系,病情越重,次数越多。多数患者有轻至中度腹痛,少数轻型患者仅腹部不适感,排便后常能缓解。②全身表现,重症患者有发热、心率加快等中毒症状;慢性病例有消瘦、贫血、水、电解质失衡、低蛋白血症。③肠外表现,多见慢性患者,可伴有类风湿关节炎,结节性红斑、口腔溃疡、虹膜炎、葡萄膜炎、硬化性胆管炎等。

纤维结肠镜检查对溃疡性结肠炎诊断的准确率达90%以上。病初开始主要是黏膜发红、充血、水肿、血管收缩紊乱、模糊、半月襞增厚、肠腔形态正常,但常呈痉挛状态,以后黏膜变粗糙呈颗粒状改变,有出血,腔内常有黏液血性分泌物。进一步发展,黏膜表面出现糜烂,溃疡形成,散在分布,脓性分泌物附于腺管开口,溃疡小而表浅,形态不规则,排列无规律。周围黏膜也有明显充血、糜烂等炎性反应,正常血管纹理消失,病变可累及肠管的全周、缓解期,炎症消退后充血、水肿逐渐消失,溃疡缩小,渗出物吸收;慢性病例,黏膜出现萎缩性改变,颜色苍白,血管纹理紊乱,黏膜丧失正常光泽,显得干燥。残存的黏膜小岛,因上皮和少量纤维组织增生可形成假息肉,假息肉的数目较多,直径一般在1 cm内,呈圆形或卵圆形隆起,无蒂。当出现溃疡,息肉两侧的黏膜上皮增生时,可见溃疡上方形成架桥现象即所谓黏膜桥。溃疡性结肠炎严重发作者,晚期尚可出现肠段缩短,肠道狭窄,结肠袋消失,结肠变短,纤维镜很容易插入回盲部。急性重症患者应在病情控制后再行纤维结肠镜检查,以免诱发中毒性结肠炎或肠穿孔。

暴发型溃疡性结肠炎患者不宜作灌肠和纤维结肠镜检,此外应注意与结肠癌、结肠憩室炎、结肠息肉病、结肠克罗恩病鉴别。

2.克罗恩病

克罗恩(Crohn)病是消化道一种原因不明的慢性非特异性炎症,多见于年轻人。表现为肉芽肿性炎症病变合并纤维化和溃疡,可发生在消化道从口腔至肛门任何部位,全身并发症有发热、营养不良、贫血、关节炎、虹膜炎和肝脏病变等。1973年世界卫生组织医学科国际组织委员会命名为克罗恩病。克罗恩病的病因至今不明,未分离出肯定的致病病原体,许多学者从免疫学角度做了大量研究工作,未能清楚阐述本病。

克罗恩病最常受累的是远端回肠,约占75%,其次为小肠与结肠同时发病,单独的结肠受累并不多见,占20%左右。病理改变主要在肠壁、肠系膜及附近淋巴结。病变肠管与正常肠管之间有明显分界线,病变肠壁肥厚,管腔狭窄,当狭窄形成瘢痕时近端肠管扩张。镜下炎症累及肠壁全程,可见淋巴细胞聚集及浆细胞、嗜酸性粒细胞浸润,非干酪性肉芽肿为本病的特征。

临床表现:①消化道症状,90%的患者有不同程度腹泻,病变位于小肠者可表现为脂肪泻,很少带血。结肠受侵犯时多为稀黏液便,带血。病变累及直肠时有明显里急后重感。②全身表现,1/3的患者有发热,还可见消瘦、营养不良、贫血等全身表现。儿童还可出现生长发育障碍。③肠外表现,约有25%的患者有肛裂、肛瘘、肛周脓肿,还有杵状指、口腔溃疡、关节炎、虹膜体炎、结节性红斑、皮肤溃疡、肝大。

纤维结肠镜检查:最常见为瘘管形成,内瘘较外瘘多见。30%的克罗恩病病变呈跳跃分布,常累及一侧肠壁,病变早期呈鹅口疮样,多为针尖大小或稍大,较表浅,多发边界清楚,底部附白苔。病变进一步发展形成线状或沟槽样之特殊形态的溃疡,溃疡周围黏膜呈铺路石样、无明显炎症改变,同时多数还伴有假息肉形成。克罗恩病病变较深,黏膜活检阳性率不及溃疡性结肠炎,仅10%的病例可见肉芽肿病变,活检是诊断本病的主要方法。

国内尚无统一的诊断标准,日本 1976 年制订的诊断标准如下。

第 1 项:肠管非连续性或区域性病变。

第 2 项:肠黏膜卵石样或区域性病变。

第 3 项:肠壁全层性炎症病变。

第 4 项:类肉瘤样非干酪性肉芽肿。

第 5 项:裂隙或瘘管。

第 6 项:肛门部病变。

具有以上病变的第 1、第 2、第 3 项为疑诊,再加上第 4、第 5、第 6 项中之一者为确诊,具有第 4 项兼有第 1、第 2、第 3 项中之两项亦可确诊。但必须排除肠结核、溃疡性结肠炎、缺血性肠炎、放射性肠炎、肠型白塞氏病、非特异性小肠溃疡及急性末端回肠炎。

七、纤维结肠镜检查的并发症

纤维结肠镜并发症发生率各家报道不一,为 $0.21\% \sim 0.40\%$:与操作者技术、术前准备及肠道本身病变等因素有关。治疗性纤维结肠镜操作的并发症是诊断性检查的 10 倍以上。因此必须有一定的诊断性纤维结肠镜检查经验的操作者才能作纤维结肠镜的治疗。常见并发症有以下几种。

(一)肠壁穿孔

肠穿孔是纤维结肠镜检查最常见和最严重的并发症。日本报道诊断性检查为 0.1%,息肉切除组为 0.7%。

1.肠穿孔的常见原因

(1)机械性:肠道准备不良,视野不清,盲目进镜,特别是大口径内镜做"α"翻转,钩拉解拌及滑管使用不当,均易导致穿孔。

(2)注气过多:致肠腔内压力过高,原有肠壁病变,加上机械性因素使肠壁脆弱造成穿孔。

(3)活检不当:活检钳取组织过深,或于肠壁较薄的病变部位钳取组织均可导致穿孔。

(4)息肉切除方法不当误将邻近肠壁一并套入进行电凝;或电流过大,对肠壁施加压力,可致穿透性凝性坏死;凝固电流过强,通电时间过长,灼伤组织过深,至肠壁肌层和全层,术后焦痂壳脱落时发生晚期穿孔。

(5)结肠病理状态:如炎症性肠病、肠粘连、肿瘤、放射性结肠炎或结肠憩大而误为是肠腔导致穿孔。

2.临床表现

肠穿孔可分腹腔内和腹腔外。主要临床症状:①腹腔内穿孔,可见鲜血从穿孔部位流出,穿孔时有瞬间腹痛,穿孔较大时可见大网膜及结肠脂肪突出。患者有不同程度和不同范围的腹膜炎表现,腹平片检查有的可见膈下游离气体。②腹腔外穿孔,腹膜外穿孔早期除疼痛外,可无其他明显症状。直至气体蔓延到腹壁皮下、阴囊时才考虑腹腔外穿孔。

3.治疗

一旦确诊穿孔必须立即手术治疗。手术方式有肠修补、肠切除、肠吻合或肠造口术。

(二)出血

1.出血原因

纤维结肠镜检查出血发生率为 $0\sim0.07\%$,多系插镜时手法粗暴,不顺肠腔滑行,致使黏膜撕裂出血所致。活检时损伤黏膜血管;大肠原有病变,肠镜通过时擦伤病变组织;电凝过度使残端创面过大,过深,焦痂脱落后均可引起出血。

2.临床表现

纤维结肠镜检查后出现鲜红色大便,少数息肉电切患者,息肉基底部电凝焦痂脱落出血,可发生在镜检后 24 小时至 1 周后。

3.治疗

少量出血一般不需特殊处理,可观察,血管收缩、血栓形成后可自止。若出血不止,可经纤维镜局部喷洒 1％肾上腺素止血。

大量出血者应绝对卧床,密切观察血压、脉搏、血红蛋白及血细胞比容的变化,并需补充血容量,应用止血药,必要时输血。对检查后即时出血应选用电凝、激光、局部喷洒药物等止血措施、对迟发性出血可用去甲肾上腺素加冷开水做保留灌肠,如出血量较大或伴休克者,经内科保守治疗无效时需剖腹手术止血。

(三)心血管并发症

纤维结肠镜检查对心血管系统影响极其轻微,多为一过性心电图改变,少数可诱发心绞痛及心肌梗死,甚至出现心搏骤停。其发生与患者原有心脏疾病及检查前肠道准备引起的脱水有关。上海报道4 933 例次结肠镜检查中有 2 例发生心搏骤停,经抢救后恢复正常。

对于一过性心电图改变者不需作特殊处理,经休息后心电图复查可正常。

对于严重心律失常者应停止操作,静卧,给氧,含服硝酸甘油,并心电监护,如出现心搏骤停者应进行积极的心脏复苏治疗,以挽救生命。高龄体弱和心脏病患者在作纤维结肠镜检查前行肠道准备和用药均应谨慎,术前应检查心电图,尽可能在心电监护的条件下进行检查。

(四)腹绞痛

纤维结肠镜检查时的刺激可引起肠痉挛,产生肠绞痛,严重者类似肠穿孔,但短时间内均能自行消失。检查时注气过多,或检查前过多地应用解痉剂,能引起检查后长时间较严重的腹部胀痛,称纤维结肠镜检查术后膨胀综合征。在检查结束前应尽可能吸收肠内残气以预防其发生。术后膨胀综合征容易与肠壁穿孔发生混淆。因此对检查后有剧烈腹痛者,应严密观察,必要时摄腹部 X 线片以排除肠穿孔。

(五)中毒性巨结肠

中毒性巨结肠是纤维结肠镜检查最严重的并发症之一,一般于术后 24～72 小时发生,多见于炎症较重,范围较广泛的结肠疾病患者。如溃疡性结肠炎、克罗恩病以及细菌性结肠炎时,因结肠平滑肌及肌间神经受到侵袭,结肠失去收缩能力,注气时肠壁变薄扩张,形成巨结肠。检查中应用抗胆碱药可诱发加重中毒性巨结肠。

临床表现为纤维结肠镜检查后原有症状加重,并出现高热,精神差,脉搏细弱,腹部迅速膨胀,有压痛,肠鸣音减弱或消失。腹平片可见结肠高度扩张,以横结肠扩张显著为其特征。病变进一步发展,导致肠壁缺血性坏死,肠穿孔,预后差。

治疗上应禁食,胃肠减压,肛管排气,应用大剂量糖皮质激素,静脉营养。经上述治疗 3～5 天症状无改善,或并发肠穿孔者应手术治疗。

(六)透壁电灼伤综合征

透壁电灼伤综合征常见于电凝息肉摘除,电凝电灼止血术后,其原因是电流过大,电凝时间过长,电凝者过分紧贴肠壁,误将肠黏膜和息肉蒂部一起套入圈套中电凝,从而导致结肠壁全层灼伤,发生凝固坏死,故极易继发肠穿孔。

临床表现为电凝操作后腹痛,发热,白细胞数增高,电凝部位由于浆膜炎症,有局限性的压痛,反跳痛。如并发穿孔可有腹膜炎表现,腹部 X 线检查可发现有无游离气体。

治疗上可采用禁食、输液、应用抗生素等内科保守治疗。治疗中应密切观察病情变化,并发穿孔时应立即手术治疗。

(七)气体爆炸

正常人结肠中含有少量氢、甲烷等可燃气体,这些易燃气体与任何镜下电凝操作产生的火花相遇时可引起爆炸。肠道内细菌产生氢需要糖和蛋白质作为基质,而用甘露醇作肠道准备时正好为细菌提供了原料,除加速细菌生长外,还能被细菌分解产生氢,促使可燃气体聚集而致爆炸。

纤维结肠镜并发可燃气体爆炸发生率极低,但一旦发生预后极差,因此重在预防,术前应认真清洗肠道,必要时可口服抗生素,以抑制肠道细菌繁殖,做息肉电凝切除时,禁用不吸收或吸收不全的碳水化合物清洗肠道,如甘露醇。术中应将空气与肠道气体交换,或吹入惰性气体,也可采用中药口服清洁肠道,效果更佳,肠道清洁度很好,作结肠内息肉高频电切、电凝时也不会引起肠道内气体爆炸的并发症发生。

第二章

普外科疾病

第一节　甲状腺功能亢进症

甲状腺功能亢进症(简称甲亢)指多种疾病导致甲状腺合成和分泌甲状腺激素过多,致血液循环中甲状腺激素水平升高,临床常表现为怕热多汗,多食易饥而体重下降,大便次数增多,心悸乏力等。甲状腺毒症指血液循环中甲状腺激素水平升高出现甲亢类似的症状,但除甲亢外,尚包括其他原因导致的血液循环中甲状腺激素水平升高,如外源性甲状腺激素摄入不当、各种甲状腺炎破坏使甲状腺滤泡中激素释放入血过多而甲状腺本身合成激素减少等。

其中 Graves 病又称弥漫性甲状腺肿伴甲亢,约占甲亢的 85％,本节予以重点讨论。另简单阐述毒性结节性甲状腺肿和甲状腺高功能腺瘤。

一、弥漫性甲状腺肿伴甲亢

弥漫性甲状腺肿伴甲亢又称 Graves 病(Graves disease,GD)。1835 年 Robert Graves 首先描述了该综合征,包括高代谢、弥漫性甲状腺肿、突眼和皮肤局部的黏液性水肿等。

(一)病因及发病机制

该病的确切病因尚不全清楚,目前认为在一定的遗传易感性基础上,环境因素如感染、应激、性别、性腺激素、妊娠、药物和辐射等诱发人体免疫功能异常,使抑制性 T 细胞功能降低和辅助性 T 细胞不适当增敏,使 B 细胞产生针对自身甲状腺成分的抗体,主要为促甲状腺激素受体(TSH)受体抗体(TRAb),故疾病本质为甲状腺器官特异性自身免疫性疾病。TRAb 为多克隆抗体,与甲状腺滤泡上皮细胞膜上的 TSH 受体结合后,激活信号复合体,发挥不同作用。根据结合方式和作用的不同,抗体可进一步分类。

(1)甲状腺刺激性抗体(TSAb):刺激甲状腺组织增生、合成和释放甲状腺激素过多,而血液循环升高的甲状腺激素反馈抑制垂体分泌 TSH,表现为血清 TSH 水平显著降低。

(2)甲状腺阻断型或拮抗型抗体(TBAb),阻断 TSH 的作用。

(3)中性抗体,生物活性呈中性,既不刺激受体,也不阻断 TSH 作用。不同患者或同一患者在不同时期占主导地位的抗体亚型可发生变化,从而导致甲状腺功能的变化。

多数 GD 患者 TSAb 占主导地位,故表现为甲状腺肿大伴功能亢进。小部分患者表现为甲状腺功能正常甚至甲状腺功能减退。目前认为甲状腺本身通过腺体内浸润的 β 细胞成为甲状腺自身抗体合成的场所。

GD 患者发生突眼和常见于胫前的黏液性水肿,与眶后、胫前局部皮肤的成纤维细胞和脂肪细胞高表达 TSH 受体有关。局部高表达 TSH 受体在高浓度血清 TRAb 情况下,发生免疫应答,导致局部细胞因子释放、淋巴细胞浸润和成纤维细胞释放葡糖胺聚糖增加和积聚,进一步导致水肿和细胞功能损伤。

(二)病理解剖与病理生理

GD 患者的甲状腺呈弥漫性肿大,血管丰富、扩张。滤泡上皮细胞增生呈柱状,有弥漫性淋巴细胞浸润。浸润性突眼患者其球后结缔组织增加、眼外肌增粗水肿,含有较多黏多糖、透明质酸沉积和淋巴细胞及浆细胞浸润。骨骼肌和心肌也有类似表现。垂体无明显改变。少数患者下肢有胫前对称性黏液性水肿。

甲状腺激素有促进产热作用,并与儿茶酚胺有相互作用,从而引起基础代谢率升高和营养物质、肌肉组织的过度消耗,加强对神经、心血管和胃肠道的兴奋。

(三)临床表现

GD 在女性更为多见,患者男女之比为 1∶(7~10);高发年龄为 21~50 岁。该病起病缓慢,典型者高代谢症候群、眼征和甲状腺肿大表现明显。

1.甲状腺毒症的临床表现

各种病因所致的甲状腺毒症的症状和体征相似,可累及全身各个系统(表 2-1)。临床表现与患者年龄、甲状腺毒症的严重性、持续时间、个体对过多甲状腺激素的易感性等相关。老年患者的症状可较隐匿,仅表现为乏力、体重下降,称淡漠型甲状腺功能亢进症。亚洲男性可表现为发作性低钾麻痹。其中 GD 甲亢患者往往缓慢隐匿起病,逐步加重,病程常长于 3 个月。而其他原因所致一过性甲状腺毒症患者如亚急性甲状腺炎等往往病情先重后轻,且病程较短。

表 2-1　甲状腺毒症的症状与体征(按发生率从高到低排序)

症状	体征
多动、兴奋、焦虑	心动过速、老年患者房颤
怕热和多汗	震颤
心悸	甲状腺肿大
疲乏和无力	皮肤温暖、湿润
食欲亢进但体重下降	肌无力、近端肌病
大便次数增多	眼睑挛缩
多尿	男性乳房发育
月经稀少、性欲低下	

2.甲状腺肿大

甲状腺肿大为 GD 的主要临床表现或就诊时的主诉。双侧对称性甲状腺呈弥漫肿大,质软,无明显结节感。少数(约 10%)肿大不明显或不对称。在甲状腺上下特别是上部可扪及血管震颤并闻及血管杂音。

3.眼征

眼睑挛缩、眼裂增大、眼球内聚不佳、下视时上眼睑不随眼球下降、上视时前额皮肤不能皱起等症状可见于所有甲状腺毒症患者,主要机制是高甲状腺激素水平时交感神经兴奋使眼外肌和上睑肌张力增高。

GD 相关眼症为浸润性突眼,为 GD 所特有,又称 Graves 眼病,独立于甲状腺毒症,可与甲亢同时出现,也可早于或晚于甲亢发生;可以是单侧也可以是双侧眼病。临床表现轻者为异物感、易流泪;眶周、眼睑、结膜等水肿、结膜充血、眼球突出、复试、眼球运动障碍;严重者眼睑不能闭合致角膜暴露继发溃疡、视力下降、视野缺损等。

4.黏液性水肿

黏液性水肿为 GD 特有的病变,见于不到 5% 的 GD 患者,常合并浸润性突眼。表现局灶性的皮肤隆起,呈橘皮样或结节样非凹陷性硬肿,初期为粉红色或紫色,后期为色素沉着,呈褐色。与周围皮肤有一定的边界。常见于胫前,但也可见于其他任何部位。

5.其他

GD 患者长期甲状腺毒症未得到控制时可表现出杵状指。

(四)诊断与鉴别诊断

对于有上述临床症状与体征者应作进一步甲状腺相关检查。诊断步骤分为：明确是否存在甲状腺毒症；明确是否为甲亢；明确甲亢病因为 Graves 病。对表现为典型浸润性突眼和(或)局部皮肤黏液性水肿的甲亢患者基本上可确诊为 GD。

1.检测血清甲状腺激素水平

有任何临床疑似甲状腺毒症症状的患者或甲状腺肿大等患者应进行包括 TT_3、TT_4、FT_3 和 FT_4 在内的血清甲状腺激素水平检测。如果血清 TT_3、TT_4、FT_3 和 FT_4 升高，即可确认为甲状腺毒症。

2.吸碘率测定

甲亢患者表现为甲状腺功能活跃，除碘甲亢外，吸碘率升高。但并非所有的甲状腺毒症患者均需进行该测试。建议在病程短于 3 个月、病情较轻或伴有其他发热、甲状腺痛等患者进行。GD 患者吸碘率升高。

3.TSH 测定

GD 甲亢患者 TSH 明显降低，为最敏感的指标，其变化早于甲状腺激素水平的升高。通过 TSH 测定可鉴别 TSH 瘤、中枢性甲状腺激素抵抗综合征所致甲亢，后两者 TSH 正常或升高。

4.甲状腺自身抗体的检测

甲状腺自身抗体的检测包括 TRAb、甲状腺过氧化物酶抗体和甲状腺球蛋白抗体，阳性者提示甲状腺自身免疫性疾病，有助于诊断 GD，特别是 TRAb。而高功能腺瘤、结节性甲状腺肿伴甲亢患者常为阴性。

5.其他

碘甲亢患者，通过确认碘摄入病史即可鉴别。甲状腺超声可帮助判断甲状腺的结构和功能，显示甲状腺大小、是否存在结节，上动脉流速的测定可部分反映甲状腺的功能状况。GD 甲亢患者往往为弥漫性肿大伴上动脉流速增加，部分患者可合并结节；高功能腺瘤可见单一性结节；结节性甲状腺肿伴甲亢患者则甲状腺明显肿大伴多发结节。甲状腺核素显像也可有效判断甲状腺的摄碘或摄锝功能，GD 患者表现为弥漫性摄取功能亢进，而高功能腺瘤表现为孤立性热结节，结节性甲状腺肿伴甲亢患者可为多发热结节。而其他一过性甲状腺毒血症患者显示摄碘或锝功能低下。

(五)治疗

GD 甲亢的治疗包括一般治疗和针对甲状腺激素过多合成的治疗。一般治疗包括注意休息,适当营养,β受体阻滞剂减慢心率改善心悸症状等。针对甲状腺素过多合成和分泌的治疗方法包括抗甲状腺药物、^{131}I核素治疗和手术治疗。每种治疗方法不同,各有利弊(表2-2),临床上适合不同的患者。

表2-2 不同GD甲亢治疗方法的利和弊

治疗方法	利	弊
ATDs	非甲状腺破坏性治疗,疗效确切;药物性甲减可逆;避免手术风险和辐射暴露	治疗时间长,治疗期间需密切监测调整剂量;可能因药物不良反应而停药;停药后复发率高
^{131}I	确切控制甲亢;时间较短;避免手术风险;避免ATDs可能的不良反应	甲状腺破坏性治疗,不可逆性甲减风险;可能加重GD眼病
手术	迅速确切控制甲状腺毒症;避免辐射暴露;避免ATDs可能的不良反应	手术准备工作复杂;手术并发症如喉返神经损伤、甲状旁腺功能减退等;甲亢不缓解或甲减可能;甲状腺危象风险

GD甲亢特殊情况如甲状腺危象、合并妊娠等特殊情况、浸润性突眼和黏液性水肿的治疗不包括在本章节内。

1.抗甲状腺药物治疗(ATDs)

国内可选药物包括甲巯咪唑和丙硫氧嘧啶。两者作用机制基本相同,通过抑制甲状腺内过氧化物酶的作用而使碘离子转化为活性碘受抑,从而妨碍甲状腺激素的合成,但无法抑制已合成激素的释放。ATDs治疗可用于所有没有禁忌证的GD甲亢患者。

2.^{131}I治疗

甲状腺具有高度选择性聚^{131}I能力,^{131}I衰变时放出γ和β射线,其中占99%的β射线在组织内射程仅2 mm,破坏甲状腺滤泡上皮细胞的同时不影响周围组织,从而达到治疗目的。

^{131}I可作为成人GD甲亢的首选治疗方法之一,尤其适用于下述情形:对ATDs过敏或出现其他不良反应;ATDs疗效差或多次复发;有手术禁忌证或手术风险高;有颈部手术或外照射史;病程较长;老年患者(特别是有心血管疾病高危因素者);合并肝功能损伤;合并白细胞或血小板计数减少;合并心脏病等。

禁忌证包括:妊娠、哺乳;GD患者确诊或临床怀疑甲状腺癌(此时首选手术治疗);不能遵循放射性治疗安全指导;在未来6个月内计划妊娠的女性也不适用。育龄期女性在^{131}I治疗前应注意排除妊娠。甲亢伴中度、重度活动性Graves眼病或威胁视力的活动性Graves眼病患者,建议选用ATDs

或手术治疗。

3.手术治疗

甲亢手术治疗的病死率<0.1%,并发症低,复发率约3%,可迅速和持久达到甲状腺功能正常,并有避免放射性碘及抗甲状腺药物带来的长期并发症和获得病理组织学证据等独特优点,手术能快速有效地控制并治愈甲亢;但仍有一定的复发率和并发症,所以应掌握其适应证和禁忌证。

(1)手术适应证:甲状腺肿大明显或伴有压迫症状者;中至重度以上甲亢(有甲状腺危象者可考虑紧急手术);抗甲状腺药物无效、停药后复发、有不良反应而不能耐受或不能坚持长期服药者;胸骨后甲状腺肿伴甲亢;中期妊娠又不适合用抗甲状腺药物者。若甲状腺巨大、伴有结节的甲亢妊娠妇女(或近期有妊娠计划)常需大剂量抗甲状腺药物才有作用,所以宁可采用手术,但妊娠早期和后期尽量避免,而选择在妊娠中期。超声提示有恶性占位者。

(2)手术禁忌证:青少年(<20岁),轻度肿大,症状不明显者;严重突眼者手术后突眼可能加重,手术应不予以考虑;年老体弱有严重心、肝和肾等并发症不能耐受手术者;术后复发因粘连而使再次手术并发症增加、切除腺体体积难以估计而不作首选。但对药物无效又不愿意接受放射治疗者有再次手术的报道,术前用超声检查了解两侧腺体残留的大小,此次手术腺叶各留2 g左右。

(3)手术方法:切除甲状腺的范围即保留多少甲状腺体积尚无一致的看法。若行次全切除即每侧保留6~8 g甲状腺组织,术后复发率为23.8%;而扩大切除即保留约4 g的复发率为9.4%;近全切除即保留<2 g者的复发率为0。各组之间复发时间无差异。但切除范围越大发生甲状腺功能减退即术后需长期服用甲状腺片替代的概率越大。如甲状腺共保留7.3 g或若双侧甲状腺下动脉均结扎者保留9.8 g者可不需长期替代。考虑到甲状腺手术不仅可以迅速控制其功能,还能使自身抗体水平下降,而且甲减的治疗远比甲亢复发容易处理,所以建议切除范围适当扩大即次全切除还不够,每侧应保留5 g以下。当然也应考虑甲亢的严重程度、甲状腺的体积和患者的年龄。巨大而严重的甲亢切除比例应该大一些,年轻患者考虑适当多保留甲状腺组织以适应发育期的需要。对极少数或个别GD突眼显著者,选用甲状腺全切除术,其好处是可降低TSH受体自身抗体和其他甲状腺抗体,减轻眶后脂肪结缔组织浸润,防止眼病加剧以致牵拉视神经而导致萎缩,引起失明、重度突眼以及角膜长期显露而受损导致的失明。当然也防止了甲亢复发,但需终身服用甲状腺素片。毕竟个别患者选用本手术,要详细向患者和家属说明,取得同意。术前检查血清抗甲状腺微粒体抗体,阳性

者术后发生甲减的病例增多。因此,此类患者术中应适当多保留甲状腺组织。

(4)甲状腺危象防治:甲状腺危象指甲亢的病理生理发生了致命性加重,大量甲状腺素进入血液循环,增强了儿茶酚胺的作用,而机体却对这种变化缺乏适应能力。近年来由于强调充分做好手术前的准备工作,术后发生的甲状腺危象已大为减少。手术引起的甲状腺危象大多发生于术后 12～48 小时内,典型的临床症状为 39～40 ℃ 的高热,心率快达 160 次/分,脉搏弱,大汗,躁动不安、谵妄以至昏迷,常伴有呕吐、水泻症状。如不积极治疗,患者往往迅速死亡。死亡原因多为高热虚脱、心力衰竭、肺水肿和水、电解质紊乱。还有少数患者主要表现为神志淡漠、嗜睡、无力、体温低、心率慢,最后昏迷死亡,称为淡漠型甲状腺危象。此种严重并发症的发病机制迄今仍不十分明确,但与术前准备不足、甲亢未能很好控制密切相关。

治疗包括两个方面:①降低循环中的甲状腺素水平,但现已经很少主张使用;②降低外周组织对儿茶酚胺的反应性。

二、毒性结节性甲状腺肿

本病又称 Plummer 病,在多年非毒性结节性甲状腺肿的基础上,隐匿缓慢出现功能亢进。该病特点:随时间演变的结构和功能的异质性、功能的自主性。具体发病机制不详。碘摄入增加是可能诱因之一。

(一)临床表现

该病多见于中老年人,女性多见;有多年结节性甲状腺肿的病史;甲状腺毒症症状较轻或不明显,老年患者心血管表现可较为突出,包括房颤、心力衰竭等。本病不伴浸润性突眼和黏液性水肿。触诊甲状腺多数肿大,伴结节感;部分患者肿大不明显,但可触及结节。血清甲状腺激素水平检测可见 TSH 水平降低,T_4 水平正常或略微升高,T_3 的升高幅度通常超过 T_4。超声可见甲状腺肿大伴多发结节。甲状腺核素显像显示甲状腺肿伴多区域的摄取值不等(升高及降低),24 小时吸碘率不一定升高。

(二)治疗

毒性结节性甲状腺肿可选择手术治疗。手术治疗前须用 ATDs 将甲状腺激素水平控制基本正常。

三、毒性甲状腺腺瘤

毒性甲状腺腺瘤亦称高功能腺瘤,指甲状腺体内有单个(少见多发)的不受脑垂体控制的自主性高功能腺瘤,而其周围甲状腺组织则因 TSH 受反馈抑制呈相对萎缩状态。

(一)发病机制

主要与 TSH 受体基因发生体细胞突变相关。发病年龄多为中年以后,甲亢症状一般较轻,某些仅有心动过速、消瘦、乏力和腹泻。不伴浸润性突眼。

(二)辅助检查

实验室检查显示 TSH 降低伴或不伴 T_3、T_4、FT_3 和 FT_4 升高;TRAb、TSAb 多为阴性;甲状腺超声多显示单结节;核素扫描可见热结节,周围组织仅部分显示或不显示。

(三)治疗

可选择 ^{131}I 治疗或手术治疗。手术治疗前须用 ATDs 将甲状腺激素水平控制基本正常,术前不需要碘准备。

第二节 甲 状 腺 炎

甲状腺炎在临床上并不是单一的疾病,而是由多种病因引起的甲状腺炎症性疾病的统称,临床上并不少见。通常把甲状腺炎分为三大类,即急性甲状腺炎、亚急性甲状腺炎和慢性甲状腺炎。它们的病因各异,并具有不同的临床特征和病理变化,应充分认识各自的特点,以防误诊、误治的发生。把甲状腺炎当作肿瘤而行不必要的甲状腺切除手术是临床上常犯的错误。

一、急性化脓性甲状腺炎

由于甲状腺血流丰富,且自身含碘量丰富,因此具有很强的抵御感染的能力,临床上急性化脓性甲状腺炎相当罕见。然而一旦发生,往往病程非常凶险,甚至危及生命。此病儿童多于成人,感染源多数是由颈部的其他感染病灶直接扩展而来,如持续存在的下咽部梨状窝瘘可使儿童甲状腺对感染的易感性增加;少数可能是细菌经由血行途径进入甲状腺而形成脓肿。致病菌一般为金黄色葡萄球菌、溶血性链球菌或肺炎球菌。感染可发生在正常甲状腺,呈现出弥漫性的特征,也可发生在甲状腺原有结节内,形成局限性炎症。炎症如未能控制而继续发展,可使组织坏死并形成脓肿。脓肿可穿破到周围组织中,一旦向后方破入纵隔或气管,可导致死亡。

本病起病急骤,全身表现为高热、寒战,局部可出现颈前区皮肤红肿、皮温升高等炎症表现,并出现颈部疼痛,头部转动或后仰时疼痛加重。如脓肿较大,可使气管受压,患者出现气急、吸气性呼吸困难。体检可扪及甲状腺肿大,触痛明显。实验室检查常见血白细胞和中性粒细胞比例升高。脓肿形成后,超声检查可显示甲状腺增大、腺内可见蜂窝状强回声区和无回声区相混合的肿块,肿块内透声差。可见弱回声点漂浮,亦可见甲状腺内无回声区,内有絮状、点状回声,边界不清,甲状腺周围可见边界不清的低密度带。CT检查可显示甲状腺肿大,其内有单发或者多发液性暗区,甲状腺外侧有广泛的低密度影。如病灶较大,可使气管明显偏向健侧。核素扫描甲状腺区可出现放射性分布稀疏的图像或"冷结节"。甲状腺功能多数正常,感染严重者降低。

因该病罕见,临床上对其认识不足,故时有误诊。做出正确诊断的关键在于提高对本病的认识。本病需与颈部其他炎症性病变鉴别,如急性咽喉炎、化脓性扁桃体炎、急性腮腺炎、颈椎前间隙脓肿等,还需与亚急性甲状腺炎作鉴别。超声引导下对甲状腺内的液性病灶进行穿刺,抽出脓液则可明确诊断。

对本病的治疗原则:一是早期、足量应用抗生素,有可能使炎症消退;二是如有脓肿形成,应及时引流。引流首选介入超声穿刺引流,有时可多点穿刺。如穿刺引流效果不佳,应及时手术切开引流。手术应在全麻下进行,多采取常规甲状腺手术切口,显露甲状腺后先穿刺抽脓,确定脓肿的位置后可用电刀切开表面的甲状腺组织,将脓液吸出。妥善止血后,置T管或乳胶管引流。如果脓肿已经穿破到周围组织中,应将组织间隙的脓液清洗干净,伤口开放引流,待感染完全控制后行Ⅱ期伤口缝合。由梨状窝瘘引起的感染应在感染控制3个月后再次手术,切除瘘管,否则感染易复发。

二、亚急性甲状腺炎

与急性化脓性甲状腺炎不同,亚急性甲状腺炎是一种非化脓性甲状腺炎性疾病,又称肉芽肿性、巨细胞性甲状腺炎。该症1904年首先由de Quervain描述,故又称为de Quervain病。多见于20～50岁女性,女性发病是男性的4倍以上。

(一)病因

本病的发病原因至今尚未完全确定,因常继发于流行性感冒、扁桃体炎和病毒性腮腺炎,故一般认为其病因可能与病毒感染或变态反应有关。患者血中可检出病毒抗体,最常见的是柯萨奇病毒抗体,其次是腺病毒、流感病毒及腮腺炎病毒抗体。一些合并流行性腮腺炎的亚急性甲状腺炎患者的甲状腺组织内可以培养出流行性腮腺炎病毒,说明某些亚急性甲状腺炎是由流行性腮腺炎病毒感染所致。另外,有报道认为亚急性甲状腺炎与人白细胞抗原 HLA-Bw35 有关,提示对病毒的易感染性具有遗传因素。

(二)病理

巨检标本可见甲状腺明显肿大,组织充血和水肿、质地较实。双叶可不对称,常以一叶肿大为主,但以后往往会累及另一侧腺叶,故本病又称为"匐行性"甲状腺炎。感染使甲状腺滤泡破坏,释放出的胶体可引起甲状腺组织内的异物样反应。切面上可见透明的胶质,其中有散在的灰色病灶。显微镜下见甲状腺实质组织退化和纤维组织增生,有大量慢性炎症细胞、组织细胞和吞有胶性颗粒的巨细胞,在退化的甲状腺滤泡周围见有肉芽组织形成。这种病变与结核结节相似,故本病又称为巨细胞性、肉芽肿性或假结核性甲状腺炎。

(三)临床表现

亚急性甲状腺炎按其自然病程可分为四期,即急性期(甲亢期)、缓解早期(甲状腺功能正常期)、缓解期(甲状腺功能减退期)、恢复期(甲状腺体功能正常期)。病程一般持续 2~3 个月。由于患者就诊时处于疾病的不同时期,临床表现可有很大不同,有些患者可有典型症状,而有些病例症状不明显,易被误诊。常见的临床表现包括下列几方面。

1.上呼吸道感染或流感症状

如咽痛、发热、肌肉酸痛等。

2.甲亢症状

可出现烦躁不安、心悸、多汗、怕热等症状。是由于甲状腺滤泡破坏,甲状腺激素释放入血而致。

3.甲状腺病变的局部表现

表现为颈前区肿痛,疼痛向颌下、耳后放射,咀嚼和吞咽时疼痛加剧。体检可发现甲状腺一侧叶或双侧叶肿大,质坚韧、压痛明显、表面高低不平,与周围组织无粘连,甲状腺可随吞咽而上下活动。周围淋巴结不肿大。

4.眼征

有些患者可出现眼征,如眼眶疼痛,突眼,上眼睑收缩等。

5.实验室检查

检查结果可见血沉增快,基础代谢率升高,血清蛋白结合碘值升高,[131]I摄取率降低,T$_3$、T$_4$值升高,TSH降低。这种血清蛋白结合碘升高和^{131}I吸收率降低的分离现象是亚急性甲状腺炎急性期的重要特征之一。

6.B超检查

检查结果显示甲状腺体积增大,呈低回声改变,可无明显结节样回声,甲状腺边界模糊。血流信号可无改变;CT与MRI可发现甲状腺肿大,增强后组织呈不均匀改变。

7.甲状腺核素影像特征

甲状腺核素影像特征为甲状腺不显影、或轻度显影,影像有时会模糊不清、形态失常、放射性分布稀疏不均匀等;也可表现为"冷结节",这是由于局灶放射性核素不吸收所致。有研究发现,核素扫描时唾液腺部位的放射性分布相对增强,唾液腺/甲状腺吸收率比值明显增高,该比值可作为一项有用的指标,对诊断有一定的意义。

当患者出现诸如上呼吸道感染和甲亢高代谢症状,甲状腺部位疼痛并向周围放射,触有结节、血清蛋白结合碘值升高而^{131}I摄取率明显下降等典型症状和体征时,应考虑此病。少数病例临床表现不典型,可以仅表现为甲状腺肿大或结节形成,或仅有轻度甲亢症状,甲状腺不肿大或轻度肿大,也无疼痛。但如果血清蛋白结合碘值升高,^{131}I摄取率降低,T$_3$、T$_4$值升高,TSH降低,也可诊断为此病。该病早期应与咽喉炎、扁桃体炎、上呼吸道感染、急性化脓性甲状腺炎鉴别;病程中期需与慢性淋巴细胞性甲状腺炎鉴别,后者一般没有发热,血清甲状腺过氧化物酶(TPO)、抗甲状腺球蛋白抗体(TGA)升高,细针穿刺可见大量淋巴细胞;病程后期应与甲状腺癌相鉴别,后者无甲亢表现,细针穿刺可见到恶性肿瘤细胞。

(四)治疗

本病有自限性,可自发地缓解消失,但多数仍需药物治疗,临床多采用类固醇药物和甲状腺制剂治疗。

1.常用的类固醇药物为泼尼松

每天20～40 mg,分次口服,持续2～4周,症状缓解后减量维持1～2个月。亦可先用氢化可的松,每天100～200 mg,静脉滴注,1～2天后改用口服泼尼松,2周后逐渐减少药量,维持用药1～2个月。

2.甲状腺片

每天40～120 mg,或甲状腺素片每天50～100 μg,症状缓解后减量,维持1～2个月。

3.本病多不需要手术治疗

对伴有甲状腺肿瘤者,需切除病变的甲状腺。

4.本病本身并不需要抗生素治疗

但如果合并其他细菌性感染者,可根据情况选用敏感抗生素。

三、慢性甲状腺炎

慢性甲状腺炎主要分两种,一是慢性淋巴细胞性甲状腺炎,二是硬化性甲状腺炎,予以分别叙述。

(一)慢性淋巴细胞性甲状腺炎

慢性淋巴细胞性甲状腺炎由日本人桥本(Hashimoto,1912)根据组织学特征首先报道,故又称为桥本甲状腺炎。

1.病因

慢性淋巴细胞性甲状腺炎是一种自身免疫性疾病,发病机制可能为机体的免疫耐受遭受破坏,从而产生了针对自体甲状腺的免疫应答反应。在多数患者的血清和甲状腺组织内含有针对甲状腺抗原的抗体,如抗甲状腺球蛋白抗体(anti-TGAb)、抗甲状腺微粒体抗体(TMA-Ab)和抗甲状腺过氧化物酶抗体(TPO-Ab)等。遗传因素在本病的发病过程中也可能存在一定的作用,因为同一家族中发病的情况很多见。研究发现其遗传因子为人类白细胞抗原 HLA 基因复合体,位于第 6 号染色体短臂,编码产物为 HLA Ⅰ 类分子和 HLA Ⅱ 类分子,两者可刺激 T 细胞产生细胞毒作用和产生各种细胞因子。此外,该病可能与环境因素有一些关系,比如过量摄入碘可使自身免疫性甲状腺炎恶化。流行病学发现,高碘地区的居民血清中抗甲状腺球蛋白抗体的浓度较高。由于本病以女性多见,有人认为可能与雌激素也有关系。

2.病理

巨检标本可见甲状腺多呈弥漫性肿大,表面光滑或呈细结节状。质地坚韧,包膜完整,无粘连。切面上呈灰白或灰黄色,无光泽。镜下病变主要表现为 3 方面:①滤泡破坏、萎缩,滤泡腔内胶质含量减少,滤泡上皮细胞胞质呈明显的嗜酸染色反应,称为 Hurthle 嗜酸性细胞;②细胞间质内淋巴细胞和浆细胞浸润,进而在甲状腺内形成具有生发中心的淋巴滤泡;③间质内有纤维组织增生,并形成间隔。

根据病变中淋巴细胞浸润和纤维组织增生比例的不同,可分为 3 种病理类型。①淋巴样型:以淋巴细胞浸润为主,纤维组织增生不明显;②纤维型:以纤维结缔组织增生为主,淋巴细胞浸润不十分明显;③纤维-淋巴样型:淋巴组织和纤维结缔组织均有增生。

3.临床表现

本病主要见于 40 岁左右的中年妇女,男性少见,男女之比约为 1∶20。本病病变演变缓慢,起病后少数患者可无任何症状。多数患者往往有下列表现。

(1)颈部非特异症状:可有颈前区不适,局部有疼痛和压痛,严重者可有压迫症状,出现呼吸或吞咽困难。多系肿大的甲状腺压迫气管或食管所致。极少压迫喉返神经,故无声音嘶哑。

(2)大多数患者有甲状腺肿大,多呈弥漫性,但也有表现为结节样不对称性。病变常累及双侧腺体,但部分患者为单侧肿大,可能为发病的早期。甲状腺质较硬,如橡皮样,表面一般是平坦的,但也可呈结节样改变。与周围组织无粘连,可随吞咽上下移动。

(3)多数患者有甲状腺功能方面的变化,在病程早期可有轻度甲亢表现,而到病程后期则出现甲状腺功能减退的表现。约 60% 的患者以甲状腺功能减低为首发症状。

4.辅助检查

(1)血清抗甲状腺球蛋白抗体(TG-Ab)的测定是诊断的主要手段:其阳性率可达 60% 左右。而抗甲状腺过氧化物酶抗体(TPO-Ab)的阳性率更高。两者之一升高即可基本诊断。

(2)甲状腺功能检查:在疾病的不同阶段,检查的结果可有不同,早期 T_3、T_4 值升高,TSH 值降低,而后期则可能相反。部分患者可伴血沉增快、抗核抗体滴度增高。

(3)影像学检查:超声多显示甲状腺弥漫性病变。CT、MRI 检查无特征性表现,无助于本病的诊断,仅可作为病变范围及疗效的评估。

(4)核素扫描:甲状腺放射性分布往往不均匀,有片状稀疏区。

(5)穿刺细胞学及病理检查见甲状腺间质内多量的淋巴细胞和浆细胞浸润。

5.诊断和鉴别诊断

本病的诊断要结合临床表现、实验室检查和细胞病理学检查 3 方面的情况来决定,仅有临床症状而无实验室和细胞病理学方面的依据则不能做出诊断,其中细胞病理学检查是确诊的依据。对于临床上考虑为本病者,应行实验室检查,如果放免法测定的 TG-Ab 和 TPO-Ab 值均>50% 便有诊断意义。若临床表现不典型,两者结果≥60% 也可确诊。近来,TG-Ab 的临床意义已大大逊于

TMA-Ab 及 TPO-Ab。多数认为后两者,甚至只要 TPO-Ab 的滴度增高便有诊断意义。进一步行细针穿刺细胞学检查,若间质内见到多量淋巴细胞和浆细胞浸润则可确定诊断。细针穿刺细胞学检查是诊断慢性甲状腺炎简便、有效的方法。但必须满足以下 3 个条件:①标本量足够;②由经验丰富的细胞学专家读片;③穿刺到所指定的病变部位,否则常可误诊或漏诊。该病应与甲状腺癌进行鉴别。慢性淋巴细胞性甲状腺炎与甲状腺癌可以同时存在,两者之间的关系尚不明确。但在两者的病灶内发现 PI3K/Akt 高表达,提示慢性淋巴细胞性甲状腺炎与分化型甲状腺癌的发生存在某些相似的分子机制。临床上常发现,因甲状腺癌而切除的甲状腺标本癌旁组织呈慢性淋巴细胞性甲状腺炎改变。而慢性淋巴细胞性甲状腺炎患者在随访过程中有部分可以出现甲状腺癌,其发生概率是正常人的 3 倍。慢性淋巴细胞性甲状腺炎的甲状腺多呈双侧弥漫性增大,质地韧而不坚。而甲状腺癌的病灶多呈孤立性,质地坚硬。穿刺细胞学检查可资鉴别。如在慢性淋巴细胞性甲状腺炎的基础上出现单发结节或出现细小钙化,应警惕发生甲状腺癌的可能。

慢性淋巴细胞性甲状腺炎常常合并存在其他自身免疫性疾病,如重症肌无力、原发性胆管硬化、红斑狼疮等,在诊断时应当引起注意,以免漏诊。

6.治疗

本病发展缓慢,可以维持多年不变,少数病例自行缓解,多数患者最终将发展成甲状腺功能减退。如无临床症状,无甲减,TSH(或 S-TSH)也不增高可不治疗,定期随访即可。如已有甲减或 TSH 增高,提示存在亚临床型甲减,应给予治疗。原则是长期的甲状腺激素替代疗法。目前常用的口服药物有两类,一是甲状腺干燥制剂,系牛和猪的甲状腺提取物,各种制剂中甲状腺激素含量可能不同。二是合成的 T4 制剂,即左甲状腺素片,剂量恒定,半衰期长。应用时先从小剂量开始,甲状腺干燥制剂每天 20 mg,左甲状腺素片 25 μg,以后逐渐加量,使 TSH 值维持在正常水平的低限,使 T_3 和 T_4 值维持在正常范围。确定维持量后,一般每 3～6 个月复查甲状腺功能,并根据甲状腺功能情况调整药物剂量。一般不建议应用类固醇药物,当单独应用甲状腺制剂后甲状腺缩小不明显,疼痛和压迫症状未改善时可考虑合并使用。类固醇激素可使甲状腺缩小,硬度减轻,甲状腺抗体效价下降,一般用量为泼尼松 30～40 mg/d,1 个月后减量到 5～10 mg/d,病情稳定后即可停用。

单纯性慢性淋巴细胞性甲状腺炎不采用手术治疗,因手术切除甲状腺可使原有的甲状腺功能减退进一步加重。但有下列情况可考虑手术治疗:①口服甲状腺制剂后甲状腺不缩小,仍有压迫症状;②有可疑结节、癌变或伴随其他肿瘤;③肿块过大、影响生活和外观;④肿块短期内增大明显。术前了解有无甲减,然后决定处理方案。仅有压迫症状,以解除压迫为目的,仅需作峡部切除或部分腺叶切除。疑有甲状腺癌或其他恶性肿瘤时,应做术中活检,一旦证实为癌时,按甲状腺癌选择术式。如不能排除恶性肿瘤或肿块过大时,也可考虑做腺叶切除或腺叶大部切除术。

在已有桥本甲状腺炎的基础上,肿块突然增大,此时很可能已转化为恶性淋巴瘤,建议毫不犹豫手术:理论上细针或粗针穿刺可能获得诊断,但如果因此延误,肿块发展很快会短期内致气管压迫、呼吸困难。

因诊断为其他甲状腺结节而手术时,如果从大体病理上怀疑为慢性淋巴细胞性甲状腺炎时,应切取峡部作冷冻切片,并详细探查双侧甲状腺有无其他病变及可疑结节,一旦确诊为无伴随病的慢性淋巴细胞性甲状腺炎时,只作峡部切除,以免术后甲减。

(二)硬化性甲状腺炎

本病极为罕见,是以甲状腺实质组织的萎缩和广泛纤维化以及常累及邻近组织为特征的疾病。首先由 Riedel 描述,所以又称为 Riedel 甲状腺炎,还有其他的一些名称,如纤维性甲状腺炎、慢性木样甲状腺炎和侵袭性甲状腺炎等。本病原因不明确,有人提出是其他甲状腺炎的终末表现;也有人认为本病属原发性,可能是一组被称为炎性纤维性硬化疾病的一种表现形式。常合并存在其他纤维性硬化疾病,如纵隔和腹膜纤维化、硬化性胆管炎等。病变常累及甲状腺的两叶,滤泡和上皮细胞明显萎缩;滤泡结构大量破坏、被广泛玻璃样变性的纤维组织替代;在大量增生的纤维组织中仅见若干分散的、小的萎缩滤泡;血管周围有淋巴细胞和浆细胞浸润,常出现纤维组织包裹的静脉管壁炎。病变常累及周围的筋膜、肌肉、脂肪和神经组织。本病多见于中、老年女性。起病缓慢,无特殊症状。主要表现为甲状腺肿块,质地坚硬,边界不清,甲状腺因与周围组织有致密粘连而固定,局部很少有明显的疼痛或压痛。常出现压迫症状,引起吞咽困难、声音嘶哑和呼吸困难,严重时可以出现重度通气障碍。甲状腺肿大的程度和压迫症状的程度常不对称,腺体肿大不明显而其压迫症状较为突出的特点有助于诊断。附近淋巴结不肿大。甲状腺功能一般正常,严重者可有甲状腺功能减退。抗甲状腺抗体效价多数在正常范围,少数病例可出现一过性滴度升高。碘摄取率降低,核素扫描病变区可出现"冷"结节。本病应与甲状腺癌和慢性淋巴细胞性甲状腺炎相鉴别。慢性淋巴细胞性甲状腺炎虽累及整个甲状腺,但不侵犯周围组织,且甲状腺破坏程度轻,甲状腺内有多量淋巴细胞浸润和淋巴滤泡形成。根据这些特点可资鉴别。

本病治疗应给予口服甲状腺制剂。尚可考虑应用类固醇药物,有助于减轻压迫症状。有人推荐使用他莫昔芬,40 mg/d,分两次口服,1～2 周后可望甲状腺变软,压迫症状随之减轻。3 个月内甲状腺缩小,1 年后虽被压迫的喉返神经麻痹不能恢复,发声却可改善。如药物不良反应明显,可减量维持使用。如气管压迫症状明显,可切除或切开甲状腺峡部以缓解症状。不能排除甲状腺癌时,应做活检。

第三节　乳腺炎症性疾病

一、急性乳腺炎

急性乳腺炎可分为哺乳期和非哺乳期急性乳腺炎,以哺乳期多发,多发生在哺乳期的早期阶段,以初产妇为多见。致病菌大多为金黄色葡萄球菌,少数为链球菌。非哺乳期乳腺炎临床并不少见,可发生于任何年龄段,但以年轻女性多见。

(一)病因和病理

哺乳期急性乳腺炎的病因有两种,一是细菌入侵,二是乳汁淤积,缺一不可。此外产褥期机体免疫能力的降低也为感染创造了条件。致病菌可以直接侵入乳管,并逆行至腺小叶。如腺小叶中有乳汁潴留,致病菌便会在此生长繁殖,如未得到有效治疗,感染可进一步向乳腺实质蔓延,形成脓肿。感染也可沿乳腺纤维间隔蔓延,形成多房性脓肿。致病菌还可直接通过乳头表面的破损、皲裂处侵入,沿淋巴管蔓延到腺叶或小叶间的脂肪、纤维组织,引起蜂窝织炎。金黄色葡萄球菌常常引起深部脓肿,而链球菌感染往往引起弥漫性蜂窝织炎。

非哺乳期乳腺炎的发病部位多为乳晕部,其原因多为乳头乳管先天性凹陷,乳头皮肤可沿乳管生长深达乳管的壶腹部,此处常有分泌物潴留,排空也往往受阻,致病菌可在此生长繁殖,形成乳晕旁脓肿。

(二)临床症状

哺乳期急性乳腺炎起病时常有全身中毒症状,如高热、寒战等,体温可达

40 ℃。局部症状可根据病期和病灶部位的深浅而有不同。病灶深,局部表现多以疼痛和压痛为主,病灶浅,则可以出现典型的化脓性炎症的表现。初期主要表现为患侧乳房体积增大,有局限性肿块,压痛,如能及时有效治疗,肿块可逐渐消退。如进一步发展,可出现皮肤水肿发红,皮肤温度增高。局部肿块僵硬,压痛明显,可出现搏动性疼痛。如果继续发展,硬块会在短期内逐渐变软,说明已有脓肿形成。脓肿可自行溃破,或经乳头排出。患侧腋窝淋巴结常有肿大,压痛。

非哺乳期乳腺炎全身症状较轻,以局部症状为主,患侧乳房疼痛,表面皮肤发红,局部僵硬,进一步发展可形成脓肿,感染部位如发生在乳晕旁多有乳头凹陷。

实验室检查表现为白细胞计数增高,中性粒细胞百分比上升。超声检查有助于诊断,在早期表现为低回声杂乱区,如形成脓肿,则为无回声区,周边可看到高回声脓腔壁。可在超声引导下行脓腔穿刺,抽得脓液即可确诊。

(三)治疗

哺乳期急性乳腺炎一旦发生,应暂停哺乳,可用吸奶器吸出乳汁。炎症早期,脓肿尚未形成,治疗应从两方面着手,一是要应用抗生素,多采取静脉滴注方法,由于感染细菌多为金黄色葡萄球菌或链球菌,应选用对该类细菌敏感的抗生素,如青霉素类、头孢菌素类、喹诺酮类等;二是局部治疗,可局部采取热敷,以促炎症消散,并以吸奶器吸出乳汁。已有脓肿形成,则应及时切开引流。切开引流时应掌握以下原则,务必通畅引流:①应该在脓肿的最低位切口;②切口应该足够大,以免引流不畅;③一般应行放射状切口,避免乳管损伤而引起乳瘘;④脓腔往往为多房性,应分开脓腔间的间隔,使多个小脓腔变为一个大脓腔,以利引流;⑤如脓腔呈口袋形,应在脓腔最低位再做切口,称为对口引流;⑥对于深部脓肿和乳房后间隙脓肿应先用针头穿刺证实后再行引流,可以在乳房下皱褶处作弧形切口,在乳腺后间隙与胸肌筋膜间分离,直达脓腔。

脓肿切开引流后应停止哺乳,并做回奶处理,否则伤口内不断有乳汁排出,影响愈合。常用回奶药物包括溴隐亭 2.5 mg,每天 2 次,连服 1 周;或己烯雌酚片 5 mg,每天 3 次,连服 5 天。中药炒麦芽煎水当茶饮,连服 1~2 周,也有较好效果。

对于乳头凹陷所致乳晕旁脓肿除了切开引流外,还应当切除相应乳管,否则会反复发作。

(四)预防

在哺乳期,为预防乳腺炎的发生,应注意以下方面:①养成定时哺乳的习惯,每次哺乳时应先将一侧乳汁吸净,再吸另一侧,多余的乳汁可按摩挤出或用吸乳器吸出;②保持两侧乳头的清洁,每次哺乳前后应用清水清洗干净;③如果乳头已有破损或皲裂时,应暂停哺乳,用吸乳器吸出乳汁,待伤口愈合后再行哺乳。

二、乳房结核

(一)病因

原发性乳房结核临床少见,多为继发性感染。感染途径有 3 个,一是继发于肺或肠系膜淋巴结结核的血源性播散;二是邻近部位如肋骨、胸骨、胸膜的结核病灶直接蔓延;三是腋淋巴结结核经淋巴管逆行感染。

(二)临床表现

本病可见于 20～40 岁的妇女。起病时主要表现为乳房内单一或数枚肿块,质地中等硬度,一般无疼痛或触痛,边界不清,常有皮肤粘连,同侧腋窝淋巴结可有肿大。临床无发热。随病情进展,肿块软化,进而形成脓肿,溃破后可排出干酪样坏死物,进一步形成窦道,经久不愈。部分患者由于肿块纤维化而变硬,可使乳房外形发生畸形改变,乳头后方的硬块还能引起乳头凹陷,易与乳腺癌相混淆。

(三)诊断

早期乳房结核临床表现为肿块,其诊断相对困难。超声检查无特征性改变,为单发或多发低回声肿块,光点较粗,可有钙化,边界尚清,可见部分包膜回声。如脓肿形成时,肿块内可见不规则暗区。X 线摄片表现为单发或多发致密结节影,呈圆形、卵圆形或分叶状,边缘清晰,可有钙化。部分病灶周边可形成毛刺,易误诊为乳腺癌。活检可以明确诊断。当病灶溃破形成窦道后,尤其是经久不愈,乳房形变,诊断则相对容易。但此时应与浆细胞乳腺炎的多发窦道相鉴别。如取窦道内坏死组织镜检,偶尔可发现结核分枝杆菌。

(四)治疗

1.全身治疗

加强营养,给予高蛋白、高热量饮食等。注意劳逸结合,适当参加体育锻炼,增强体质。

2.抗结核治疗

对于确诊患者需抗结核治疗。常用药物包括异烟肼片 0.3 g,1 次/日,口服;利福平片 0.6 g,每天早上 1 次口服;链霉素针 0.8～1.0 g,1 次/日,肌内注射。治疗周期 3～6 个月。

3.手术治疗

根据不同的临床表现决定手术方式。仅有脓肿而无实性肿块,可反复穿刺抽吸、冲洗,并于腔内注入链霉素溶液,每次 1 g,每周 2 次,至完全愈合。如病灶为肿块样、溃疡或有瘘管形成可行病灶切除术。要求病灶清除干净,创口敞开,逐日换药,直至愈合。如病灶过大,超过一个象限,乳房组织破坏严重,需行单纯乳房切除术。如果病灶是由邻近肋骨或胸骨结核蔓延引起,也要一并切除,防止复发。

三、乳房脂肪坏死

乳房脂肪坏死大多发生在脂肪丰富、肥大、下垂型乳房,常有局部外伤史或手术史。近年来脂肪注射隆乳后出现的脂肪坏死结节病例逐渐增多。

(一)症状

外伤后乳房伤处可以出现皮下瘀斑,轻微受伤多不被重视,不久出现乳房肿块,质地偏硬,常与皮肤粘连,可有压痛,易误诊为乳腺癌。但肿块相对表浅,界线相对清楚,一般很少有继续增大。穿刺细胞学检查可见脂肪细胞。

(二)治疗

对于诊断明确的,可以随访,不必处理。难以诊断,尤其高度怀疑乳腺癌,应切除活检。

四、浆细胞性乳腺炎

(一)病因

该病又称为乳腺导管扩张症、粉刺型乳腺炎、化学性乳腺炎等。不是由细菌感染引起,而是由于乳晕下导管有阻塞,引起导管扩张,管壁上皮萎缩,管内积聚的类脂质及上皮细胞碎屑外溢至导管周围,引起化学性刺激和免疫性反应,引起大量浆细胞浸润。因此为无菌性炎症,病灶可向皮肤表面溃破,可反复发作,致使乳房形成多个窦道,可继发细菌感染。

(二)症状

本病可发生在任何年龄,以年轻女性更为常见,初起时乳房疼痛,并扪及硬块。如继发感染,表面皮肤可出现红肿,部分患者有皮肤水肿和橘皮样变。虽经抗感染治疗可缓解症状,但病程较长,可反复发作。随病情进展,肿块可以变软,破溃,形成窦道。反复发作后可形成多个窦道,且长期不愈。应注意与乳房结核相鉴别。乳头可排出粉刺样物,或淡黄色液体。

(三)治疗

本病虽非细菌性炎症,但可继发细菌感染,因此在急性炎症期,尤其是乳房出现红肿或破溃溢脓时应给予抗生素治疗。可选用较为广谱的抗生素。急性炎症消退后如仍有肿块,可以手术切除,切除肉眼可见的所有病灶,否则会再发。对瘘管形成者也需手术,应切除所有瘘管及其病变组织。部分患者病灶较广泛,切除组织较多,致使乳房外形发生明显改变。可考虑皮下乳腺切除和乳房重建。

第四节　乳腺良性病变

一、乳腺囊性增生病

乳腺囊性增生病是妇女中常见的乳腺疾病。本病的命名学很混乱,俗称小叶增生,亦称乳腺结构不良症、纤维性囊肿病等。本病既非炎症性也非肿瘤,其特点是乳腺组成成分的增生,在结构、数量及组织形态上出现一定程度异常。

(一)病因和病理

本病常见于 30～50 岁的妇女,与卵巢功能失调有关。月经周期内乳腺同样亦有周期性的变化,当体内激素比例失去平衡,雌激素水平升高与黄体素比例失调,使乳腺增生后复旧不全,引起乳腺组织增生。切除标本常呈黄白色,质韧,无包膜。切面有时见有很多散在的小囊,实际上是囊状扩张的大小导管,囊壁大多平滑,内有黄绿色或棕色黏稠液体。有时有黄白色乳酪样的物质自管口溢出,称为弥漫性囊性病。单个张力较大的青色囊肿称蓝顶囊肿。

(二)临床表现

患者常有一侧或两侧乳房胀痛,轻者如针刺样,可累及到肩部、上肢或胸背部。一般在月经来潮前明显,月经来潮后疼痛减轻或消失。检查时在乳房内有散在的圆形结节,大小不等,质韧,有时有触痛。结节与周围乳腺组织的界线不清,不与皮肤或胸肌粘连,有时表现为边界不清的增厚区。病灶位于乳房外上方较多,也可影响到整个乳房。少数患者挤压时可有少量乳头溢液,常为无色或淡黄色液体。病程有时很长,但停经后症状常自动消失或减轻。

(三)治疗

囊性增生病的接诊多以宣教为主,绝大部分无需治疗。选用松紧合适的乳罩托起乳房,睡眠时予以放松。疼痛明显时中药疏肝理气及调和冲任等方法可缓解疼痛。绝经前期疼痛明显且中药无效时,可在月经来潮前 7～10 天,服用以下几种药物:甲睾酮,1 天 3 次,每次 5 mg;亦可口服黄体酮,每天 5～10 mg;他莫昔芬,1 天 2 次,每次 5 mg;托瑞米芬,1 天 1 次,每次 30 mg。对病灶局限于乳房一部分,且不能排除肿瘤者可穿刺活检或切除活检。

囊性增生病与乳腺癌的关系尚不明确。多数学者认为该"病"是一种临床症状,多数是生理现象。单纯性的囊性增生病很少有恶变,当上皮增生过度,直至不典型增生时,患者以后发生乳腺癌的机会才会较正常人群增多,属于癌前期病变。

乳腺癌癌前期病变,可归结以下 4 类。

1.小叶性肿瘤

小叶性肿瘤包含小叶不典型增生和小叶原位癌。

2.导管增生性病变

依次为普通上皮增生(UDH)、平坦型不典型增生(DIN1A、FEA)、不典型增生(DIN1B、ADH)、低级别导管原位癌(DIN1C)、中级别导管原位癌(DIN2)、高级别导管原位癌(DIN3)。其中除 UDH 不属于肿瘤性也非癌前期,其他随着病变程度加重,与乳腺癌的关系越密切。

3.导管内乳头状肿瘤

从部位上可分为中央型和外周型,后者患乳腺癌的风险大于前者,若伴有不典型增生,患乳腺癌的风险是正常人群的 7 倍;该类还包括导管内乳头状癌、包裹性乳头状癌和实性乳头状癌,处理参照导管原位癌。

4.微小浸润癌

在主要为非浸润性癌的背景上,在间质内出现 1 个或多个明确分离的镜下浸润灶,每灶必须≤1 mm。在如此严格的定义下,可参照原位癌处理。

癌前期患者局部治疗后,有化学预防的指征,可适当选用内分泌治疗。

二、乳腺导管内乳头状瘤

该病多见于 40～45 岁经产妇,主要症状是乳头溢出血性液体,而无疼痛。75％的病变在乳晕下的输乳管内(中央型),由于乳头状瘤小而软,因而临床检查时常不易触及,有时则可在乳晕下方触及小结节,无皮肤粘连。轻压乳晕区或挤压乳头时,有血性或浆液血性排液,可以帮助定位。发生于小导管的乳头状瘤,位于乳腺的边缘部位(外周型),常是多发性的,亦称为乳头状瘤病。

管内乳头状瘤的体积常很小。肉眼可见导管内壁有带蒂的米粒或绿豆大小的乳头状结节突入管腔,富于薄壁血管,极易出血。位于中、小导管的乳头状瘤常伴有小叶增生,切面呈半透明颗粒状,黄白相间,有时与癌不易区别。

输乳管的乳头状瘤很少发生恶变,中小导管的乳头状瘤有恶变的可能。乳头状瘤应做手术切除。术前超声和钼靶摄片常用于排除其他病变,导管造影有助于定位诊断,现在乳管镜的广泛应用,使得乳头溢液的诊断更为方便,已成为常规。对于所有检查均阴性的血性溢液,排除外伤所致,也应手术。对如能摸到肿块,则定位较容易。如未扪及结节,则可沿乳晕部顺时针方向按压,明确出血的乳管开口后,用细钢丝插入该乳管或平针头注入少量亚甲蓝,作乳晕旁切口,沿钢丝或兰染方向,将该导管及其周围乳腺组织切除。外周型导管乳头状瘤常是多发性,尤其是伴有不典型增生时有恶变倾向,切除范围要足够。单纯乳房切除要审慎考虑。

三、乳腺纤维腺瘤、巨纤维腺瘤

乳腺纤维腺瘤是青少年女性中常见的肿瘤,发病年龄以 20～30 岁最多。临床上可单发,由高频超声检出的多发病例已占多数。纤维腺瘤的发生与体内雌激素水平增高有关,肿瘤很少发生于月经来潮前及绝经后。

纤维腺瘤的大小不一,大都呈卵圆形,有时分叶状,表面光滑,实质,有弹性,与周围组织分界清楚,不与皮肤或胸肌粘连,容易推动,活动度大。腋淋巴结常无肿大。纤维腺瘤生长缓慢,可以数年没有变化,但少数在妊娠、哺乳期或绝经前期可以突然迅速增长。纤维腺瘤超过 7 cm 以上者称为巨纤维腺瘤。纤维腺瘤很少发生癌变,但巨纤维腺瘤应与分叶状囊肉肿瘤相鉴别。

纤维腺瘤是良性肿瘤,小纤维腺瘤可短期观察,若有增大,还是应该手术切除,以防止其继续生长,并可明确诊断。对于扪诊不确定的肿块,可在影像学引导下手术。手术切口的选择,尽可能的隐蔽。乳腺微创旋切术,可有选择的应用于 2.5 cm 以下纤维腺瘤的治疗。其他非手术治疗不予推荐。巨纤维腺瘤更应及时手术治疗切除。

四、乳腺分叶状肿瘤

本病与纤维腺瘤、巨纤维腺瘤同系乳腺纤维上皮型肿瘤。以往文献将其命名为分叶状囊肉瘤,近年 WHO 将该肿瘤命名为分叶状肿瘤,其中根据不同的恶性程度,分为低度、中度及高度恶性肿瘤。

分叶状肿瘤的发病年龄为 21～70 岁,病程较长,生长相对缓慢,瘤体有时很大,边界清楚,呈结节分叶状,质地韧如橡皮,部分区域可以呈囊性。表面皮肤有时由于瘤体张力大而呈菲薄,呈光滑水肿状,很少有淋巴结转移,转移率 4%～5%。病理切片中,上皮成分为良性,根据占主导地位的间质细胞不典型程度、核分裂数及包膜侵犯等将肿瘤分为高度分化、中度分化及分化差 3 类。治疗方法主要是手术切除。由于淋巴结转移少,手术范围首选局部广泛切除,切缘阴性。病变广泛或局部手术后复发者可单纯乳房连同胸大肌筋膜切除,若累及胸大肌等周围组织,也应尽可能切除。如有肿大淋巴结者,则可予一并切除,预后与手术方式及肿瘤分化程度有关。仅局部切除的复发率较高,复发后再作彻底切除仍可获得较好的效果,中度及高度恶性肿瘤易有血管转移,化学治疗及放射治疗的效果尚难评价。

第五节　急性胃扭转

胃因各种原因而发生沿其纵轴或横轴的过度转位称为胃扭转,但先天性内脏反位除外。胃扭转可发生于任何年龄,但以 40～60 岁多见。胃扭转在临床并不常见,有急性和慢性之分,慢性较急性常见。急性胃扭转与解剖异常有密切关系,发展迅速,不易诊断,常导致治疗延误,以往报道死亡率可高达30%～50%,但随现代诊疗技术的进步,病死率已降至 1%～6%。

一、病因

急性胃扭转多数存在解剖学因素,在不同诱因激发下致病。胃的正常位置主要依靠食管下端和幽门固定,其他部位由肝胃韧带、胃结肠韧带、胃脾韧带以及十二指肠制约,故不能作 180°的转动。若韧带松弛或阙如,在某些诱因下即可发生部分或全部胃扭转。暴饮暴食、急性胃扩张、胃下垂等都是胃扭转的诱发因素。较大的食管裂孔疝、膈疝、膈肌膨出、周边脏器如肝脏或胆囊的炎性粘连等,都可使胃的解剖位置变化或韧带松弛,而发生继发性胃扭转。

二、临床分型

根据扭转方式不同,可分为以下 3 型。

(一)纵轴型或器官轴型

胃沿贲门与幽门的连线(纵轴)发生旋转,胃大弯向上向右翻转,致小弯向下,大弯向上。胃可自前方或后方发生旋转,有时横结肠亦随大弯向上移位。

(二)横轴型或系膜轴型

即胃沿小弯中点至大弯的连线(横轴)发生旋转。幽门向上向左旋转,胃窦转至胃体之前,或胃底向下向右旋转,胃体转至胃窦之前。胃前后壁对折而形成两个腔。

(三)混合型

混合型扭转兼有上述两型不同程度的扭转,约占 10%。3 种类型中以横轴型扭转常见,纵轴型次之,混合型少见。

三、临床表现

急性胃扭转起病突然,有突发的上腹部疼痛,程度剧烈,并放射至背部或左胸肋部。常伴频繁呕吐,量不多,不含胆汁。如为胃近端梗阻则为干呕。胃管常难以插入。体检见上腹膨胀而下腹柔软平胆。急性胃扭转造成较完全的贲门梗阻时,上腹局限性膨胀疼痛、反复干呕和胃管不能插入三联征被认为是诊断依据。如扭转程度较轻,则临床表现很不典型。

四、辅助检查

(一)实验室检查

血常规可出现白细胞计数、中性粒细胞比例升高,出现并发症如上消化道大出血时,则出现急性血红蛋白含量下降。亦可出现低钠、低钾血症等。

(二)影像学检查

1.X 线检查

立位胸腹部平片可见左上腹有宽大液平的胃泡影,胃角向右上腹或向后固定,不随体位改变,左侧膈肌抬高或有膈疝表现,犹如胃泡位于下胸腔。

2.上消化道钡剂检查

在胃扭转早期可见十二指肠无钡剂充盈,典型表现为钡剂不能通过贲门。若经胃管减压成功,缓解急症状态后再行钡剂造影检查,纵轴型扭转可见胃上下颠倒,胃大弯位于胃小弯之上,胃底液平面不与胃体相连,胃体变形,幽门向下,胃黏膜皱襞可呈扭曲走行;横轴型扭转可见胃食管连接处位于膈下的异常低位,而远端胃位于头侧,胃体、胃窦重叠,贲门和幽门可在同一水平,食管下端梗阻,呈尖削阴影。

(三)内镜检查

急性胃扭转时行胃镜检查具有难度,可发现镜头插入受阻,胃内解剖关系失常,包括胃大弯侧纵行皱襞在上方,而胃小弯在下方,胃前后位置颠倒,胃形态改变或消失,无法看见幽门等。在有些患者可发现食管炎、胃肿瘤或胃溃疡。经内镜充气或旋转镜身等操作后部分胃扭转可复位,成为胃扭转良好的非手术治疗选择。

五、治疗

急性胃扭转少见于临床,且其临床表现与其他急腹症有混淆之处,容易发生误诊。发生急性胃扭转时应先试行放置胃管,若能抽出部分液体气体,可以缓解急性症状,为进一步检查和治疗创造条件。胃镜已成为诊断和治疗本病的主要手段。

胃镜复位方法:胃镜通过贲门后先注气扩张胃体腔,然后循腔进镜,以确定胃扭转的类型、部位、方向、程度,依胃扭转的类型采取不同方法复位。若胃腔潴留液过多,应首先吸出再注气循腔进镜,根据扭转方向逆时针或顺时针旋转镜身并向前推进,若能看见幽门,继续注气即可复位,有时需要旋转数次方能复位。若侧卧位胃镜不易进入胃腔,让患者变换为仰卧可能容易将胃镜置入。复位后可给患者腹部加压,进流质饮食3天。

急性胃扭转若胃管减压和内镜诊疗未成功,即应急诊手术治疗。胃扭转可能导致胃壁缺血坏死,但少见。多数情况下术前诊断难以明确,而是以急腹症诊断剖腹探查,在术中明确诊断。若胃扩张明显,应先抽除积气积液后再探查。若发现导致胃扭转的病因,如膈疝,胃肿瘤和溃疡,粘连带,周围韧带松弛等,应针对病因进行手术治疗,如膈疝修补和胃固定术等。若需行胃切除术或较复杂的手术,必须评估患者整体情况,在可耐受的情况下进行。否则应遵循损伤控制原则,以最简单迅速的方式结束手术,病情好转后再行后期治疗。围术期需纠正水、电解质紊乱,给予液体和营养支持,术后应持续胃肠减压数天。

第六节 胃肠道异物

胃肠道异物主要见于误食,进食不当或经肛门塞入。美国消化内镜学会2011年《消化道异物和食物嵌塞处理指南》指出,异物摄入和食物团嵌塞在临床上并非少见,80%以上的异物可以自行排出,无须治疗。但故意摄入的异物63%～76%需要行内镜治疗,12%～16%需要外科手术取出。经肛途径异物常见于借助器具的经肛门性行为,医源性(纱布、体温计等)遗留,外伤或遭恶意攻击塞入,绝大多数可通过手法取出,少数需外科手术治疗。下文按两种途径分别阐述。

一、经口吞入异物

(一)病因

1.发病对象

多数异物误食发生在儿童,好发年龄段在6个月至6岁之间;成年人误食异物多发生于精神障碍,发育延迟,酒精中毒以及在押人员等,可一次吞入多种异物,也可有多次吞入异物病史;牙齿缺如的老年人易吞入没有咀嚼大块食物或义齿。

2.异物种类

报道种类相当多,多为动物骨刺、牙签、果核、别针、鱼钩、食品药品包装、义齿、硬币、纽扣电池等,也有磁铁、刀片、缝针、毒品袋及各种易于拆卸吞食的物品,笔者曾手术取出订书机、门扣、钢笔等。在押人员吞食的尖锐物品较多,常用纸片、塑料等包裹后再吞下,但仍存在风险。

(二)诊断

1.临床表现

多数病例并无明显症状。完全清醒、有沟通能力的儿童和成人,一般都能确定吞食的异物,指出不适部位。一些患者并不知道他们吞食了异物,而在数小时、数天甚至数年后出现并发症。幼儿及精神病患者可能对病史陈述不清,如果突然出现呛咳、拒绝进食、呕吐、流涎、哮鸣、血性唾液或呼吸困难等症状时,应考虑到吞食异物的可能。颈部出现肿胀、红斑、触痛或捻发音提示口咽部损伤或上段食管穿孔。腹痛、腹胀、肛门停止排气应考虑肠梗阻。发热、剧烈腹痛,腹膜炎体征提示消化道穿孔可能。在极少数情况下可出现脸色苍白、四肢湿冷,心悸、口渴,焦虑不安或淡漠甚至昏迷,可能为异物刺破血管,造成失血性休克。

2.体格检查

对于消化道异物病例,病史、辅助检查远较体格检查重要。多数患者无明显体征。当出现穿孔、梗阻及出血时,相应出现腹膜炎、腹胀或休克等体征。

3.辅助检查

(1)胸腹正侧位 X 线片:可诊断大多数消化道异物及位置,了解有无纵隔和腹腔游离气体,然而鱼刺、木块、塑料、大多数玻璃和细金属不容易被发现。不推荐常规钡餐检查,因有误吸危险,且造影剂裹覆异物和食管黏膜,可能会给内镜检查造成困难。

(2)CT:可提高异物检出的阳性率,且更好地显示异物位置和与周围脏器的关系,但是对透 X 线的异物为阴性。

(3)手持式金属探测仪:可检测多数吞咽的金属异物,对儿童可能是非常有用的筛查工具。

(4)内镜检查:结肠镜和胃镜是消化道异物诊疗的最常用方法,且可以直接取出部分小异物。

(三)治疗

首先了解通气情况,保持呼吸道通畅。

1.非手术治疗

非手术治疗包括等待或促进异物自行排出和内镜治疗。

(1)处理原则:消化道异物一旦确诊,必须决定是否需要治疗、紧急程度和治疗方法。影响处理方法的因素包括患者年龄,临床状况,异物大小、形状和种类,存留部位,内镜医师技术水平等。内镜介入的时机,取决于发生误吸或穿孔的可能性。锋利物体或纽扣电池停留在食管内,需紧急进行内镜治疗。异物梗阻食管,为防止误吸,也需紧急内镜处理。圆滑无害的小型异物则很少需要紧急处理,大多可经消化道自发排出。任何情况下异物或食团在食管内的停留时间都不能超过 24 小时。儿童患者异物存留于食管的时间可能难以确定,因此可发生透壁性糜烂、瘘管形成等并发症。喉咽部和环咽肌水平的尖锐异物,可用直接喉镜取出。而环咽肌水平以下的异物,则应用纤维胃镜。胃镜诊治可以在患者清醒状态下或是在静脉基础麻醉下进行,取决于患者年龄、配合能力、异物类型和数量。

（2）器械：取异物必须准备的器械包括鼠齿钳、鳄嘴钳、息肉圈套器、息肉抓持器、Dormier 篮、取物网、异物保护帽等。有时可先用类似异物在体外进行模拟操作，以设计适当的方案。在取异物时使用外套管可以保护气道，防止异物掉入，取多个异物或食物嵌塞时允许内镜反复通过，取尖锐异物时可保护食管黏膜免受损伤。对于儿童外套管则并不常用。异物保护帽用于取锋利的或尖锐的物体。为确保气道通畅，气管插管是一备选方法。

（3）钝性异物的处理：使用异物钳、鳄嘴钳、圈套器或者取物网，可较容易地取出硬币。光滑的球形物体最好用取物网或取物篮。在食管内不易抓取的物体，可以推入胃中以更易于抓取。有报道在透视引导下使用 Foley 导管取出不透 X 线的钝性物体的方法，但取出异物时 Foley 导管不能控制异物，不能保护气道，亦不能评估食管损伤状况，故价值有限。如果异物进入胃中，大多在 4～6 天内排出，有些异物可能需要长达 4 周。在等待异物自行排出的过程中，要指导患者日常饮食，可以增服一些富有纤维素的食物（如韭菜），以利异物排出，并注意观察粪便以发现排出的异物。小的钝性异物，如果未自行排出，但无症状，可每周进行一次 X 线检查，以跟踪其进程。在成人，直径＞2.5 cm 的圆形异物不易通过幽门，如果 3 周后异物仍在胃内，就应进行内镜处理。异物一旦通过胃，停留在某一部位超过 1 周，也应考虑手术治疗。发热、呕吐、腹痛是紧急手术探查的指征（图 2-1）。

（4）长形异物的处理：长度超过 6 cm 的异物，诸如牙刷、汤勺，很难通过十二指肠。可用长型外套管（＞45 cm）通过贲门，用圈套器或取物篮抓住异物拉入外套管中，再将整个装置（包括异物、外套管和内镜）一起拉出（图 2-2）。

（5）尖锐异物的处理：因为许多尖锐和尖细异物在 X 线下不易显示，所以，X 线检查阴性的患者必须行内镜检查。停留在食管内的尖锐异物应急诊治疗。环咽肌水平或以上的异物也可用直接喉镜取出。尖锐异物虽然大多数能够顺利通过胃肠道而不发生意外，但其并发症率仍高达 35%。故尖锐异物如果已抵达胃或近端十二指肠，应尽量用内镜取出，否则应每天行 X 线检查确定其位置，并告诉患者在出现腹痛、呕吐、持续体温升高、呕血、黑便时立即就诊。对于连续 3 天不前行的尖锐异物，应考虑手术治疗。使用内镜取出尖锐异物时，为防黏膜损伤，可使用外套管或在内镜端部装上保护兜。

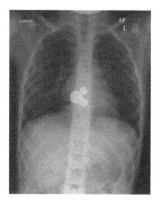

图 2-1　X 线检查见钝性异物

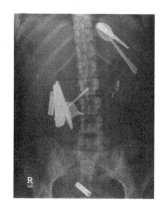

图 2-2　X 线见长形异物

（6）纽扣电池的处理：对吞入纽扣电池的患者要特别关注，因纽扣电池可能在被消化液破坏外壳后有碱性物质外泄，直接腐蚀消化道黏膜，很快发生坏死和穿孔，导致致命性并发症（图 2-3），故应急诊处理。通常用内镜取石篮或取物网都能成功。另一种方法是使用气囊，空气囊可通过内镜工作通道，到达异物远端，将气囊充气后向外拉，固定住电池一起取出。操作过程中应使用外套管或气管插管保护气道。如果电池不能从食管中直接取出，可推入胃中用取物篮取出。若电池在食管以下，除非有胃肠道受损的症状和体征，或反复 X 线检查显示较大的电池（直径＞20 mm）停留在胃中超过 48 小时，否则没有必要取出。电池一旦通过十二指肠，85％会在 72 小时内排出。这种情况下每 3～4 天进行一次 X 线检查是适当的。使用催吐药处理吞入的纽扣电池并无益处，还会使胃中的电池退入食管。胃肠道灌洗可能会加快电池排出，泻药和抑酸剂并未证明对吞入的电池有任何作用。

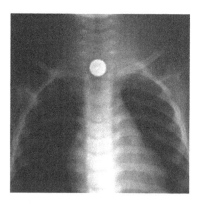

图 2-3　食管内纽扣电池的 X 线表现

(7)毒品袋的处理:"人体藏毒"是现代毒品犯罪的常见运送方法,运送人常将毒品包裹在塑料中或乳胶避孕套中吞入。这种毒品包装小袋在 X 线下通常可以看到,CT 检查也可帮助发现。毒品袋破损会致命,用内镜取出时有破裂危险,所以禁用内镜处理。毒品袋在体内若不能向前运动,出现肠梗阻症状,或怀疑毒品袋有破损可能时,应行外科手术取出。

(8)磁铁的处理:吞入磁铁可引起严重的胃肠道损伤和坏死。磁铁之间或与金属物体之间的引力,会压迫肠壁,导致坏死、穿孔、肠梗阻或肠扭转,因此应及时去除所有吞入的磁铁。

(9)硬币的处理:最常见于幼儿吞食。如果硬币进入食管内,可观察 12～24 小时,复查 X 线检查,通常可自行排出且无明显症状。若出现流涎、胸痛、喘鸣等症状,应积极处理取出硬币。若吞入大量硬币,还需警惕并发锌中毒。

(10)误食所致直肠肛管异物的处理:多因小骨片、鱼刺、小竹签等混在食物中,随进食时大口吞咽而进入消化道,随粪便进入直肠,到达狭窄的肛管上口时,因位置未与直肠肛管纵轴平行而嵌顿,可刺伤或压迫肠壁过久,导致直肠肛管损伤。小骨片等直肠异物经肛门钳夹取出一般不难,但有时异物大部分刺入肠壁,肛窥直视下不易寻找,需用手指仔细触摸确定部位,取出异物后还需仔细检查防止遗漏。

2.手术治疗

(1)处理原则。需手术治疗的情况包括:①尖锐异物停留在食管内,或已抵达胃或近端十二指肠,内镜无法安全取出者,或已通过近端十二指肠,每天行 X 线检查连续 3 天不前行。②钝性异物停留胃内 3 周以上,内镜无法取出,或已通过胃,但停留在某一部位超过 1 周。③长形异物很难通过十二指肠,内镜也无法取出。④出现梗阻、穿孔、出血等症状及腹膜炎体征。

(2)手术方式。进入消化道的异物可停留在食管、幽门、回盲瓣等生理性狭窄处,需根据不同部位采取不同手术方式。①开胸异物取出术:尖锐物体停留在食管内,内镜无法取出,或已造成胸段食管穿孔,甚至气管割伤,形成气管-食管瘘,继发纵隔气肿、脓肿、肺脓肿等,均应行开胸探查术,酌情可采用食管镜下取出异物加一期食管修补术、食管壁切开取出异物、或加空肠造瘘术。②胃前壁切开异物取出术:适用于胃内尖锐异物,或钝性异物停留胃内 3 周以上,内镜无法取出者,术中全层切开胃体前壁,取出异物后再间断全层缝合胃壁切口,并作浆肌层缝合加固。③幽门切开异物取出术:适用于近端十二指肠内尖锐异物,或钝性异物停留近端十二指肠 1 周以上,或长形异物无法通过十二指肠,内镜无法取出者。沿胃纵轴全层切开幽门,使用卵圆钳探及近端十二指肠内的异物并钳夹取出,过程中注意避免损伤肠壁,不可强行拉出,取出异物后沿垂直胃纵轴方向横行全层缝合幽门切口,并作浆肌层缝合加固,行幽门成形术。④小肠切开异物取出术:适用于尖锐异物位于小肠内,连续 3 天不前行,或钝性异物停留小肠内1 周以上时。术中于异物所在部位沿小肠纵轴全层切开小肠壁,取出异物后,垂直小肠纵轴全层缝合切口,并作浆肌层缝合加固。⑤结肠异物取出术:适用于尖锐异物位于结肠内连续 3 天不前行,或钝性异物停留结肠内 1 周以上,肠镜无法取出者。绝大多数结肠钝性异物可推动,对于降结肠、乙状结肠的钝性异物多可开腹后顺肠管由肛门推出,对于升结肠、横结肠的钝性异物可挤压回小肠,再行小肠切开异物取出术。对于结肠内尖锐异物,可在其所处部位切开肠壁取出,根据肠道准备情况决定是否一期缝合,也可将缝合处外置,若未愈合则打开成为结肠造瘘,留待以后行还瘘手术,若顺利愈合则可避免结肠造瘘,3 个月后再将外置肠管还纳腹腔。⑥特殊情况:对于梗阻、穿孔、出血等并发症,如梗阻严重术中可行肠减压术、肠造瘘术等;穿孔至腹腔者,需行肠修补术(小肠)或肠造瘘术(结肠),并彻底清洗腹腔,放置引流;肠坏死较多者需切除坏死肠段,酌情一期吻合(小肠)或肠造瘘(结肠);尖锐异物刺破血管者予相应止血处理。

二、经肛门置入异物

(一)病因

1.发病对象

多由非正常性行为引起,患者多见为 30~50 岁之间男性。偶有外伤造成异物插入,体内藏毒,或因排便困难用条状物抠挖过深难以取出等,极少数为医疗操作遗留。

2.异物种类

多为条状物和瓶状物,种类繁多,曾见于临床的有按摩棒、假阳具、黄瓜、衣架、茄子、苹果、雪茄、灯泡、圣诞饰品、啤酒瓶、扫帚、钢笔、木条等,也有因外伤插入的钢条,极少数情况为医源性纱布、体温计等(图 2-4)。

(二)诊断

1.临床表现

异物部分或全部进入直肠,造成肛门疼痛,腹胀,直肠黏膜和肛门括约肌损伤者有疼痛及出血,若导致穿孔可出现剧烈腹痛、会阴坠胀、发热等症状,合并膀胱损伤者有血尿、腹痛、排尿困难等症状。一部分自行取出异物的患者,仍有可能出现出血和穿孔,此类患者往往羞于讲述病因,可能为医师诊断带来困难。较轻的异物性肛管直肠损伤,由于就诊时间晚,多数发生局部感染症状。

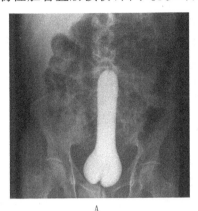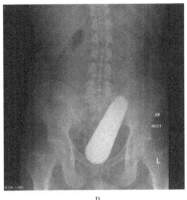

A　　　　　　　　　　　　　　　　B

图 2-4　经肛塞入直肠的异物(X 线腹平片)

2.体格检查

由于患者多羞于就医,就医前多自行反复试图取出异物,就医后也可能隐瞒部分病史,因此体格检查尤为重要。腹部体检有腹膜炎体征者,应怀疑穿孔和腹腔脏器损伤,肛门指诊为必须项目,可触及异物,探知直肠和括约肌损伤情况。

3.辅助检查

体格检查怀疑穿孔可能时,血常规检查白细胞计数和中性粒细胞比值升高有助于帮助判断。放射学检查尤为重要,腹部立卧位 X 线片可显示异物形状、位置,CT 有助于判断是否穿孔及发现其他脏器损伤。

(三)治疗

1.处理原则

(1)对直肠异物病例首先需明确是否发生直肠穿孔,向腹腔穿孔将造成急性腹膜炎,腹膜返折以下穿孔将引起直肠周围间隙严重感染。X 线腹平片可显示异物位置和游离气体,可帮助诊断穿孔。若患者出现低血压,心动过速,严重腹痛或会阴部红肿疼痛,发热,体查发现腹膜炎体征,X 线腹平片存在游离气体,可诊断为直肠穿孔。应立即抗休克和抗生素治疗,尽快完善术前准备,放置尿管,急诊手术。若病情稳定,生命体征正常,但不能排除穿孔,可行 CT 检查以协助诊断。此类穿孔通常发生于腹膜返折以下,CT 可发现直肠系膜含气、积液,周围脂肪模糊。当异物被取出或进入乙状结肠,行肛门镜或肠镜检查可明确乙状结肠直肠损伤或异物位置。

(2)对于没有穿孔和腹膜炎,生命体征稳定的患者,大多数异物可在急诊室或手术室内取出。近肛门处异物可直接或在骶麻下取出。对远离肛门进入直肠上段或乙状结肠的异物不可使用泻剂和灌肠,这可能造成直肠损伤,甚至可能将异物推至更近端的结肠,可尝试在肛门镜或肠镜下取出,否则只能手术取出异物。

(3)取出异物后,应再次检查直肠,以排除缺血坏死或肠壁穿孔。

(4)应当指出的是,直肠异物患者中同性恋者较多,为 HIV 感染高危人群,在处理直肠异物尤其是尖锐异物时,医务人员应注意自身防护。

2.经肛异物取出

多采用截石位,有利于暴露肛门,而且便于下压腹部,以助取出异物。

使直肠和肛门括约肌放松是经肛异物取出的关键,可以用腰麻、骶麻或静脉麻醉,配合充分扩肛,以利于暴露和观察。如果异物容易被手指触到,可在扩肛后使用 Kocher 钳或卵环钳夹持住异物,将其拉至肛缘取出。之后需用乙状结肠镜或肠镜检查远端结肠和直肠有无损伤。直肠异物种类很多,需根据具体情况设计不同方式取出。

(1)钝器:如前所述,在患者充分镇静、扩肛、异物靠近肛管的情况下,使用器械钳夹或手指可较为容易地取出异物。在操作过程中可要求患者协助做用力排便动作,使异物下降靠近肛管,以便取出(图 2-5)。

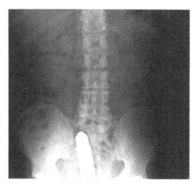

图 2-5 直肠内钝器的 X 线表现

(2)光滑物体:光滑物体如酒瓶、水果等不易抓取,水果等破碎后无伤害的物体可以破碎后取出,但酒瓶、灯泡等破裂后可造成损伤的物体应小心避免其破碎。光滑异物与直肠黏膜紧密贴合,将异物向下拉扯时可形成真空吸力妨碍取出,此时可尝试放置 Foley 尿管在异物与直肠壁之间,扩张尿管球囊,使空气进入,去除真空状态,取出异物(图 2-6)。

（3）尖锐物体:尖锐物体的取出比较困难,而且存在黏膜撕裂、出血、穿孔等风险,需要外科医师在直视或内镜下仔细、耐心操作。异物取出后应再次检查直肠以排除损伤(图 2-7)。

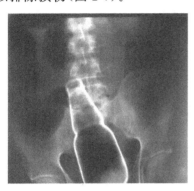

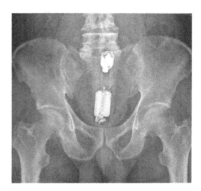

图 2-6　直肠内光滑物体 X 线表现　　　　**图 2-7　直肠内尖锐物体 X 线表现**

3.肠镜下异物取出

适用于上段直肠或中下段乙状结肠,肠镜可提供清晰的画面,可观察到细小的直肠黏膜损伤。有报道使用肠镜可顺利取出 45％的乙状结肠异物和 76％的直肠异物,而避免了外科手术。常用方法是用息肉圈套套住异物取出。使用肠镜还可起到去除真空状态的作用,适用于光滑异物的取出。成功取出异物后应在肠镜下再次评估结直肠损伤情况。

4.手术治疗

经肛门或内镜多次努力仍无法取出异物时需手术取出。有穿孔、腹膜炎等情况也是明确的手术适应证。在开腹或腹腔镜手术中,可尝试将异物向远端推动,以尝试经肛门取出。不能成功则须开腹切开结肠取出异物,之后可根据结肠清洁程度一期缝合,或将缝合处外置。若异物已导致结直肠穿孔,则按结直肠损伤处理。还应注意勿遗漏多个异物,或已破碎断裂的异物部分。

(四)并发症及术后处理

直肠异物最危险的并发症是直肠或乙状结肠穿孔,接诊医师应作三方面的判断:①患者全身情况。②是否存在穿孔,穿孔部位位于腹腔还是腹膜返折以下。③腹腔穿刺是否存在粪样液体。治疗的 4D 原则是粪便转流,清创,冲洗远端和引流。

若发现直肠黏膜撕裂,最重要的是确认有否肠壁全层裂伤,若排除后,较小的撕裂出血一般为自限性,无须特殊处理,而撕裂较大时需在麻醉下缝合止血,或用肾上腺素生理盐水纱布填塞。术后3天内应调整饮食或经肠外营养支持,尽量减少大便。

开腹取异物术后易发切口感染,对切口的处理可采用甲硝唑冲洗、切口内引流,或采用全层减张缝合关腹,并预防性使用抗生素。

若因肛门括约肌损伤或断裂导致不同程度大便失禁,需进行结肠造瘘术、括约肌修补或成形术和造瘘还纳术的多阶段治疗。

第七节　急性胆囊炎

急性胆囊炎是胆囊发生的急性炎症性疾病,在我国腹部外科急症中位居第二,仅次于急性阑尾炎。

一、病因

多种因素可导致急性胆囊炎,如胆囊结石、缺血、胃肠道功能紊乱、化学损伤、微生物感染、寄生虫、结缔组织病、过敏性反应等。急性胆囊炎中90%～95%为结石性胆囊炎,5%～10%为非结石性胆囊炎。

二、病理生理

胆囊结石阻塞胆囊颈或胆囊管是大部分急性结石性胆囊炎的病因,其病变过程与阻塞程度及时间密切相关。结石阻塞不完全且时间较短者,仅表现为胆绞痛,阻塞完全且时间较长者,则发展为急性胆囊炎,按病理特点可分为四期:水肿期为发病初始2～4天,由于黏膜下毛细血管及淋巴管扩张,液体外渗,胆囊壁出现水肿;坏死期为发病后3～5天,随着胆囊内压力逐步升高,胆囊黏膜下小血管内形成血栓,堵塞血流,黏膜可见散在的小出血点及坏死灶;化脓期为发病后7～10天,除局部胆囊壁坏死和化脓,病变常波及胆囊壁全层,形成壁间脓肿甚至胆囊周围脓肿,镜下见有大量中性粒细胞浸润和纤维增生。如果胆囊内压力持续升高,胆囊壁血管因压迫导致血供障碍,出现缺血坏疽,则发展为坏疽性胆囊炎,此时常并发胆囊穿孔;慢性期主要指中度胆囊炎反复发作以后的阶段,镜下特点是黏膜萎缩和胆囊壁纤维化。

严重创伤、重症疾病和大手术后发生的急性非结石性胆囊炎由胆囊的低血流量灌注引起,胆囊黏膜因缺血缺氧损害和高浓度胆汁酸盐的共同作用而发生坏死,继而发生胆囊化脓、坏疽甚至穿孔,病情发展迅速,并发症率和死亡率均高。

三、临床表现

(一)症状

急性结石性胆囊炎患者以女性多见,起病前常有高脂饮食的诱因,也有学者认为与劳累、精神因素有关。其首发症状多为右上腹阵发性绞痛,可向右肩背部放射,伴恶心、呕吐、低热。当胆囊炎病变发展时,疼痛转为持续性并有阵发性加重。出现化脓性胆囊炎时,可有寒战、高热。在胆囊周围形成脓肿或发展为坏疽性胆囊炎时,腹痛程度加剧,范围扩大,呼吸活动及体位改变均可诱发腹痛加重,并伴有全身感染症状。约 1/3 的患者可出现轻度黄疸,多与胆囊黏膜受损导致胆色素进入血液循环有关,或因炎症波及肝外胆管阻碍胆汁排出所致。

(二)体征

体检可见腹式呼吸受限,右上腹有触痛,局部肌紧张,墨菲征阳性,大部分患者可在右肋缘下扪及肿大且触痛的胆囊。当胆囊与大网膜形成炎症粘连,可在右上腹触及边界欠清、固定压痛的炎症包块。严重时胆囊发生坏疽穿孔,可以出现弥漫性腹膜炎体征。

(三)实验室检查

主要有白细胞计数和中性粒细胞比值升高,程度与病情严重程度有一定的相关性。当炎症波及肝组织可引起肝细胞功能受损,血清 GPT、GOT 和碱性磷酸酶(AKP)升高,当血总胆红素升高时,常提示肝功能损害较严重。

(四)超声检查

是目前诊断肝胆道疾病最常用的一线检查方法,对急性结石性胆囊炎诊断的准确率高达85%～90%。超声检查可显示胆囊肿大,囊壁增厚,呈现"双边征",胆囊内可见结石,胆囊腔内充盈密度不均的回声斑点,胆囊周边可见局限性液性暗区。

(五)CT

可见胆囊增大,直径常＞5 cm;胆囊壁弥漫性增厚,厚度＞3 mm;增强扫描动脉期明显强化;胆囊内有结石和胆汁沉积物;胆囊四周可见低密度水肿带或积液区(图 2-8)。CT 扫描可根据肝内外胆管有无扩张、结石影鉴别是否合并肝内外胆管结石。

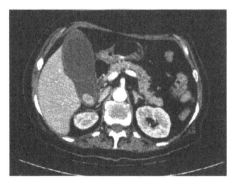

图 2-8 胆囊结石伴急性胆囊炎

(六)核素扫描检查

可应用于急性胆囊炎的鉴别诊断。经静脉注入^{99m}Tc-EHIDA,被肝细胞摄取并随胆汁从胆道排泄清除。因急性胆囊炎时多有胆囊管梗阻,故核素扫描时一般胆总管显示而胆囊不显影,若造影能够显示胆囊,可基本排除急性胆囊炎。

四、诊断

结合临床表现、实验室检查和影像学检查,即可诊断。注意与上消化道溃疡穿孔、急性胰腺炎、急性阑尾炎、右侧肺炎等疾病鉴别。当合并黄疸时,注意排除继发性胆总管结石。

五、治疗

(一)非手术治疗

为入院后的急诊处理措施,也为随时可能进行的急诊手术做准备。包括禁食,液体支持,解痉止痛,使用覆盖革兰阴性菌和厌氧菌的抗生素,纠正水电解质平衡紊乱,严密观察病情,同时处理糖尿病,心血管疾病等合并症。60%～80%的急性结石性胆囊炎患者可经非手术治疗获得缓解而转入择期手术治疗。而急性非结石性胆囊炎多病情危重,并发症率高,倾向于早期手术治疗。

(二)手术治疗

急性结石性胆囊炎最终需要切除病变的胆囊,但应根据患者情况决定择期手术、早期手术或紧急手术。手术方法首选腹腔镜胆囊切除术,其他还包括开腹手术、胆囊穿刺造瘘术。

1.择期手术

对初次发病且症状较轻的年轻患者,或发病已超过 72 小时但无紧急手术指征者,可选择先行非手术治疗。治疗期间密切观察病情变化,尤其是老年患者,还应注意其他器官的并存疾病,如病情加重,需及时手术。大部分患者通过非手术治疗病情可获得缓解,再行择期手术治疗。

2.早期手术

对发病在 72 小时内的急性结石性胆囊炎,经非手术治疗病情无缓解,并出现寒战、高热、腹膜刺激征明显、白细胞计数进行性升高者,应尽早实施手术治疗,以防止胆囊坏疽穿孔及感染扩散。对于 60 岁以上的老年患者,症状较重者也应早期手术。

3.紧急手术

对急性结石性胆囊炎并发穿孔应进行紧急手术。术前应尽量纠正低血压、酸中毒、严重低钾血症等急性生理紊乱,对老年患者还应注意处理高血压、糖尿病等合并症,以降低手术死亡率。

(三)手术方法

1.腹腔镜胆囊切除术

腹腔镜胆囊切除术(laparoscopic cholecystectomy,LC)为首选术式。术前留置胃管、尿管。采用气管插管全身麻醉。患者取头高脚低位,左倾 15°。切开脐部皮肤 1.5 cm,用气腹针穿刺腹腔建立气腹,CO_2 气腹压力 1.6~1.9 kPa(12~14 mmHg)。经脐部切口放置 10 mm 套管及腹腔镜,先全面探查腹腔。手术采用 3 孔或 4 孔法,4 孔法除脐部套管外,再分别于剑突下 5 cm 置入 10 mm 套管,右锁骨中线脐水平和腋前线肋缘下 5 cm 各置入 5 mm 套管,3 孔法则右锁骨中线和腋前线套管任选其一(图 2-9 和图 2-10)。

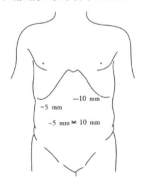

图 2-9　4 孔法 LC 套管位置

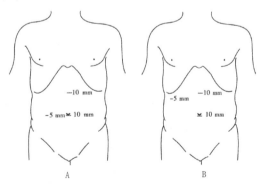

图 2-10　3 孔法 LC 套管位置

探查胆囊,急性胆囊炎常见胆囊肿大,呈高张力状态。结石嵌顿于胆囊颈部,胆囊壁炎症水肿,甚至化脓、坏疽,与网膜和周围脏器形成粘连。先用吸引器结合电钩分离胆囊周围粘连,电钩使用时一定要位于手术视野中央。

胆囊减压,于胆囊底部做一小切口吸出胆汁减压,尽可能取出颈部嵌顿的结石。

处理胆囊动脉,用电钩切开胆囊浆膜,大部分急性胆囊炎的胆囊动脉已经栓塞并被纤维束包裹,不需刻意骨骼化显露,在钝性分离中碰到索条状结构,紧贴壶腹部以上夹闭切断即可。

处理胆囊管,沿外侧用吸引器钝性剥离寻找胆囊管,尽量远离胆总管,确认颈部与胆囊管连接部后,不必行骨骼化处理,确认"唯一管径"后,靠近胆囊用钛夹或结扎锁夹闭胆囊管后离断。对于增粗的胆囊管可用阶梯施夹法或圈套器处理。胆囊管里有结石嵌顿则需将胆囊管骨骼化,当结石位于胆囊管近、中段时,可在结石远端靠近胆总管侧胆囊管施夹后离断;当结石嵌顿于胆囊管汇入胆总管部时,需剪开胆囊管大半周,用无创伤钳向切口方向挤压,尝试将结石挤出,不能直接钳夹结石,以避免结石碎裂进入胆总管。确认结石完整挤出后,夹闭胆囊管远端。处理胆囊壶腹内侧,急性炎症早期组织水肿不严重,壶腹内侧一般容易剥离。但一些肿大的胆囊壶腹会延伸至胆总管或肝总管后壁形成致密粘连无法分离,此时不能强行剥离,可试行胆囊大部分或次全切除,切除的起始部位应选择壶腹-胆囊管交接稍上方,要保持内侧与后壁的完整,切除胆囊体和底部。残留的壶腹部黏膜仍保留分泌功能,需化学烧灼或电灼毁损,防止术后胆漏,电灼时间宜短。

剥离胆囊,胆囊炎症可波及肝脏,损伤肝脏易出现难以控制的出血,应"宁破胆囊,勿损肝脏",可允许部分胆囊黏膜残留于胆囊床,予电凝烧灼即可。剥离胆囊后胆囊床渗血广泛,可用纱块压迫稍许,然后电凝止血。单极电凝无效可改用双极电凝。

取出胆囊,将胆囊及结石装入标本袋,由剑突下或脐部套管孔取出,亦可放置引流管后才取出胆囊。遇到巨大结石时,可使用扩张套管。

放引置流管,冲洗手术创面,检查术野无出血、胆漏,于 Winslow 孔放置引流管,由腋前线套管孔引出并固定。解除气腹并缝合脐部套管孔。

术中遇到下列情况应中转开腹:①胆囊组织质地偏硬,不排除癌变可能。②胆囊三角呈冰冻状,组织致密难以分离,或稍作分离即出现难以控制的出血。③胆囊壶腹内侧粘连紧密,分离后出现胆汁漏,怀疑肝总管、左右肝管损伤。④胆囊管-肝总管汇合部巨大结石嵌顿,有 Mirrizi 综合征可能。⑤胆肠内瘘。

⑥胆管解剖变异,异常副肝管等。

术后处理包括继续抗生素治疗,外科营养支持,治疗并存疾病等。24～48 小时后观察无活动性出血、胆漏、肠漏等情况后拔除引流管。

2.其他手术方法

(1)部分胆囊切除术:术中胆囊床分离困难或可能出现大出血者,可采用胆囊部分切除法,残留的胆囊黏膜应彻底电凝烧灼或化学损毁,防止残留上皮恶变、形成胆漏或包裹性脓肿等。

(2)超声或 CT 引导下经皮经肝胆囊穿刺引流术(percutaneous transhepatic gallbladder drainage,PTGD):适用于心肺疾病严重无法接受胆囊切除术的急性胆囊炎患者,可迅速有效地降低胆囊压力,引流胆囊腔内积液或积脓,待急性期过后再择期手术。禁忌证包括急性非结石性胆囊炎、胆囊周围积液(穿孔可能)和弥漫性腹膜炎。穿刺后应严密观察患者,警惕导管脱落、胆汁性腹膜炎、败血症、胸腔积液、肺不张、急性呼吸窘迫等并发症。

六、几种特殊类型急性胆囊炎

(一)急性非结石性胆囊炎

指胆囊有明显的急性炎症但其内无结石,多见于男性及老年患者。病因及发病机制尚未完全清楚,推测发病早期由于胆囊缺血及胆汁淤积,胆囊黏膜因炎症、血供减少而受损,随后细菌经胆道、血液或淋巴途径进入胆囊内繁殖,发生感染。急性非结石性胆囊炎往往出现在严重创伤、烧伤、腹部大手术后、重症急性胰腺炎、脑血管意外等危重患者中,患者常有动脉粥样硬化基础。

由于并存其他严重疾病,急性非结石性胆囊炎容易发生漏诊。在危重患者,特别是老年男性,出现右上腹痛和(或)发热时,应警惕本病发生。及时行 B 超或 CT 检查有助于早期诊断。B 超影像特点:胆囊肿大,内无结石,胆汁淤积,胆囊壁增厚>3 mm,胆囊周围有积液。当存在肠道积气时,CT 更具诊断价值。

本病病理过程与急性结石性胆囊炎相似,但病情发展更快,易出现胆囊坏疽和穿孔。一经确诊,应尽快手术治疗,手术以简单有效为原则。在无绝对禁忌证时,首选腹腔镜胆囊切除术。若病情不允许,在排除胆囊坏疽、穿孔情况下,可考虑局麻行胆囊造瘘术,术后严密观察炎症消退情况,必要时仍需行胆囊切除术。术后给予抗休克,纠正水、电解质及酸碱平衡紊乱等支持治疗,选用广谱抗生素或联合用药,同时予以心肺功能支持,治疗重要脏器功能不全等。

(二)急性气肿性胆囊炎

临床上不多见,指急性胆囊炎时胆囊内及其周围组织内有产气细菌大量滋生产生气体积聚,与胆囊侧支循环少、易发生局部组织氧分压低下有关。发病早期,气体主要积聚在胆囊内,随后进入黏膜下层,致使黏膜层剥离,随病情加重气体可扩散至胆囊周围组织,并发败血症。本病易发于老年糖尿病患者,临床表现为重症急性胆囊炎,腹部 X 线检查及 CT 有助诊断,可发现胆囊内外有积气。注意与胆肠内瘘,十二指肠括约肌功能紊乱引起的胆囊积气,及上消化道穿孔等疾病相鉴别。气肿性胆囊炎患者病情危重,可并发坏疽、穿孔、肝脓肿、败血症等,死亡率较高,15%～25%的患者,应尽早手术治疗,手术治疗原则与急性胆囊炎相同。注意围术期选用对产气杆菌有效的抗生素,如头孢哌酮与甲硝唑联用。

(三)胆囊扭转

指胆囊体以胆囊颈或邻近组织器官为支点发生扭转。胆囊一般由腹膜和结缔组织固定于胆囊床,当胆囊完全游离或系膜较长时,可因胃肠道蠕动、体位突然改变或腹部创伤而发生顺时针或逆时针扭转。病理上主要以血管及胆囊管受压嵌闭为特征,病变严重性与扭转程度及时间密切相关。扭转 180°时,胆囊管即扭闭,胆汁淤积,胆囊肿大。超过 180°为完全扭转,胆囊静脉受压回流受阻,表现为胆囊肿大,胆囊壁水肿增厚,继而动脉受累,胆囊壁出现坏疽、穿孔。当扭转达 360°时,胆囊急性缺血,胆囊肿大,呈暗红甚至黑色,可有急性坏疽,但穿孔发生率较低。

本病临床罕见,误诊率高,扭转三联征有助提示本病:①瘦高的老年患者,特别是老年女性,或者合并脊柱畸形。②典型的右上腹痛,伴恶心、呕吐,病程进展迅速。③查体可扪及右上腹肿块,但无全身中毒症状和黄疸,可有体温脉搏分离现象。扭转胆囊在 B 超下有特殊影像,胆囊锥形肿大,呈异位漂浮状,胆囊壁增厚。由于胆囊管、胆囊动静脉及胆囊系膜扭转和过度伸展,在胆囊颈的锥形低回声区混杂有多条凌乱的纤细光带,但后方无声影。CT 检查见胆囊肿大积液,与肝脏分离。磁共振胆道成像(MRCP)可清晰显示肝外胆管因胆囊管扭转牵拉呈 V 形。

高度怀疑或确诊胆囊扭转均应及时手术,首选腹腔镜胆囊切除术。因胆囊扭转造成胆囊三角解剖关系扭曲,可先复原正常胆囊位置,以利于保护胆总管。

第八节 腹股沟疝

腹股沟疝可分为腹股沟斜疝和直疝。斜疝疝囊从腹壁下动脉外侧的腹股沟管内环突出,向前下斜行进入腹股沟管,穿过外环而进入阴囊。直疝疝囊从腹壁下动脉内侧的直疝三角区直接由后向前突出,不经内环,不进入阴囊。腹股沟疝在各类腹外疝中约占90%,其中斜疝约占腹股沟疝的95%,男性多于女性;右侧多于左侧。

一、病因

(一)腹股沟斜疝

有先天性和后天性两种。

1.先天性腹股沟斜疝

由于胚胎期睾丸下降过程中,将腹膜向前推移,形成腹膜鞘突,随着其后的睾丸一并降入阴囊。正常情况下,婴儿出生不久,鞘突自行萎缩闭锁,如鞘突不闭或闭锁不全,则鞘突与腹腔相通。在小儿啼哭等腹内压增高作用下,腹腔内脏器即可进入其中形成先天性斜疝(图 2-11)。因右侧睾丸下降较迟,鞘突闭锁较晚,故右侧斜疝较左侧多见。

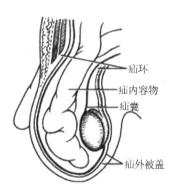

图 2-11 先天性斜疝

2.后天性腹股沟斜疝

发生原因为内环处缺陷和腹内斜肌及腹横肌薄弱,当腹内压增高时不能发挥保护作用,内环处的腹膜向外突出形成疝囊(图 2-12),腹内脏器或组织等随之由薄弱处突出。

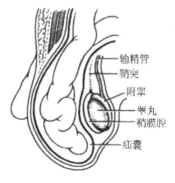

输精管
鞘突
附睾
睾丸
鞘膜腔
疝囊

图 2-12　后天性斜疝

(二)腹股沟直疝

老年人腹壁肌肉多较薄弱。若有长期咳嗽、排尿困难或慢性便秘等,使腹内压增高,就可能迫使腹内脏器由直疝三角向外突出,形成直疝。

二、临床表现

(一)腹股沟斜疝

1.易复性斜疝

当腹内压增高时,于腹股沟区可出现肿块,可日渐增大,并经腹股沟管进入阴囊或大阴唇。肿块呈梨形,平卧或用手将肿块向腹腔内推送,即可向腹腔内还纳而消失。回纳后用手指通过阴囊皮肤伸入外环,可感到外环松弛扩大,患者咳嗽,指尖有冲击感。用手指经腹壁皮肤紧压内环口,让患者站立并咳嗽,肿块不再出现;将手指松开,则肿块又可出现。疝内容物如为肠袢,则肿块表面光滑、柔软,叩诊呈鼓音,听诊有肠鸣音,回纳肠袢入腹腔时可听到咕噜声;若为大网膜,则肿块叩诊呈浊音,回纳较慢。做阴囊透光试验,疝块一般不透光。局部除坠胀感外一般无症状。

2.难复性疝

难复性疝局部坠胀感稍重外,尚有疝块不能完全还纳。

3.嵌顿性斜疝

嵌顿性斜疝常发生在腹内压骤然增高时。表现疝块突然增大,伴有明显胀痛。平卧或用手推送不能使肿块回纳。肿块紧张发硬,有明显触痛。嵌顿内容物如为大网膜,局部疼痛常较轻微;如为肠袢,不但有腹绞痛,还可伴有恶心、呕吐、停止排气排便、腹胀等机械性肠梗阻征象。如不及时处理,将发展成绞窄性疝。

4.绞窄性疝

绞窄性疝临床症状多较严重。若绞窄时间较长者,由于疝内容物发生坏死感染,侵及周围组织,引起急性炎症。患者可有脓毒血症的全身表现,加之有肠梗阻等,则病情更为严重。

(二)腹股沟直疝

腹股沟直疝多见于年老体弱者。当患者站立或腹内压增高时,腹股沟内侧、耻骨结节外上方,出现一半球形肿块,不伴疼痛和其他症状。疝块容易还纳,极少发生嵌顿。还纳后指压内环,不能阻止疝块出现。疝内容物不降入阴囊。有时膀胱可进入疝囊,构成疝囊的一部分,成为滑动性直疝。

三、鉴别诊断

(一)腹股沟斜疝与直疝的鉴别

见表 2-3。

表 2-3　腹股沟斜疝与直疝的鉴别要点

鉴别要点	斜疝	直疝
发病年龄	多见于儿童及青壮年	多见于老年
突出途径	经腹股沟管突出,可进阴囊	由直疝三角突出,不进阴囊
疝块外形	椭圆或梨形,上部呈蒂柄状	半球形,基底较宽
指压内环试验	疝块不再出现	疝块仍可突出
外环指诊	外环扩大,咳嗽时有冲击感	外环大小正常,无咳嗽冲击感
术中所见	精索在疝囊后方,疝囊颈在腹下动脉外侧	精索在疝囊前外方,疝囊颈在腹壁下动脉
嵌顿机会	较多	极少

(二)应与腹股沟疝鉴别的其他疾病

1.睾丸鞘膜积液

肿物完全在阴囊内,可清楚摸到上界无蒂,有囊性感,透光试验阳性,触不到睾丸,肿物出现后不能还纳。

2.交通性鞘膜积液

交通性鞘膜积液见于小儿,常在起床后数小时才缓慢出现并增大,平卧或挤压肿块,因积液被挤入腹腔,其体积可逐渐缩小。阴囊肿大时触不清睾丸,透光试验阳性。

3.精索鞘膜积液

腹股沟部精索位置有肿物，与体位变动无关，牵拉同侧睾丸时肿物随之移动，透光试验阳性。

4.隐睾

睾丸下降不全可在腹股沟区形成肿块，边界清楚。阴囊内无睾丸，压迫肿物出现特有胀痛感。

四、治疗

腹股沟疝随着疝块逐渐增大，将加重腹壁缺损而影响劳动力。斜疝可因发生嵌顿或绞窄而威胁患者生命。因此一般均应尽早手术修补。

（一）非手术疗法

婴儿腹肌可随躯体生长逐渐强壮，疝有自愈的可能。故半岁以下婴儿可暂不手术。可用棉线束带或绷带压住腹股沟管内环（图2-13）。

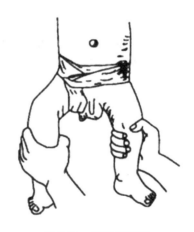

图 2-13　棉线束带法

如应用 6 个月后疝仍脱出，愈合无望则停用。年老体弱或伴有引起腹内压增高等疾病不能手术者，可用特制的疝带。白天在回纳疝内容物后，带上医用疝带。但长期使用疝带可使疝囊因摩擦而肥厚，还可使疝内容物和疝囊发生粘连，形成难复性疝，甚至发生嵌顿。嵌顿一旦发生应行手术治疗，但在下列情况可试行手法复位：①嵌顿时间在 3～4 小时内，局部无腹膜刺激征者。②年老体弱或伴有引起腹内压增高疾病而估计肠袢未绞窄坏死者。复位方法是患者取头低足高位，注射止痛镇静药，使腹肌松弛。然后托起阴囊，持续缓慢地将疝块推向腹腔，同时用左手按摩外环和内环，以协助疝内容物回纳。手法复位后，应严密观察腹部情况 24 小时。如出现腹膜炎或肠梗阻的表现,应立即手术治疗。手法复位成功患者应择期手术修补,以防复发。

(二)手术疗法

患者如有慢性咳嗽、排尿困难、便秘、腹水、妊娠等腹内压增高情况,术前应先处理,否则术后易复发。手术方法有疝囊高位结扎术、疝修补术和疝成形术等。

1.疝囊高位结扎术

疝囊高位结扎术指在内环水平,高位结扎切断疝囊颈部,然后切去疝囊,或不切疝囊任其粘连闭合。适用于:①婴幼儿患者,因其腹肌尚在发育中,可逐渐强壮而使腹壁加强。②作为疝修补术或成形术的基本内容之一。③绞窄性疝因肠坏死且局部有感染者,通常仅行单纯疝囊高位结扎加局部引流,待炎症消退后再择期手术。

2.疝修补术

在疝囊高位结扎基础上,利用邻近健康组织行内环和腹股沟管的修补。内环修补的方法是把内环处腹横筋膜缝合数针或做"8"字缝合,使内环仅容一指尖通过为度。腹股沟管壁的修补是疝修补术的主要内容,其方法很多,通常有精索原位修补法和精索移位修补法两类。

(1)精索原位修补法:即精索留置原位不游离,手术是加强腹股沟管前壁,临床常用 Ferguson 法。是在精索前方将腹内斜肌下缘和联合腱缝在腹股沟韧带上,以消灭腹内斜肌弓状下缘与腹股沟韧带之间的空隙。适用于腹横筋膜无显著缺损、腹股沟管后壁尚健全的斜疝和一般直疝。

(2)精索移位修补法:即游离精索并向前移,手术是加强腹股沟管后壁,常用方法有四种。①Bassini 法,把游离精索提起,在其后方把腹内斜肌下缘和联合腱缝在腹股沟韧带上,置精索于腹内斜肌与腹外斜肌腱膜之间。②Halsted 法,与 Bassini 法类似,同时把腹外斜肌腱膜也缝在精索后方,从而把精索移至腹壁皮下层内。③McVay 法,是在移位的精索后方,把腹内斜肌下缘和联合腱缝在耻骨梳韧带上。④Shouldice法,亦称多层加强疝修补术或加拿大疝修补术。方法是游离精索后,切断提睾肌,切开腹横筋膜为上、下两瓣,将下瓣连续缝合于腹直肌外侧缘的深面,再将上瓣连续缝合于腹股沟韧带返折部。最后,在耻骨结节处与第一层的缝线会合打结。再从内环开始,将联合腱缝于腹股沟韧带的深部,至内侧端返转,再将联合腱缝于腹股沟韧带上,腹外斜肌腹膜在精索前缝合,重建外环。

此外,尚有腹腔镜行易复性腹股沟斜疝修补术。

3.疝成形术

疝成形术手术步骤按 Bassini 法进行。利用同侧腹直肌前鞘瓣向外下翻转,将其在精索后方与腹股沟韧带缝合,或用自体游离阔筋膜、聚丙烯网片、金属丝网等移植到腹股沟管后壁,以加强薄弱部分。适用于复发的巨大斜疝或直疝而腹股沟管后壁严重缺损难以修补的患者。

4.无张力疝修补术

无张力疝修补术是在分离出疝囊后,还纳疝内容物,将疝囊内翻入腹腔,无须疝囊颈高位结扎;然后用合成纤维网片制成一个圆柱形花瓣状的充填物,缝合固定在疝的内环处,以填充内环的缺损;再用一个合成纤维网片缝于腹股沟管后壁,以替代传统的加强后壁的修补法。

5.嵌顿性疝和绞窄性疝的手术处理原则

应紧急手术,以防止疝内容物坏死并解除并发的肠梗阻。如有水和电解质紊乱,术前应迅速予以纠正。术中应注意:①切开疝囊前应保护切口,以防疝囊内渗液污染切口。②详细检查疝内容物,有无逆行性嵌顿的肠管坏死。③正确判断疝内容物生命力,解除嵌顿后,凡肠管呈紫黑色、失去光泽和弹性、刺激后无蠕动和相应肠系膜无动脉搏动者,即属已坏死。如不能肯定是否坏死,可在肠系膜根部注射 0.2%普鲁卡因 80 mL,再用等渗温热盐水纱布覆盖热敷 30 分钟;或将肠管暂送回腹腔,10 分钟后再行观察,如肠管转为红色、肠蠕动和肠系膜内动脉搏动恢复,则证明病变肠管尚具生命力,可回纳腹腔。如疝内容物为大网膜,可作切除。凡施行肠切除吻合术的患者,一般只做单纯的疝囊高位结扎,待感染控制后再择期做疝修补术。

疝气手术后,均应使用阴囊托带或"T"形绷带抬高阴囊。切口加沙袋压迫 24 小时,以防渗血。术后卧床3～5 天,此外亦应预防局部感染。渗血和感染均可造成修复失败,复发性疝处理十分困难。应防治便秘、咳嗽等,3 个月内不宜参加体力劳动。

第三章

胸外科疾病

第一节 气管、支气管异物

气管、支气管异物是一种常见的危急重症,多发生于小儿。当呼吸道吸入异物后,可以并发急性喉炎、哮喘、肺炎、肺脓肿、支气管扩张症、肺气肿、自发性气胸甚至脓胸。体积较大的异物,突然阻塞声门、气管或主支气管会引起呼吸困难,严重者会引起窒息死亡。本病一旦发生,多数病例需在支气管镜下将异物取出。对于一些异物形状特殊者,表面光滑、异物嵌入支气管腔内过深者,经气管镜难以取出,往往需要施行剖胸手术,切开支气管摘除异物,如阻塞远端肺组织已感染实质病变,需行肺叶或全肺切除术。

一、病因

吸入的异物按性质可分为 3 类:①金属类如缝针、大头针、安全别针、发夹、注射针头、鱼钩、硬币或钢珠等。②动植物类如花生米、黄豆、蚕豆、玉蜀黍、瓜子、核桃、骨片等。③塑料和玻璃类如塑料圆珠笔帽、瓶塞、玻璃串珠、纽扣等。

二、发病机制

(1)由于异物的大小、形状、性质以及阻塞部位不同,对患者产生的影响也不相同。小而光滑的金属性异物吸入支气管腔内,仅产生轻微的黏膜反应,不会引起呼吸道的阻塞,随着时间的推移,金属会氧化生锈,有时还会穿透支气管壁进入肺实质。但动、植物类异物可产生支气管部分性或完全性梗阻,并引起异物周围严重的局限性炎症。大的异物可以早期引起完全性的气管、支气管阻塞,产生呼吸困难、急性肺不张、纵隔移位,进一步发展为阻塞性肺炎、支气管扩张症及肺脓肿。值得注意的是,小儿气管、支气管异物绝大多数为食物壳仁或塑料玻璃类玩具,因此,小儿应避免玩这类物品,以免发生意外。

(2)异物存留的部位,可能在喉部、气管隆嵴处,但以进入左、右主支气管及其远端多见。右侧支气管异物的发生率较左侧高,这是由于右侧主支气管比左侧粗、短、直,偏斜度较小,而左侧主支气管较细、长、斜,加之隆突位于中线偏左,因此,异物容易落入右侧。异物停留的部位,多在主支气管和下叶支气管,落入上叶及中叶的机会极少。

(3)异物落入支气管,可以产生部分性或完全性阻塞,两者均可导致不同程度肺通气功能减退。部分性阻塞时,异物的阻塞或刺激产生的局部炎症反应肿胀导致形成活瓣机制,空气可以吸入气道远端,但无法呼出,引起阻塞性肺气肿,受累的肺组织过度膨胀,产生纵隔移位、呼吸困难,肺内压力增高甚至可以产生自发性气胸。完全性阻塞时,由于异物的嵌入,加之黏膜肿胀、炎症、腔内分泌物潴留,最终使支气管腔完全阻塞,导致阻塞性肺炎、肺不张、支气管扩张症及肺脓肿。

三、诊断

由于吸入异物种类、大小、形状不同,症状也不同,从无任何呼吸困难症状到严重缺氧、窒息而致死亡均有。本病发生可有明确的吸入异物病史,并出现相关临床症状,表现为呛咳、咳嗽、咳痰、呼吸困难、咯血、发热,严重者可很短时间内窒息死亡。

(一)临床分期

根据异物停留时间的长短,临床上分为 3 期。

1.急性期(24 小时)

有黏膜刺激症状和呼吸困难,并伴有胸痛,少数患者出现发绀及发音困难。

2.亚急性期(2~4 周)

由于异物产生呼吸道局部炎症反应,伴随有支气管黏膜刺激症状,出现黏膜溃疡、软骨坏死及蜂窝织炎等。

3.慢性期(1 个月以上)

此时异物反应轻的患者可无症状,如出现较大支气管的完全性或不完全性阻塞,则可出现与局限性肺气肿、肺不张或肺化脓症及脓胸相应的症状。

(二)临床症状

在临床工作中如果发现小儿在进食或口含物品玩耍时发生呛咳、哮喘甚至呼吸困难、发绀等,要考虑有吸入性异物的可能。对于儿童不明原因的肺炎、肺不张等与常见肺炎临床症状不符时应考虑支气管异物的可能性。

(三)放射诊断

气管、支气管异物最基本的检查方法是胸部正侧位平片,对于金属和不透X线的异物可以确定异物位置,对X线不能显示者可以发现异物堵塞区肺炎、肺不张等间接征象。对高度怀疑的患者应行纤维支气管镜检查以明确诊断并能给予及时治疗,少数病例尚需支气管造影、断层扫描、CT检查等,均可显示支气管管腔充盈缺损。

四、治疗

(一)误吸异物家庭自救的方法

(1)立即以示指或拇指突然按压颈段(环状软骨以下至胸骨切迹处)气管,刺激患者咳嗽反射,将异物咳出。

(2)可立即抓住婴幼儿双踝部使倒立位,并行原地转圈,迅速加快,由于离心力作用即可使异物排出。

(二)经支气管镜检查和异物摘除

气管、支气管异物能自动咳出的占 $1\%\sim2\%$,因此应积极治疗,以免延误病情,发生并发症。气管、支气管吸入异物后,多数均可通过镜检顺利取出,但也有少数病例取出困难,或者出现窒息等并发症。特殊类型气管异物由于形状特殊、体积较大,一般应选择全身麻醉。全身麻醉可使患儿减少躁动、气管内平滑肌松弛,利于异物的取出。但全身麻醉应达到一定的深度,既保留患儿的自主呼吸,又尽量在置入气管镜和异物出声门时达到肌肉松弛、分泌物少和止痛的要求。

(三)剖胸手术适应证

剖胸手术仅适用于下列情况:①经支气管镜摘除困难或估计摘除过程中有很大危险。②异物已引起肺部明显化脓性感染。

(四)手术

应注意做好术前准备,确定异物形态、性质及停留部位,手术当天应复查胸片,以防止异物移位。对于球形、光滑的支气管异物,为预防由于体位变动或操作时异物滑入对侧支气管,可采用双腔管或单侧支气管插管。

手术方式有以下两种。

(1)行支气管膜部切开术时,切开胸膜,显露支气管膜部,在该处扪及异物,纵向切开膜部,取出异物,然后间断缝合膜部切口,并以胸膜覆盖。

(2)肺叶或全肺切除术适用于由于异物停留时间长,已引起严重的肺部不可逆感染或化脓,患部肺功能难以恢复者。

第二节 食 管 狭 窄

多数食管狭窄的患者为后天获得性,少数为先天性的。食管良性狭窄多是患者误服强酸、强碱造成食管腐蚀性损伤所致瘢痕性狭窄。这类损伤在临床中并不少见,儿童及成人均可发生。在儿童,主要是将家用化学剂误认为是饮料或药品而自服或由他人给予误服。但这种类型所致食管损伤多不甚严重。在成人常因企图自杀而吞服腐蚀剂,因而吞服量较多,治疗也很困难。我国对食管烧伤的发生率尚无精确统计,各地区均有病例报道,城市以吞服碱性腐蚀剂居多,而农村常因吞服酸性农药所致。其他原因有反流性食管炎及食管损伤合并感染。

一、病理生理

一般引起食管烧伤的腐蚀剂分为强酸和强碱两类,酸和碱浓度较高时均可造成食管及胃的严重损伤。强碱可使蛋白溶解、脂肪皂化、水分吸收而致脱水,并在溶解过程中产生大量热量对组织也有损伤。若灼伤面积广而深,容易发生食管壁坏死及穿孔。而酸性腐蚀剂则产生蛋白凝固性坏死,通常较为浅表。较少侵蚀肌层。但酸性腐蚀剂不像碱性腐蚀剂可被胃酸中和,因而可引起胃的严重损伤。腐蚀剂被吞服后可迅速引起食管的变化。引起病变的严重程度与吞入腐蚀剂的剂量、浓度和性质密切相关,固态物质易黏附于黏膜表面,烧伤面积较小,液态物质进入食管,接触面积广,破坏也严重。轻型病例仅是食管黏膜充血、水肿,数天即可消退。较严重的病例,表层组织坏死,形成类似白喉样的假膜,食管黏膜可能发生剥脱及溃疡形成,并有纤维素渗出。如果没有其他因素影响,这类病变可以逐渐愈合,严重食管烧伤则可引起波及食管全层的深部溃疡,甚至引起穿孔,形成纵隔炎,或穿入邻近的大血管引起致命性的大出血,这种深部溃疡愈合后形成的瘢痕,可引起不同程度的食管狭窄。临床上以胸中段瘢痕狭窄为最多见,其次为胸上段和下段。服化学剂量大者,可致全食管瘢痕狭窄甚至累及口咽部。一组 1682 例食管烧伤后瘢痕狭窄部位的统计中,上段占 36.9%,中段占 45.8%,下段占 15.1%,多发性狭窄为 20%～25%,全食管狭窄占 4%～5%。

二、诊断

根据患者有吞服腐蚀剂病史,口唇、舌、口腔及咽部有灼烧伤,主诉咽部、胸部等疼痛,吞咽痛或吞咽困难,诊断并不困难,但需要对烧灼伤的范围及严重程度进行了解。对吞服腐蚀剂的剂量、浓度、性质(酸或碱)及原因(误服或企图自杀)等的了解对诊断或治疗均有帮助,尤其应注意企图自杀的患者,吞服腐蚀剂的量较多,损伤较为广泛,病情也甚严重。应注意神志、呼吸、血压、脉搏及中毒可能出现的症状及体征,有液气胸及腹部的体征均为食管、胃烧伤最严重的表现。一般情况食管吞钡检查是安全的,检查时可见到黏膜不规整、局部痉挛、充盈缺损或狭窄,如有穿孔则可见钡剂外溢。纤维食管镜检查可以及早提供有价值的资料,同时尚可进行治疗。早期行食管镜检查尚有不同意见,但近来不少人认为,有经验的内镜专家进行这项检查并无多大危险,而且能早期明确损伤的严重程度,对处理做出比较正确的对策,主张 24～28 小时内甚至在 3 小时内就可行纤维食管镜检查。

三、病史

吞服强酸、强碱后,食管黏膜出现广泛充血、水肿,继之脱落坏死,腐蚀严重区域出现溃疡、肉芽组织形成、成纤维细胞沉积。此时患者疼痛甚重,不能进食,时间为 3～4 周。由于食管组织的反复脱落、感染及肉芽组织增生,成纤维细胞变为纤维细胞,食管组织渐被纤维结缔组织所替代,管腔变窄,但患者疼痛减轻,可进流质或半流质饮食,此时为食管灼伤后 5～6 周。随着食管组织的进一步修复,肉芽组织增生,瘢痕形成,管腔失去扩张功能,而变得挛缩、僵硬、严重狭窄。患者出现严重吞咽困难,有的连唾液都难以咽下,因而引起严重营养缺乏及脱水、酸中毒。食管狭窄的程度和范围需 5～6 个月才能稳定。因此,为维持患者的营养,应及早行空肠或胃造瘘术,以防患者消耗衰竭。

四、早期处理

此病一旦确诊,就应给予积极的早期处理,因早期处理得好坏可直接影响患者的预后。在食管化学灼伤的早期,首先应确定患者有无酸中毒、脱水、电解质紊乱及休克,是否合并有胃或食管穿孔及纵隔炎。此时应保证正常血容量,维持体内酸碱平衡。如患者无食管及胃穿孔,应行食管灌洗,并吞服与化学剂相反的药液以中和、稀释吞服的腐蚀剂,减少其对组织的损害。服用强酸者,可用肥皂水、氧化镁等弱碱性液体冲洗;服用强碱者,可给予稀醋酸或枸橼酸等弱酸中和。

服用的药液不定者,可给予生理盐水冲洗。能吞咽者,可给予蛋白水、色拉油口服,以保护食管及胃黏膜,减轻灼伤程度。同时,静脉除给予胶体及晶体液外,还应给予高效抗生素,以减轻食管黏膜组织的坏死及感染,减轻食管腔瘢痕狭窄程度。能进食者,应口服氢氧化铝凝胶,以保护食管及胃黏膜。同时给予高热量、高蛋白饮食,口服抗生素盐水及0.5%丁卡因溶液,以减轻食管黏膜的刺激性疼痛。妥善的早期处理可显著减轻食管灼伤后的并发症,如食管胃穿孔、纵隔炎、败血症,减轻食管腔瘢痕狭窄,使一些患者可避免食管重建术。

五、手术适应证

(1)广泛性食管狭窄,广泛而坚硬的瘢痕狭窄,考虑扩张治疗危险较大而效果不好的。

(2)食管化学灼伤后短而硬的狭窄,经反复扩张治疗效果不佳者。

(3)有的学者认为,食管化学灼伤后2～4周即可行手术治疗,因此时患者消耗轻微,食管已开始瘢痕狭窄,是手术的最佳时机。而大多数学者认为,化学灼伤后2～4周其瘢痕范围尚未完全确定,瘢痕狭窄程度尚不稳定,术后残余食管有再狭窄的可能,并有术后再狭窄的经验教训,故认为灼伤后5～6个月是手术的最佳时机,此时病变已较稳定,便于判定切除和吻合的部位。

六、手术方法

除个别非常短的食管狭窄可采取纵切横缝的食管成形术外,绝大多数的患者需要进行食管重建。胃、结肠、空肠,甚至肌皮瓣均可用于食管重建。常用食管良性狭窄的手术方法有胃代食管术及结肠代食管术,但必须注意,行胃代食管术要求胃基本正常,如胃长度受限,就应行结肠代食管术。

第三节　食管平滑肌瘤

一、流行病学

食管平滑肌瘤是最常见的食管良性肿瘤,占食管良性肿瘤的60%～80%。上海胸科医院报道的大宗病例统计,食管平滑肌瘤的发病率为84.3%。本病男性发病多于女性,二者之比约为2:1。肿瘤可发生于食管的任何部位,国外报道以食管下段最常见,但国内报道多见于食管中段,下段次之,上段最少见。

二、病因学

食管平滑肌瘤的病因还不清楚,而食管平滑肌瘤病并发 X 染色体连锁的奥尔波特综合征的病因已有深入的研究。编码 IV 型胶原 α_5 和 α_6 链的 $COL4A5$ 和 $COL4A6$ 基因 5' 端缺失与其有关。Heidet 等1998 年发现单发的食管平滑肌瘤也存在编码 IV 型胶原 α_5 和 α_6 链的 $COL4A5$ 和 $COL4A6$ 基因 5' 端缺失。这意味着食管平滑肌瘤发生与胶原合成的基因学关联密切。

三、生物学特性

食管平滑肌瘤是源于食管平滑肌组织的良性肿瘤,极少恶变。其生长缓慢,临床症状出现晚或无症状。大多数为单发,少数为多发,也有少数报道病变可呈弥漫性生长,其整个食管壁内充满彼此孤立的肿物。这有别于食管内弥漫且融合生长的平滑肌瘤病,后者少见,是以多个融合的肌瘤样结节为特征的肿瘤样病变。

四、病理学

食管平滑肌瘤 97％为壁内型,1％为腔内型,2％为壁外型。食管平滑肌瘤可分为单发、多发食管平滑肌瘤和食管平滑肌瘤病 3 种,即以单一病灶出现的单发食管平滑肌瘤和以多个病灶出现的多发食管平滑肌瘤。多发食管平滑肌瘤不同于食管平滑肌瘤病,食管平滑肌瘤病是全身性平滑肌瘤病在食管的一种局部表现形式,除食管外其他器官如胃、支气管、尿道等亦有平滑肌瘤的发生。但二者在食管局部的病理行为是一样的。食管平滑肌瘤半数以上发生在下段食管。大约 10％的几乎围绕整个食管壁,且导致食管梗阻。

食管平滑肌瘤大体标本多呈圆形、椭圆形、哑铃形或腊肠样。直径在 2～5 cm,重量多在 1 kg 以下,有少数巨大肿瘤的报道。典型的食管平滑肌瘤质地较硬,呈圆形或椭圆形肿瘤可发生于固有肌层及黏膜肌层,以纵行肌多见,也有的起源于壁内血管肌层及迷走的胚胎组织。食管平滑肌瘤大多表现为食环形肌内偏向一侧的壁内实性肿瘤,突出于食管腔内,也可呈环形生长包绕食管腔造成狭窄。少数情况下,也可见到肿瘤突出于食管外壁向纵隔膨胀生长,需与纵隔肿瘤相鉴别。位于下段尤其是腹段食管者也可见到剑突下或上腹腔的肿块。肿瘤生长缓慢,其大小可多年不变。由于病变位于食管壁内且有黏膜覆盖。故而很少发生出血,短期内生长加快的报道较少,恶性变罕见,虽然也可见到食管平滑肌瘤恶性变的报道,但目前尚不能断定食管平滑肌肉瘤的发生与平滑肌瘤恶变之间有直接必然的关联。切面呈灰白色或带有黄色,一般可有不明显的包膜,表面光滑。瘤细胞呈旋涡状、栅栏状或束状交织,平滑肌束可呈纵横交错排列,其内混有一定量的纤维组织,也可包含有神经节细胞或神经成分,故而有时需要与神经纤维瘤等疾病相鉴别。细胞核的位置为偏心性。平滑肌瘤可以发生囊性变、钙化或玻璃样变。

近年来,随着免疫组织化学和分子生物学方法及电镜在病理诊断学上的广泛应用,胃肠道间质瘤(gastrointestinal stromal tumors,GISTs)的概念逐渐被临床接受。GISTs起源于胃肠道肌壁间质的非上皮性及梭形细胞为主要成分的间叶性组织,多发于胃和小肠,发生在食管、结(直)肠的不到10%。由于食管间质瘤与平滑肌瘤在临床病理学和分子生物学上有许多不同的特点,以往被普通HE染色和光镜诊断为"平滑肌瘤"的肿瘤,现在可以细分为平滑肌瘤、间质瘤、神经纤维瘤、雪旺瘤、自主神经瘤等。目前国际上对GISTS有严格的定义,因此在诊断过程中必须采用免疫组化或其他方法才能准确区分食管间质瘤与其他类型的食管肿瘤。食管间质瘤通常有CD117和CD34的表达,而食管平滑肌瘤表达波形蛋白和肌动蛋白。

五、临床表现

食管平滑肌瘤可发生于各个年龄段,多见于30~60岁患者,小儿少见。

食管平滑肌瘤的临床表现与肿瘤的大小及部位有关。肿瘤直径<2 cm可无任何自觉症状,肿瘤直径界于2~5 cm者也可无自觉症状,常常由于查体时意外发现。临床症状的产生多与肿瘤阻塞管腔或占位效应造成压迫所引起。多见症状可有进食不畅或吞咽困难。但病史往往较长,病情发展缓慢或间歇发生,食管梗阻症状往往并不严重,可与食管癌相鉴别。也有以胸骨后或上腹部疼痛、胀满为主诉者,此类患者往往病史很长,缓慢进展。其他如反酸、嗳气、食欲缺乏等均为一些非特异性主诉,肿瘤较大或邻近其他器官者也可产生相应压迫症状,如咳嗽、气促等。

六、诊断和鉴别诊断

诊断食管平滑肌瘤最常用的检查方法是食管钡剂X线检查。典型X线征象是在食管造影片上见到充盈缺损,但黏膜保持完整。食管呈现光滑的半月状压迹,轮廓清晰,肿物影与食管壁近端及远端呈现锐角。突入食管腔内的肿瘤表面黏膜皱襞消失,但其对侧的黏膜正常,被称为涂抹征或瀑布征(图 3-1)。

一定角度下,肿瘤的轮廓因其表面光滑钡剂缺失所完全显现出来,呈环形征。同时钡剂 X 线检查还可发现一些并发症,如食管憩室或食管裂孔疝等。

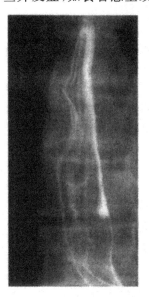

图 3-1　食管平滑肌瘤的钡剂造影

表现为充盈缺损,肿瘤表面黏膜消失,但对侧黏膜正常

内镜下食管平滑肌瘤表现为圆形或椭圆形肿物突向腔内,其表面黏膜完整,有的肿物在黏膜下可活动,但较小的平滑肌瘤也可能被内镜忽略。内镜检查时如怀疑食管平滑肌瘤时应避免行黏膜活检,以免对可能进行的手术摘除造成不利影响。

超声内镜(EUS)对于平滑肌瘤的诊断有鉴别意义,可以探及肿物的位置、形态、密度、质地、内部结构、比邻关系等,从而与恶性肿瘤及其他良性肿瘤相鉴别。食管平滑肌瘤回声影像图:肿瘤呈均质低回声,与正常食管肌层相延续,黏膜及黏膜下层光滑完整,边界清楚,与周围组织无粘连,局部淋巴结无肿大(图 3-2)。EUS 即可定位、又能显示病变的范围、形态,特别是能提供肿瘤内部结构和与周邻器官的关系和有无肿大淋巴结等信息。主动脉瘤压迫食管可表现出类似平滑肌瘤的影像,应用 EUS 技术相鉴别。

CT 及 MRI 检查可以帮助肿瘤的定位,尤其对于肿瘤的范围、偏向及走行判断有利,这对于外科手术选择、手术入路及手术术式很有帮助(图 3-3)。在复杂病例时行 CT 或 MRI 可以帮助判断肿物的性质及与邻近器官的关系,鉴别良、恶性病变,以指导手术治疗。

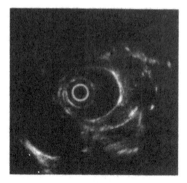

图 3-2 食管平滑肌瘤的超声内镜

表现为黏膜层和外膜完整,肌层有一类圆形低回声肿物,边界清晰

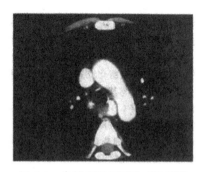

图 3-3 食管平滑肌瘤的 CT 表现

与食管平滑肌瘤相鉴别的疾病主要有食管恶性肿瘤,如食管癌、食管平滑肌肉瘤以及引起食管外压性改变的疾病,如纵隔肿大淋巴结、纵隔肿瘤、主动脉瘤等(表 3-1)。

七、治疗

食管平滑肌瘤多采用手术治疗。但手术适应证的选择有所争议。传统观点认为,除直径在 2 cm 以下或身体条件不适宜手术者可以定期观察外,其余均适宜行手术治疗。但鉴于食管平滑肌瘤生长缓慢、发病年龄较食管癌年轻,发生恶性变概率很小,很多患者没有不适主诉,且手术治疗本身所造成的创伤较大,有人提出应慎重选择手术,认为肿瘤直径<5 cm 且无临床症状的患者可以定期观察,有临床症状出现或肿瘤出现增长加快征象时方考虑手术治疗。而有症状的平滑肌瘤无论大小均适宜手术。

表 3-1 食管平滑肌瘤的鉴别诊断

鉴别项目	食管平滑肌瘤	食管恶性肿瘤	邻近外压病变
发病年龄	30～60 岁	40～65 岁	各个年龄段
病史	长	较短	不定
主要症状	吞咽困难或胸骨后不适	进行性吞咽困难、消瘦	除吞咽不适外可有原发病症状；发热、胸痛等
钡剂透视	瘤体表面黏膜无破坏，有典型的涂抹征等	黏膜破坏，食管僵硬，梗阻等	似平滑肌瘤的表现
食管镜检查	黏膜局限性隆起，黏膜光滑	黏膜破坏，可见溃疡、糜烂	似平滑肌瘤的表现
胸部 CT	质均食管壁内肿瘤，纵隔无肿大淋巴结	食管内占位，可见纵隔肿大淋巴结	可见纵隔内原发病的影像。如肿大淋巴结，纵隔肿瘤等
食管超声	均匀低回声黏膜完整	欠均匀低回声，黏膜破坏，局部淋巴结肿大	主动脉瘤可用多普勒技术鉴别，肿大淋巴结位于食管外

手术前应做好充分的检查以明确病变的准确位置。内镜下确定肿瘤距门齿距离可以帮助初步定位。CT 检查有助于判定肿瘤的比邻关系及具体位置，对于手术入路及手术方式的选择均有帮助。术前置胃管可以帮助术中明确肿瘤与管腔间的关系。位于颈段食管的平滑肌瘤可经颈部切口；位于食管上中段者可选择右胸前切口；而位于食管下段者经左侧开胸较多。总之，手术入路应根据情况选择，以方便操作为原则。

除极少数起源于黏膜肌层、突出于管腔且直径较小（<2 cm）的病变有经内镜切除报道外，食管平滑肌瘤基本都常规采用手术治疗。手术方式的选择可以有平滑肌瘤摘除术、食管部分切除、食管重建术及经胸腔镜平滑肌瘤摘除术。开胸食管平滑肌瘤摘除术是最常被采用的术式。游离出食管后在肿瘤上方切开肌层，钝性分离多可摘除肿瘤。但要注意避免损伤黏膜层。如有损伤应即予以修补。肌层可松松缝合，缺损较大者可以周围组织予以修补。复杂、巨大、与黏膜紧密粘连或环形生长的平滑肌瘤无法行摘除的或黏膜损伤过多无法修补者可行食管部分切除食管重建。近年经胸腔镜平滑肌瘤摘除屡有报道，该手术对患者损伤小，恢复快，但仅限于一些相对容易处理的病例，尚不能完全替代开胸手术。

八、预后

食管平滑肌瘤预后良好,彻底切除后极少复发。但位于膈肌裂孔处的食管平滑肌瘤术后,偶有反流性食管炎的报道。

第四节　纵隔肿瘤

一、纵隔解剖

左右侧胸膜腔内侧面的中间部分,其间有被结缔组织连接在一起而相邻的脏器和器官,此间无胸膜和其他筋膜包裹,称为纵隔。纵隔内包含有许多重要器官,如心包、心脏、大血管、气管、食管、胸导管、胸腺、神经以及周边的结缔组织。一般将纵隔分为5个部分。以胸骨角与第4胸椎体下缘的水平连线为界,将纵隔分为上纵隔和下纵隔,上纵隔又以气管为界,分为气管前区的前上纵隔和气管后区的后上纵隔。下纵隔以心脏为界,分为心脏前缘的前下纵隔,心脏后缘的后下纵隔和心脏本身所占据的中纵隔。纵隔的划分是为了试图简化判断纵隔肿物的起源。在前上纵隔自上而下,最常见的病变依次为胸骨后甲状腺和胸腺的肿瘤,气管周围恶性肿瘤,多为淋巴源性肿瘤,良性肿瘤可有气管旁囊肿、淋巴结核、结节病,较少见的有嗜铬细胞瘤、生殖细胞瘤和错构瘤、脂肪瘤、纤维瘤等。在前下纵隔多为畸胎瘤或畸胎囊肿,下中纵隔即心包及其周围多为心包囊肿。整个后纵隔多在脊柱旁,主要是神经源性肿瘤,当然,食管旁可有食管旁囊肿。但是纵隔肿瘤并不严格按区生长,有些大肿瘤可占据几个分区甚至整个一侧胸腔,上纵隔肿瘤可以一侧为主跨越后两个分区,故在确定肿瘤性质时,要结合临床多加考虑。

二、病史采集

(一)症状

纵隔肿瘤多无明显症状,其症状有无和严重程度多取决于肿瘤的大小和恶性程度。一般来说,恶性者症状出现较早,而且进行性加重,其主要症状由肿瘤压迫、向邻近器官侵袭、自身分泌和化学物质引起。

1.一般症状

胸闷、胸痛、心悸、气短是各种纵隔肿瘤最常见的症状。如果疼痛剧烈,患者难以忍受者,多为恶性肿瘤。主要是由肿瘤压迫心脏、肺脏和刺激胸膜的神经所引起。如肿瘤压迫或侵犯食管可引起吞咽困难等症状。

2.呼吸系统症状

肿瘤压迫或侵犯肺、支气管,常引起刺激性干咳、气短,严重时发生呼吸困难。肿瘤溃破会产生肺不张和肺内感染,如畸胎瘤破入肺组织可以咯血,咳出毛发、牙齿、皮脂样物质。

3.神经系统症状

发生于神经源性肿瘤,主要由于侵及臂丛神经引起臂痛、上肢麻木等;侵及肋间神经引起胸痛等;侵及交感神经引起眼睑下垂、瞳孔缩小、眼球内陷等;侵及喉返神经引起声音嘶哑等;侵及膈神经引起呃逆、膈肌麻痹等。神经源性肿瘤可以呈哑铃状,肿瘤可以通过椎间孔侵及脊髓引起截瘫等。

4.上腔静脉梗阻症状

主要由淋巴瘤、霍奇金病引起。多为上腔静脉受压引起面部、颈部水肿等,也可由癌栓栓塞所致。

5.特殊症状

此类症状与肿瘤性质密切相关,如胸腺肿瘤可以出现重症肌无力、贫血等;甲状腺肿瘤可以出现甲状腺功能亢进;部分神经节细胞瘤和神经母细胞瘤可有腹泻、腹胀、高血压和面色潮红等;嗜铬细胞瘤可有高血压等,围术期应特别注意。

(二)家族史

是否有此类疾病的家族史。

(三)既往史

是否有肌无力等与纵隔肿瘤相关的病史。

(四)手术史

既往手术病史,尤其是胸部手术病史。

(五)过敏史

是否有药物过敏史。

(六)传染病史

有无传染性疾病史及与传染病患者接触史。

三、体格检查

注意患者生命体征:体温、血压、呼吸状态、脉搏以及肢体活动情况、胸廓形态、气管位置、呼吸动度、触觉语颤、肺部呼吸音。查看有无肿瘤压迫症状或者侵及相关脏器或神经引起相关症状出现,并注意有些纵隔肿瘤可因内分泌功能或释放其他化学物质伴发全身症状。例如,胸腺瘤伴有重症肌无力的表现;纵隔类癌产生异位促肾上腺皮质激素,引起库欣综合征;纵隔甲状腺肿引起甲状腺功能亢进症;嗜铬细胞瘤引起高血压;纵隔甲状旁腺瘤产生过多的甲状旁腺素,引起高血钙症等。此外,要注意患者自身相关基础疾病引起的症状,如心脏病、糖尿病等。

四、辅助检查

完善检查时,必须基于详尽的病史采集与分析,才能在完善基础检查后决定相关的特殊检查。

(一)一般检查

1.化验检查

血常规、尿常规、肝功能、肾功能、血糖、血清离子、肝炎病毒、凝血五项、HIV+TPPA+RPR。

2.物理检查

肺功能、心电图、肝胆脾超声。

(二)特殊检查

1.化验检查

相关肿瘤标志物以及相关激素水平,如胆碱酯酶、儿茶酚胺等。

2.物理检查

胸部 CT、骨扫描、纤维支气管镜检查,必要时行相关部位磁共振、纵隔镜和活组织检查。

(1)X 线检查:是诊断纵隔肿瘤最常用并且最为重要的手段。大部分无症状患者是在进行 X 线检查时发现的。由于大部分纵隔肿瘤有特定的好发部位以及较典型的影像特点,因此常规的胸部摄片往往能初步确定纵隔病变。CT 常能明确肿瘤与周边的毗邻关系,有无完整包膜、是否有钙化或者骨性病灶以及肿瘤与附近重要脏器或组织结构的相互关系,为判断肿瘤的性质及手术切除的可能性提供了参考。另外磁共振对可能侵及脊髓的纵隔病变有较高的诊断价值。

（2）超声检查：主要用于了解肿瘤为囊性或实质性。

（3）纵隔镜检查或经胸壁穿刺活组织检查：适用于不能进行手术治疗的恶性肿瘤，目的是确定病理诊断进而制订非手术治疗方案。

（4）颈部或者锁骨上淋巴结活检：适用于同时发现颈部或者锁骨上淋巴结异常肿大，为了明确纵隔肿物性质，进而决定进一步治疗方案。

（5）放射性核素：扫描可协助诊断胸骨后甲状腺肿。

诊断性放射治疗（小剂量 10～30 Gy）能否在短期内使肿瘤缩小，有助于鉴别对放射性敏感的肿瘤，如恶性淋巴瘤等。

3.其他

患者基础疾病应完善的其他相关化验与检查。

五、鉴别诊断

（一）纵隔型肺癌

有些中央型肺癌由于阴影靠近纵隔面，有时易误诊为纵隔肿物，必要时可完善纤维支气管镜检查。

（二）纵隔淋巴结结核

主要见于儿童，肿块阴影可呈分叶状或结节形，肺内可以存在结核病灶，可以有肺门淋巴结肿大，患者结核菌素试验呈阳性有助于鉴别。成人也可以有长圆形、表面光滑的结核块影，经抗结核治疗后能完全吸收。

（三）胸椎结核并椎旁脓肿

很容易与后纵隔神经源性肿瘤相混淆，增强 CT 以及 MRI 有助于鉴别。

六、治疗

纵隔肿瘤诊断一经成立，如患者无明显手术禁忌，应积极行手术治疗。虽然大部分纵隔肿瘤为良性病变，但由于手术前难以确定，加之部分病例有恶变可能；另外部分囊性肿瘤有破裂、感染或囊内突然出血可能，而且肿瘤增大可能会压迫纵隔内重要脏器和组织，因此纵隔肿瘤首选手术治疗。对于手术不能彻底切除的恶性肿瘤和神经源性肿瘤，术后可进行放射治疗和化学药物治疗。对于临床上确定的淋巴源性肿瘤除非肿瘤表现为孤立性单个肿块的病例可行放化学治疗外，应转入血液科行进一步治疗。

七、常见纵隔肿瘤介绍

常见的纵隔肿瘤及囊肿有以下数种。

(一)神经源性肿瘤

神经源性肿瘤为纵隔瘤中最常见的一种。据国内外多组报道,病例占25％～50％,常发生于肋间神经或脊神经根部。因此,绝大多数位于后纵隔脊柱旁沟内。在组织学上,根据组织起源通常将神经源性肿瘤分为3类:①起源于神经鞘细胞的,如神经鞘瘤、神经纤维瘤,恶性神经鞘瘤。②起源于神经细胞的,如神经节瘤、神经节母细胞瘤及神经母细胞瘤。③起源于副神经节细胞的,如副神经节细胞瘤。大多数神经鞘细胞瘤,包括神经鞘瘤、神经纤维瘤,起源于高度分化成熟的施万细胞,通常为良性肿瘤。这些肿瘤呈圆形,有完整包膜。术中所见肿瘤包膜均与周围组织器官外膜附着不牢。约有10％的纵隔神经源性肿瘤,往往延伸至椎间孔,以致有部分肿瘤生长在椎管内,这种所谓哑铃状肿瘤大约有2/3的病例起源于神经鞘。对有神经症状及椎孔扩大的病例,术前应行脊髓造影。对于典型的良性神经鞘瘤,手术切除多无困难,但哑铃状神经鞘瘤手术需胸外科与神经外科医师共同完成。

在纵隔良性肿瘤中,约有30％最终发生恶性变。在恶性肿瘤中,主要为神经纤维肉瘤及神经母细胞瘤。凡有包膜的良性纵隔肿瘤,术中均能较彻底切除。

一般良性神经源性肿瘤多无临床症状,只是在查体时偶然发现,少数病例自觉有胸痛、胸闷及气短,诊断主要靠X线检查。

(二)皮样囊肿畸胎瘤

按国内外统计,在纵隔肿瘤中,皮样囊肿及畸胎类肿瘤仅次于神经源性肿瘤,居第二位。皮样囊肿常以外胚层为主,囊内含有皮脂腺、毛发及胆固醇结晶;畸胎瘤则来自各胚层,除皮脂腺、毛发外,骨、软骨及牙齿,易由X线检查显出,常位于前下纵隔,主要症状为胸骨后闷胀、胸痛及气短。此类肿瘤一般均为良性,但有40％最后发生恶性变。

实质性的畸胎瘤,常是恶性的,呈圆形或卵圆形,此与轮廓光滑的皮样囊肿完全相反。个别畸胎瘤呈分叶状,阴影密度一般均匀,术前X线检查有骨、牙齿于肿瘤之内,诊断即可明确。治疗主要是手术摘除。

(三)胸内甲状腺

胸内甲状腺瘤的来源有二:①胚胎时期在纵隔内遗存的甲状腺组织以后发展成为胸内甲状腺瘤。②原为颈甲状腺瘤,以后下坠入胸骨后间隙,一般多见于前上纵隔,亦可见于中、后纵隔。

胸内甲状腺肿瘤的症状:①气管受压症状,如刺激性咳嗽、呼吸困难等,此种现象在患者于仰卧位时表现明显。②胸内闷胀感或胸背部疼痛。③少数病例有甲状腺功能亢进症状。

诊断的主要根据:①部分患者颈部曾有肿块出现历史。②由于肿块存在,而致气管移位。③在透视下可见肿块随吞咽动作上下移动(据统计,此类肿瘤有40%可变为恶性)。④应用放射性碘检查,伴纵隔扫描有助于确定胸内甲状腺肿瘤的诊断。

X线检查可见上纵隔有圆形或呈分叶状致密阴影,向胸内一侧或双侧突出。

胸内甲状腺肿瘤的治疗:一般多采用手术摘除,如肿瘤位置靠上且肿块体积不大,行颈部切口摘除;如肿块下降进入胸腔,可行胸部前外侧切口摘除;如肿块较大且位置较深,以后外侧切口进胸较好或行正中切口显露更佳。手术时应特别注意喉返神经损伤。

(四)胸腺瘤

胸腺瘤是最常见的前纵隔肿瘤,少数病例位于后纵隔或胸内其他部位。其发生率在纵隔肿瘤中居第三位。按组织学结构,胸腺瘤可分为 3 种类型:①含淋巴细胞 80%以上为淋巴细胞型胸腺瘤。②含梭形上皮细胞 80%以上为上皮细胞型胸腺瘤。③混合型即淋巴上皮型。胸腺瘤绝大多数为良性,常见于成年人,临床上常无症状,只是在常规胸部 X 线检查时偶然发现。患者有时有胸闷、胸痛、咳嗽及气短。如系恶性则症状明显且生长较快,手术切除后常易复发。据文献报道,胸腺瘤可伴发免疫缺陷状态和再生障碍性贫血,且与重症肌无力有极不寻常的关系。1939 年,Blalocle 等首次报道 1 例重症肌无力患者在胸腺切除术后症状改善。后经许多学者研究,确定了这两种疾病之间的关系。胸腺瘤患者重症肌无力发生率约为 20%,重症肌无力患者只有 15%有胸腺瘤。胸腺瘤患者发生重症肌无力,其 5 年生存率下降;而重症肌无力伴有胸腺瘤患者比没有胸腺瘤的重症肌无力患者缓解率低。

X线检查:可见前上纵隔内块影,在斜位照片上显示更为清楚,分别为类圆形块状影或舌形影。其特点是均有向上延伸的条索影伸向胸膜顶部,术中常证实其与粘连牵拉有关。

与大多数纵隔肿瘤一样,胸腺瘤首选的治疗手段是早期手术切除肿瘤,良性者效果满意,恶性者应尽量行彻底切除,且术后给予放射治疗。甚至在出现胸膜转移或者其他局部侵犯体征时,亦应争取彻底切除。

关于手术切口的选择,应依其肿瘤的大小与部位而定,原则是要充分显露。肿瘤不大,且伸向一侧者,可行前外侧开胸切口;对瘤体较大,且位于中后纵隔,应行单侧后外侧开胸切口;肿瘤位于胸骨后,并突向两侧胸腔,则可采用胸骨正中切口。此种纵劈胸骨的切口,一方面可对前纵隔进行全面探查,另一方面又能彻底清除自胸廓入口至膈肌之间的全部胸腺和前上纵隔脂肪组织。

根据手术所见及手术标本组织学检查,一般把胸腺瘤分为 3 期。①非浸润期:包膜完整,虽肿瘤已侵犯包膜,但未穿透包膜。②浸润期:肿瘤已穿透包膜,侵犯纵隔脂肪组织;③扩展期:肿瘤侵犯周围器官或胸内已有转移。文献报道,Ⅰ、Ⅱ期患者复发率较低,约占 4%,而Ⅲ期患者手术病死率高达 27%,且复发率高达 38%,术后 5 年生存率约占 40%。

(五)支气管及食管囊肿

支气管囊肿和肠源性囊肿形成是由于支气管和食管均发源于前胸,在胚胎发育过程中,如有部分胚芽细胞脱落至纵隔内即成囊肿。

1.支气管囊肿

囊肿常见于气管分叉或主支气管附近,位于前纵隔,向一侧胸腔突出,囊肿内膜为假复层纤毛柱状上皮,外层有平滑肌及软骨,囊内含黏液。如无并发症,一般无症状。小儿有时可产生呼吸道、食管压迫症状。如囊肿破入支气管,可继发感染。

(1)X 线检查:囊肿呈现圆形或椭圆形阴影,轮廓光滑,密度均匀一致,与气管或支气管不易分离,吞咽时可见块影随气管上下移动,囊肿可被气管或支气管挤压成扁平状。如果囊肿与支气管相通,囊内可出现液平。

(2)治疗:手术切除。

2.食管囊肿

食管囊肿是与食管壁相连的囊肿,其病理特点有二:①囊肿内层黏膜多为胃黏膜,且具有分泌胃酸功能;部分为肠黏膜,而食管黏膜少见。胃酸可引起囊壁溃疡、穿孔、呕血,如侵蚀支气管可引起咯血、肺部感染和呼吸困难等症状。②囊肿外壁由平滑肌组成,多数病例囊肿肌层与食管肌层融合在一起,但囊肿与食管之间不相通。

(1)X 线检查:可见后纵隔与食管相连密切的阴影,吞咽时可见上下移动,阴影密度均匀,轮廓清楚,可突向食管腔内。

(2)治疗:需用后外侧开胸切口手术切除,但必须注意避免损伤食管。

(六)心包囊肿

心包囊肿是发生于心包附近的囊肿,其最常见部位为右侧心膈角处,但亦有发生于较高位置,甚至延伸至上纵隔者。一般认为,起源于原始心包发育不全、心包腔不能融合或胚胎胸膜异常。皱襞是由胚胎时组成心包的芽孢遗留下来的组织所形成的,常附着于心包外壁,为良性病变,极少引起压迫症状。

心包囊肿的特点:①壁薄,几乎透明。②囊内有液体,有的则与心包相交通。③囊壁内为一层内皮细胞组织。患者很少有症状,常为 X 线检查时偶然发现于膈角靠前处或附近有一圆形或椭圆形阴影,密度淡而均匀,边缘锐利,阴影与心包不易分开。由于与其他纵隔肿块区分困难,故应行开胸手术切除。

(七)纵隔淋巴类肿瘤

1.淋巴水囊肿

囊肿水瘤或淋巴管瘤是较少见的起源于淋巴管的良性肿瘤。这种淋巴瘤由巨大的、扩张的囊性淋巴腔隙所构成,腔内表面有上皮被覆,常含有无色透明液体。

儿童纵隔囊性水瘤通常是颈部病变的延伸。而单纯的纵隔囊性水瘤多见于成人。最常发生的部位是上纵隔,其次为前纵隔,只有不到 10% 的淋巴水囊肿发生于后纵隔。

治疗:①大多数以颈部低领状切口切除,如肿瘤巨大,可延长切口加胸骨正中切开。②颈部及纵隔囊性水瘤应以颈-胸骨正中联合切口切除。③根据具体情况,并可行颈部及单侧前外侧切口切除。虽切除后很少复发,但颈部病变切除不彻底则常会复发。

2.淋巴瘤

胸腔内任何类型的淋巴瘤,均可发生于中纵隔或后纵隔,但前纵隔是胸内淋巴瘤最好发的部位,其次肺实质和胸膜也可发生淋巴瘤。淋巴瘤是 4 岁以上儿童最常见的恶性肿瘤。在一组纵隔肿瘤病例中,淋巴瘤是最常见的儿童纵隔肿瘤,占所有前纵隔肿瘤的 75% 以上。

(1)临床表现:主要为发热、呼吸困难、乏力、胸腔积液以及气管和上腔静脉常有受压征象。

(2)X 线检查:可见前纵隔有一大的圆形肿块或显示双侧肺门对称性呈分叶状阴影。生长快,常有远位转移,此种情况淋巴肉瘤或霍奇金病可能性较大。

(3)诊断:①颈部或锁骨上凹淋巴结活检,一般均能获得诊断。②如病变仅局限于纵隔,可行开胸或纵隔镜活检。

(4)治疗:除胸腺霍奇金病外,手术切除并不能提高生存率。放射治疗及化学治疗仍是治疗淋巴瘤的最主要方法。

(八)其他较少见的纵隔肿瘤

其他较少见的纵隔肿瘤有血管瘤、脂肪瘤、纤维瘤及软骨瘤等。

第五节 乳 糜 胸

乳糜胸是指胸膜腔内积聚乳糜液(富含三酰甘油和乳糜微粒)的一种疾病,通常是由于各种先天性、创伤性或梗阻性因素影响了胸导管及其较大分支的回流,造成撕裂所致。

一、胸导管的解剖

胸导管起源于腹部的乳糜池,左颈静脉全长 30~40 cm,是人体最粗大的淋巴管,直径在 0.2~0.3 cm,但有 20%的人没有胸导管。乳糜池为一类球形结构,长3~4 cm,直径 2~3 cm,位于第一、第二腰椎水平紧贴于脊柱前方,也可在第十胸椎至第三腰椎之间主动脉右侧的任何部位。胸导管自乳糜池开始沿脊柱前方上行,在第十、第十一、第十二胸椎水平穿主动脉裂孔进入后纵隔内。胸导管在胸部分上、下两段。下段是自穿主动脉裂胸导管孔处到第五、第六、第七胸椎水平,这段胸导管位于椎体的右前方、降主动脉与奇静脉之间、食管的后面、右肋间动脉的前方,在胸膜外向上走行。胸导管在第五、第六、第七胸椎水平越过主动脉的后方至纵隔的左后方继续上行,至颈部以前属上段。这段胸导管在主动脉和左锁骨下动脉的后方、食管和喉返神经的左侧上行,行至颈根部的胸导管在锁骨上 3~4 cm 处转向侧方,走行于颈动脉鞘与颈静脉后方、甲状腺下动脉、椎动脉、左锁骨下动脉和膈神经的前方,经前斜角肌内缘转向下,左锁骨下静脉与左颈内静脉交汇点(静脉角)处注入静脉系统。胸导管的解剖变异非常普遍,在膈肌水平 25%~33%的人有多根胸导管,胸导管与淋巴系统之间有很多交通支,通过肋间淋巴结、纵隔淋巴结、气管支气管淋巴结及连接这些淋巴结的淋巴管形成侧支循环。在胸部,40%~60%的人其胸导管还与奇静脉、肋间静脉、腰静脉及下腔静脉自由交通,如远端发生阻塞,这些侧支循环将发挥作用,因而可行任何位点的胸导管结扎而不发生淋巴回流障碍。17%的人在下部为两条分支,上行后汇集成一条主干,5%的人一直保持两条导管。胸导管进入静脉系统的部位和方式也不完全一致,80%的人以单一终支进入,也有以两支、三支或四支进入静脉,可汇入左锁骨下静脉(55％)、颈静脉角(41.5％)、左颈内静脉、左椎静脉,也有的终止于右颈内静脉。胸导管是一内覆上皮的肌性管腔,从第六胸椎以上,每隔几厘米腔内就出现瓣膜,在它进入静脉处尚有成对的瓣膜,瓣膜结构使淋巴液在胸导管内循一定方向流动并防止静脉血反流入胸导管。胸导管收集双下肢、腹部、左半胸、左上肢和头颈部左侧的淋巴液。

二、胸导管的生理

胸导管的主要生理功能是将消化道吸收的乳糜液及肺、肝、胸腹壁及四肢等回流的淋巴液输送至静脉系统。

乳糜外观呈乳白色,无异味,呈碱性,pH 7.4～7.8,比重为1.012～1.025,无菌且具有强大的抑菌作用,静置后不凝,其上形成一奶油层,加入乙醚后变澄清,苏丹Ⅲ染色可见脂肪球,它含有脂类蛋白、电解质、细胞成分和其他许多成分。

脂肪是乳糜的主要成分,人体摄入脂肪的60％～70％经肠道吸收入肠道淋巴管,并经胸导管运输至血液,包括中性脂肪、游离脂肪酸、磷脂、神经鞘髓磷脂、胆固醇、胆固醇酯等。中性脂肪是以直径约0.5 μm的乳糜微粒形式在淋巴液中转运,小于10个碳原子的脂肪酸可直接吸收入门静脉,乳糜中三酰甘油的含量大大高于胆固醇的含量。胸导管是正常情况下血管外蛋白质返回循环以及紧急情况下运输储存蛋白的主要途径,乳糜液总蛋白含量约为血浆蛋白的1/2,主要是清蛋白、球蛋白、纤维蛋白原和凝血酶原。乳糜液中电解质的含量与血浆相似,主要离子有钠、钾、氯、钙和无机磷。乳糜液中还含有大量淋巴细胞,其90％为T细胞,对人体的细胞免疫起重要作用,如长期大量乳糜液渗漏可造成淋巴细胞减少而损害机体的免疫功能。细胞成分还包含少量的红细胞,其他成分还包括脂溶性维生素、各种抗体和酶(碱性磷酸酶、胰脂肪酶、淀粉酶、谷草转氨酶、谷丙转氨酶)、DNA、尿素氮、乙酰乙酸等。胸导管内淋巴的流量大约为1.38 mL/(h·kg),24小时进入静脉系统的淋巴液可达1 500～2 500 mL,休息时胸导管内淋巴流速为0.38 mL/min,而在餐后或腹部按摩时可达3.9 mL/min。淋巴液在胸导管内的流动受以下几种力量的共同作用:①胸导管本身肌肉的收缩;②胸、腹腔之间的压力梯度;③肠淋巴管不断吸收淋巴形成的推力;④胸导管与静脉交汇处血液流动产生的Bernoulli抽吸作用。其中胸导管本身的收缩是推动淋巴流动的主要因素,胸导管每5～10秒收缩一次,与呼吸运动无关,内壁的瓣膜可有效地防止反流的发生,腔内压力在1.0～2.5 kPa(10～25 cmH$_2$O),梗阻时可达5.0 kPa(50 cmH$_2$O),迷走神经释放的乙酰胆碱可使胸导管收缩,肾上腺素则使其扩张。

三、病因及病理生理

(一)病因

引起乳糜胸的病因很多,常见病因有肿瘤、手术、创伤、结核、静脉血栓等。各种原因引起的乳糜胸发生率不同,据报道恶性肿瘤引起的占 40%～60%,手术后乳糜胸占 25%～35%,原因不明者占 15%～25%。

1.先天性乳糜胸

临床上较为少见,系淋巴系统先天性发育异常所致,是新生儿胸腔积液的主要原因之一。解剖特点为胸导管的缺如或闭锁、淋巴管的广泛扩张,导致胸导管狭窄、梗阻,随着胸导管压力增加而产生破裂。先天性乳糜胸常伴有唐氏综合征(21-三体综合征)、努南综合征、母体羊水过多、H 型气管食管瘘等。患儿常有产伤,系出生过程中脊柱的过度牵拉及中心静脉压升高,导致发育异常的胸导管过度扩张,并产生破裂或撕裂。

2.医源性乳糜胸(手术后乳糜胸)

在胸导管附近的手术操作均有可能损伤胸导管主干及主要分支而产生乳糜胸,发生率占所有胸腔内手术的 0.25%～0.5%。手术损伤致乳糜胸几乎涉及所有的胸腔内手术,尤其多见于左上胸部的手术,包括食管切除、肺叶切除、全肺切除、纵隔淋巴结廓清、主动脉狭窄切除、动脉导管结扎、胸主动脉瘤切除、纵隔肿瘤切除、左锁骨下动脉手术、交感神经链切断术、先天性膈疝修补术、胸腰椎前路手术等,一些侵袭性操作如颈内静脉、锁骨下静脉穿刺置管等亦可损伤胸导管。由于胸导管和食管在胸部的毗邻关系,故食管癌手术致乳糜胸最为常见,发生率为 0.9%～2.0%。食管癌外侵明显,尤其向脊柱侧浸润,游离食管时极易损伤胸导管主干,在分离主动脉弓后及弓上食管时也容易损伤横行段胸导管。近年来,由于肺癌手术的规范,特别是纵隔淋巴结廓清范围的扩大使乳糜胸发生增加,发生率为 0.3%～1.5%,主要原因:①清扫淋巴结时损伤了与胸导管交通较粗大的淋巴管而未行有效的结扎(主要在隆突下区、气管前腔静脉后区);②肿瘤大,侵犯胸导管主干及主要分支,手术切除后未妥善处理破裂的胸导管。

胸内心血管手术后乳糜胸并非少见,发生率为 0.2%～0.5%,原因:①分离胸腺周围损伤了前纵隔淋巴管在胸腺浅表汇成的前纵隔淋巴干;②在主动脉弓手术、动脉导管结扎时损伤胸导管主干;③心脏原发病及术后发生的静脉压升高或肺动脉压升高造成胸导管压力增高而破裂。

3.非医源性创伤性乳糜胸(外伤性乳糜胸)

子弹、刀刺伤所致的胸导管穿透伤较少见,常并有其他脏器损伤。非穿透伤是由于钝性外力作用于胸部,使脊柱突然过度伸展造成胸导管在膈肌上方破裂,也有人认为是右侧膈肌脚对胸导管的剪切力或由于椎体表面的胸导管突然牵拉所致。

4.非创伤性乳糜胸(自发性乳糜胸)

病因复杂,以胸腔内恶性肿瘤对胸导管或淋巴管的直接压迫、侵蚀破坏最为多见,常见的肿瘤有恶性淋巴瘤、原发性肺癌、弥漫性胸膜间皮瘤、胸膜转移瘤等。原发性胸导管恶性肿瘤鲜有报道。胸导管是恶性肿瘤播散的重要途径,乳糜胸后发生乳糜腹常提示腹膜后肿瘤。胸内良性肿瘤如淋巴瘤、囊状淋巴管瘤、肺淋巴管肌瘤病亦可诱发乳糜胸。感染造成的乳糜胸并非少见,如结核、真菌性疾病、淋巴管炎、丝虫病、非特异性纵隔炎等,可导致淋巴结肿大,产生淋巴管梗阻或淋巴管通透性增加。另外静脉血栓、上腔静脉综合征、肝硬化、肾病综合征、系统性红斑狼疮、类风湿关节炎、大块骨溶解症、贝赫切特综合征(白塞病)、干燥综合征、结节病、淀粉样变性、巨球蛋白血症、艾滋病、卡波西肉瘤、结节性脂膜炎、心力衰竭、肠淋巴管扩张等均可伴有乳糜胸,15%～25%的乳糜胸找不到确切的病因,称为特发性乳糜胸。

(二)病理生理

乳糜胸早期,胸导管损伤或渗透性增加,渗漏出的淋巴液通常先积在后纵隔,随着渗漏的不断增多,压力逐渐增高,直至纵隔胸膜破裂,流入并积聚在胸膜腔内,随着胸膜腔内乳糜液的不断积聚,肺组织逐渐受压迫而影响肺功能。乳糜富含脂肪、蛋白质、维生素、淋巴细胞与抗体,由于其不断漏出,可引起严重代谢障碍和营养不良、免疫功能低下、凝血障碍,严重可导致死亡。乳糜中的卵磷脂和脂肪酸具有抑菌作用,且含有大量淋巴细胞与抗体,故乳糜胸很少继发感染形成脓胸。乳糜液对胸膜无刺激性,不会引起胸痛及纤维性炎症反应而造成胸膜增厚。

四、临床表现

乳糜胸的症状和体征主要由胸腔积液所致。乳糜胸发生早期,由于胸腔积液量不多,症状常不明显,外伤和手术后乳糜胸,由于早期的禁食和消化道功能的限制,胸腔引流量并不太多,随着病情的发展和手术后患者的进食,胸腔积液会不断增多,继而出现胸闷、气促、咳嗽、呼吸困难、心动过速、血压下降等胸腔积液的非特异性肺和纵隔压迫症状。纵隔摆动明显和纵隔受压严重的患者,可出现呼吸窘迫症状,甚至发生休克。肺癌术后乳糜胸,由于术中广泛的淋巴结廓清,主要是损伤了胸导管的主要属支,同胸骨正中切口心内直视手术中损伤了位于胸腺区的前纵隔淋巴干一样,由于损伤的常不是胸导管主干,所以乳糜胸发生较缓慢,胸腔积液或胸腔引流量相对较少,患者症状较轻,保守治疗治愈机会较大。自发性乳糜胸往往病因复杂,常与原发病相伴随,胸腔积液量多少不一,早期诊断常不容易。食管癌术后乳糜胸,由于常常损伤了胸导管主干,所以胸腔积液量大,且多发生于进食或鼻饲后,患者症状明显,保守治疗难以控制。由于乳糜液对胸膜刺激小,所以患者胸痛不明显或被原发病掩盖。虽然反复胸腔穿刺抽液或持续的胸腔引流可暂时缓解其压迫症状,但含有丰富脂肪、蛋白质、脂溶性维生素和淋巴细胞、抗体的乳糜液大量丢失,又得不到及时纠正,一方面会引起血容量不足造成心血管功能不稳定,另一方面会造成严重的营养障碍和免疫功能下降,继而出现感染、发热,最终出现全身重要脏器功能衰竭,甚至死亡。

五、诊断

临床上乳糜胸的诊断并不困难,结合病史、临床表现、影像学检查及胸腔积液分析,多可做出明确的诊断。但应当注意的是,真正典型的乳白色的胸腔引流或穿刺液在临床上并不多见。大约 50％乳糜胸的胸腔引流液呈乳状,12％呈现浆液状或淡血性,以后可转为浑浊的血清样,只有进食后才会转变为乳白色。在出现乳白色渗液时,尚须考虑假性乳糜胸和胆固醇性积液的可能性。胆固醇性积液中,不含脂肪或乳糜微粒,胆固醇含量高,可见于结核病或类风湿关节炎。慢性脓胸或恶性肿瘤,由于胸腔积液中可含有卵磷脂-球蛋白复合物,故可形成乳白色假性乳糜液,但因其含脂肪少,因此苏丹Ⅲ染色看不到脂肪颗粒,胆固醇及蛋白含量亦较乳糜液低。胸导管损伤渗漏出的乳糜液与其他原因(肿瘤、炎症、外伤、充血性心力衰竭等)引起的胸腔积液可产生混合性积液,给乳糜胸的诊断带来一定困难,这时行 X 线淋巴造影或放射性核素显像可明确乳糜有无外溢。

(一)病史

对于胸腔积液患者,如有饱餐后外伤史或近期做过任何可能损伤胸导管的手术,应考虑到乳糜胸的可能性。

(二)影像学检查

(1)常规 X 线或 CT 检查:能发现胸腔积液,但无法准确区分乳糜胸和其他性质的胸腔积液。Operman 认为乳糜胸患者坐位与卧位胸透或胸片显示胸腔积液呈反常现象,立位时液面在肺尖部增宽,卧位时则肺底变宽,这种现象与乳糜积液在胸膜后间隙较多,以及其比重特点有关。CT虽不能确定乳糜漏口位置,但可显示纵隔肿物、肿大淋巴结或原发性肺癌。

(2)X线淋巴造影:将12~15 mL碘油自足背淋巴管注入,1~2小时后拍胸腹部X线片,这种方法可直接观察到淋巴系统如狭窄、梗阻等形态改变以及淋巴液外漏部位,进而决定手术方式,还可于手术中行淋巴管造影,以更确切地了解淋巴漏口的位置,选择结扎部位。但这种方法有导致淋巴管炎、肺水肿甚至脑栓塞的危险,故近年来较少应用,并逐渐被放射性核素淋巴显像所代替。

(3)放射性核素淋巴显像:利用^{99m}Tc-DX显像剂不透过毛细血管壁而仅停留在淋巴系统的特点,用γ相机照像法可获得清晰的淋巴管行径图像。具体方法是患者取仰卧位,在两足第一趾间分别皮下注射^{99m}Tc-硫化锑胶体(AS)74 MBq/(0.5~1.0)mL,活动下肢15~30分钟,摄取局部或全身淋巴系统图像,然后根据病情于1、3、5小时摄取延迟像,渗漏严重者,注入示踪剂10分钟后即可拍摄,而漏口小者可延长至3、5小时甚至24小时追随观察,为获取清晰图像,提高诊断准确性。有大量胸腔积液时,可于前日穿刺抽液。放射性核素显像技术具有安全无创、简便易行、诊断定位确切的优点,可以对乳糜外溢进行动态观察,并判断出漏出方向,通过对放射性浓聚区判断乳糜的流注部位及有无曲张的淋巴侧支。

(三)胸腔积液

(1)胸腔积液常规检查:外观呈乳白色不凝固液体,无异味,引流量超乎寻常地高,平均每天700~1 200 mL甚至更多,比重1.012~1.025,pH 7.4~7.8(碱性),不含细菌并有抑菌作用。胸腔积液中含有微小的游离脂肪滴,脂肪含量4~40 g/L,高于血浆含量,总蛋白21~59 g/L,低于血浆的一半。胸腔积液细胞计数淋巴细胞占90%以上,伴有外伤时可混有红细胞和其他血液成分,而周围血液中T淋巴细胞降低而B淋巴细胞相应地增加。

(2)胸腔积液碱或乙醚试验:加入少量碱或乙醚振荡均匀,静置片刻胸腔积液变为清亮,是因为乳糜中的脂肪颗粒可溶于碱或乙醚。而假性乳糜胸乳白色由脓细胞和脂肪变性破坏产生,加入碱或乙醚并无变化。

(3)苏丹Ⅲ染色:胸腔积液苏丹Ⅲ乙醇染色后可见红色脂肪颗粒。

(4)脂肪定量分析:真性乳糜胸患者血浆胆固醇与酯均正常,但胸腔积液中三酰甘油升高,每100 mL胸腔积液中三酰甘油含量>100 mg,而胆固醇正常。Stoat认为胸腔积液中三酰甘油>1.24 mmo/L,99%的可能性为乳糜液;如三酰甘油＜0.56 mmo/L,乳糜胸的可能性仅为 5％;如果三酰甘油含量介于两者之间,就需作出脂蛋白电泳进一步鉴定。

(5)血清和胸腔积液脂蛋白电泳测定:血清与胸腔积液脂蛋白电泳同时检查有助于判定真性或假性乳糜胸。真性乳糜胸患者血清电泳图形正常,而胸腔积液显示明显的乳糜微粒带。

六、治疗

(一)保守治疗

对于不需要立即开胸手术处理的先天性、术后或外伤性乳糜胸,开始应选择保守治疗。

1.饮食及营养支持治疗

对于乳糜漏出较少的患者,可采用低脂饮食或口服中链三酰甘油。中链三酰甘油是含有 6～12 个碳原子的饱和脂肪酸,主要来源于棕榈仁和椰子油,其活性组分是八烷酸和十烷酸,经小肠黏膜吸收后经门静脉系统转运。与长链脂肪酸不同,它不参与乳糜微粒的形成,故而可减少乳糜的形成,降低胸导管负荷和压力,促进漏口闭合。对于大量、漏出较快的或经低脂饮食或口服中链三酰甘油引流量不见减少的乳糜胸患者,宜采用完全禁食、胃肠减压,以减少乳糜液在胃肠道的吸收,同时应用完全胃肠外营养支持疗法,注意保持水电解质平衡。完全胃肠外营养彻底禁食效果要好于低脂饮食或口服中链三酰甘油,因为进食任何东西,都可增加淋巴回流量,增加漏口流出量而影响愈合。长期胃肠外营养,尤其对于婴幼儿患者,会引起许多并发症,宜早期手术治疗。

2.胸腔穿刺与胸腔闭式引流

胸腔穿刺是治疗小儿乳糜胸的有效方法之一,少数一次胸穿即可治愈,多数需反复穿刺才能显效。多次胸腔穿刺不如以粗胸腔引流管并加低压吸引效果好,充分的引流可解除肺、纵隔的压迫,使肺完全复张,保持呼吸循环功能稳定,可同时配合呼吸功能锻炼,促进肺复张和胸膜粘连固定,有利于漏口愈合。胸腔引流期间会丧失大量蛋白质、脂肪与电解质,应注意补充。

3.病因治疗

对于结核、系统性红斑狼疮、结节病、肺淋巴管肌瘤病、肾病综合征等一些可治性非创伤性疾病所致的乳糜胸,经过积极的病因治疗,可能不需要任何外科治疗。肿瘤所致乳糜胸总体上内科治疗效果欠佳,但淋巴瘤等对放射治疗和化学治疗敏感的肿瘤引起的乳糜胸,经病因治疗可停止渗出,良性淋巴管瘤、纵隔肿瘤等引起的乳糜胸应完整切除肿瘤。

4.胸膜固定技术

保守治疗乳糜胸愈合的机制不是漏口的愈合,而是胸膜腔的闭塞粘连所致,胸膜腔内注入适量具有强化学刺激的药物,可产生胸膜反应,上皮细胞、纤维组织增生,胸膜肥厚粘连,闭锁了胸导管及其分支漏口,有的药物具有的蛋白凝固作用还可使小乳糜管闭塞,渗出减少,乳糜胸得以治愈。目前常用的药物有四环素、红霉素、消毒滑石粉、氮芥、支气管炎菌苗、重组人血白细胞介素-2、高渗葡萄糖、纤维蛋白胶、凝血酶、10%甲醛、高聚金葡素、顺铂、康莱特、博来霉素、鸦胆子乳剂等。

(二)手术治疗

手术治疗乳糜胸效果确切,但目前对手术时机的选择尚无明确的标准,各家经验不一,但乳糜胸先行一个时期的保守治疗,效果不佳时再施行手术这一点是大家公认的,保守治疗时间不应超过 4 周胸腔引流量及引流时间是判定手术时机的重要指标,成人引流量每天>500 mL(儿童每天>100 mL/kg)持续5天以上,或每天引流量连续超过 500 mL,持续 2 周以上,说明损伤部位可能在胸内较大的淋巴管,保守治疗很难奏效,应手术治疗。另外,放射性核素淋巴显像作为一个客观指标,能够反应漏口的大小,如发现有淋巴液的持续外溢,应选择手术治疗。医师们倾向保守治疗时间要短一些,特别对于小儿和体质虚弱患者,因为持续的胸腔引流会造成大量淋巴细胞、抗体和蛋白丢失,体质进一步恶化而影响手术效果和预后,另外食管癌患者手术前的饮食不佳及术后长期禁食,负氮平衡常较为严重,且多为胸导管主干或较大分支损伤,故也应缩短保守时间,以手术为主。

手术方法较多:①直接结扎胸导管;②膈上大块结扎胸导管;③胸导管奇静脉共同结扎;④胸膜腔腹腔转流术;⑤胸膜切除术;⑥缝扎纵隔胸膜瘘口;⑦胸导管奇静脉吻合术;⑧剥脱术;⑨纤维蛋白胶粘堵;⑩胸腔镜下胸导管结扎术。胸腹腔分流术、胸膜切除术、胸膜固定术既可单独应用,也可与胸导管结扎术结合应用。

传统的手术治疗主要是 1948 年 Lampson 倡导的开胸胸导管结扎术,虽然具有非常好的手术野显露效果,便于手术操作,但具有切口大、组织损伤重、术后并发症多、恢复慢、瘢痕大影响美观等缺点。

随着人们生活水平的不断提高,在保证手术安全的前提下,减少手术创伤、减轻术后疼痛、保持良好的术后美容效果日益受到重视;电视胸腔镜手术治疗乳糜胸,作为一种全新的手术治疗方法,近年来国内、外报道逐渐增多,它能克服传统手术的不足,可显著缩短患者的住院时间和降低住院费用,并且能够达到同样的治疗效果。

1.胸腔镜手术适应证

适应开胸手术治疗的乳糜胸也同样适应电视胸腔镜手术,而且电视胸腔镜手术治疗乳糜胸很好地解决了以往对于二次开胸手术时间把握困难的问题。多年来,虽然对胸导管损伤乳糜胸保守治疗和手术治疗的意见尚不完全一致,但随着近年来电视胸腔镜手术技术的不断提高,为乳糜胸的早期手术治疗提供了可能,更多人逐渐扭转了过分强调保守治疗的观点,而更倾向于积极的外科治疗。

2.胸腔镜手术禁忌证

(1)胸膜腔广泛而致密的粘连。

(2)肺功能严重受损,不能耐受健侧单肺通气。

(3)任何原因造成的不能完成双腔气管插管或不能建立健侧单肺通气。

(4)患者有出血性疾病而不能耐受全身麻醉或手术创伤者。

3.术前准备

(1)病史采集和体格检查:全面而准确的病史采集是术前准备的第一步,除了要掌握主要病史外,还应了解既往有无胸部结核、胸膜炎、液气胸、外伤手术史等,严格的系统查体有助于发现伴随疾病。

(2)实验室检查:三大常规、肝肾功能及凝血功能检查是胸部手术必备检查。

(3)辅助检查:X线胸片、CT检查虽无法明确胸腔积液性质,但可为术者提供更多的有关疾病和胸内结构的信息。B超可检查胸腔积液情况及腹内脏器情况。术前肺功能检查对胸腔镜手术十分重要可为患者手术中单肺通气耐受力的评估提供一个客观的依据,有条件的最好进行分侧肺功能检查。放射性核素淋巴显像能够反应乳糜漏口的部位和大小,对于手术方法和入路的选择提供重要的依据。

(4)术前常规准备:手术前一日及当天准备除常规开胸手术准备以外,应同时准备好胸腔镜手术设备和开胸手术器械,以备手术中遇到胸腔镜难以处理的病变或并发症时,中转开胸手术时使用。

(5)术前特殊准备:乳糜胸患者术前多经过一段时间保守治疗,持续的引流导致脂肪、蛋白等营养物质丢失较多,患者营养状态一般较差,可伴有血容量不足、负氮平衡、电解质紊乱和酸碱失衡,术前应积极改善患者的全身状态,输血、补液,保持水电解质平衡。术前常规留置胃管,术前2～3小时自胃管注入全脂牛奶或脂肪乳剂 250 mL(据统计术前用牛奶和脂肪乳剂均能很好地标记胸导管,但脂肪乳剂效果更佳),促进乳糜量增加,色泽变白,便于手术中胸导管的寻找和漏口的观察。

(6)患者的精神准备:医护人员术前应耐心向患者介绍手术的必要性及可能出现的不适感,解释术后仍可能有一段时间的引流,行胸膜固定术后可能出现发热和胸痛不适,解除其思想顾虑,增强对手术的信心。

4.手术入路的选择

原则上单侧乳糜胸手术应选择同侧入路,以免干扰对侧胸膜腔造成新的创伤和发生感染播散,并可减少手术创伤对呼吸、循环功能的影响。外伤性乳糜胸应在同侧进胸,可同时探查和处理胸内其他脏器的损伤。原发性乳糜胸应在同侧进胸,以便观察胸膜腔、肺组织、纵隔结构,寻找原发病,便于原发病灶切除或取活检明确病因。双侧乳糜胸、正中切口心内直视手术后乳糜胸、肺癌术后乳糜胸均可经右侧入路进胸处理胸导管。左侧胸腔入路时,胸导管被降主动脉、左心室、食管或胸腔胃遮蔽,胸导管显露较困难,胸腔镜操作难度大,可采用电视胸腔镜辅助小切口,以顺利处理胸导管。如仅行胸导管低位结扎,无论何侧或双侧乳糜胸,均可经右侧进胸,因右侧入路较左侧入路更容易可靠地寻找、分离、结扎胸导管。

5.麻醉方法、体位、手术设备及其位置。

(1)麻醉:采用双腔气管插管、静脉复合全身麻醉的方法。术中须常规监测血压、心电图、脉搏、氧饱和度,而其他监测如直接动脉压、中心静脉压和肺动脉压等须根据患者的实际需要予以考虑。良好的麻醉条件有助于简化手术过程、减少手术时间,术中要保持充足的氧供应,并维持良好的容量平衡,手术结束后要缓慢膨肺,不要出现局部肺不张

(2)体位:取侧卧位,垫高胸部,呈头及下肢稍低的弓形卧位,使肋间充分伸展,便于胸腔镜操作。

(3)手术设备及其位置:手术设备包括全套胸腔镜设备、2台电视监视器及常规开胸全套器械些设备与麻醉机及监护设备、器械台、Mayo 器械桌都摆放在手术台周围,其具体位置因术者习惯和手术要求而定。胸导管结扎一般位于右侧膈肌上方,故可将监视器放在患者脚部或床尾两侧使术者目光能与器械指向一致,便于术中观察、操作,避免"镜像操作"现象。

6.手术步骤

(1)先于腋中线第六或七肋间作一长 1.5 cm 切口作为置镜观察口,此口术

毕可作为术后胸腔引流口,逐层切开皮肤、皮下,此时健侧单肺通气,患侧气管导管开放,使患侧肺呈萎陷状态,钝性分离肌层,刺破壁层胸膜,插入 10.5 mm 套管穿刺针,吸净胸腔积液,再置入 10 mm 0°或 30°硬式胸腔镜,观察胸腔内情况。如乳糜胸系肿瘤侵犯、破坏胸导管所致,单纯胸腔镜手术难以完整切除肿瘤并进行清扫胸内淋巴结,或外伤性乳糜胸伴有其他脏器损伤单纯用胸腔镜或辅助小切口不能妥善处理者,应及时中转开胸手术。

(2)在胸腔镜引导下,在腋前线第四或第五肋间处作一长 2～3 cm 切口作为主操作口。可经此口利用标准胸腔镜器械或普通开胸手术器械进行操作。在肩胛下角线第七或八肋间作一长 1.5 cm 切口作为辅助操作口。

(3)镜下钝性、锐性分离胸膜腔粘连,清除脏、壁层胸膜表面的纤维素沉着物,以抓钳或无齿卵圆钳提起下肺,电钩切断游离下肺韧带至下肺静脉处,探视整个胸膜腔、纵隔及肺。如乳糜胸系不能完整切除的恶性肿瘤引起,可作组织活检以明确病因。显露脊柱旁、膈肌上方的纵隔胸膜,电凝纵向切开此处纵隔胸膜,钝、锐性游离,注意勿损伤奇静脉、降主动脉以及食管,沿胸导管的解剖位置和走行方向仔细探查,如系食管切除术后乳糜胸应仔细探查食管床,寻找到灰白色半透明的胸导管,往往在胸导管损伤漏口处有白色乳糜液漏出。

(4)发现胸导管瘘口后,在胸腔镜引导下,插入内镜施夹器,于瘘口远、近两断端 1.0 cm 以远钛夹双重夹闭或以简易打结器 7 号丝线双重结扎,最后缝扎或结扎膈上胸导管。

(5)如术中找不到明显的胸导管漏口,可在膈上结扎胸导管。75%的患者胸导管在 $T_2～T_8$ 水平为单支结构,所以在右侧或左侧膈上 5 cm 左右结扎胸导管最为简单、可靠,丝线结扎时注意不要用力过大,以免人为切割损伤胸导管,故也有人主张,即使找到胸导管,也最好连同周围组织一起缝扎。

(6)如果术中胸导管难以辨认,则可在膈上将椎体之前、食管之后、降主动脉和奇静脉之间的软组织盲目大块缝扎,则可以将胸导管及其各分支阻断,有效地避免术后乳糜胸的复发。大块缝扎要紧贴椎体的前方,注意不能损伤主动脉、奇静脉及前方的食管。

(7)左侧胸导管损伤常发生在食管癌手术、主动脉弓手术后,也可发生在其他原因或外伤后,有的胸导管损伤发生在主动脉弓上方的主干横行段、锁骨下动脉内后段,寻找漏口时往往比较困难,可将第 1 个切口延长呈一 5～8 cm 小切口,第 2 个切口作为置镜观察口,便可完成胸导管瘘两端的结扎和低位的胸导管结扎术。

（8）结扎胸导管后,清洗胸腔,寻找有无出血或漏气的情况,最后行胸膜固定术。胸膜固定最常用的方法是纱布块机械摩擦胸膜和滑石粉胸腔内喷洒法。术毕充分膨肺,术后加强患者呼吸功能锻炼使肺充分膨胀,脏、壁两层胸膜充分接触,胸膜间的炎性反应促使胸膜肥厚粘连,达到粘连固定的效果,加快胸导管破口的愈合。这一方法简便、可靠,不良反应少。

七、预防

虽然食管或肺切除术、胸主动脉手术、心血管畸形矫正手术后乳糜胸相对多见,但事实上任何类型的开胸手术,都可能因为术中损伤胸导管而出现术后乳糜胸。熟悉胸导管的解剖及常见的变异结构是防止术中胸导管损伤的关键。

在食管切除手术中,游离食管周围粘连、清扫食管周围淋巴结时,对切断的组织要逐一牢固结扎,对胸导管容易损伤的部位如瘤床附近、主动脉弓上下要格外注意。较大的中段食管癌可直接侵犯胸导管,不应盲目钝性分离,应直视下钳夹、切断、结扎,紧贴弓下的大块肿瘤可在弓下切断食管再进行过弓,切忌强行将肿块牵拉过弓。

随着肺癌手术切除范围的扩大,尤其是淋巴结清扫范围的扩大,使术后乳糜胸的发生率有所上升。肺癌术后发生乳糜胸的主要原因是术中清扫淋巴结时损伤了与胸导管有交通的较粗大的淋巴管所致,包括左、右气管淋巴干和前纵隔淋巴干,而直接损伤胸导管的较为少见。故此,在切除和清扫淋巴结时对其周围的条索状组织要进行可靠的结扎。

脏开胸手术采取胸骨正中切口,术中操作主要在前、中纵隔及膈面,对后纵隔组织极少损伤。乳糜胸原因系手术中损伤了手术区域内的淋巴管或淋巴结,如前纵隔淋巴结或淋巴管、心包或胸膜淋巴管、肺门淋巴结、膈面淋巴管等。而胸主动脉瘤、动脉导管未闭等后纵隔操作的手术则有可能直接损伤胸导管而引起术后乳糜胸。因此在游离前纵隔、心包、纵隔胸膜、肺门时不要盲目钝性分离,仔细烧灼或结扎心包及胸膜切缘,切割心包下端时切勿过低,不要损伤心包膈面,游离胸主动脉周围组织时,要逐一可靠结扎。

对于以上容易损伤胸导管的手术,关胸前除了应仔细止血以外,还应仔细观察创面有无乳白色或透明油状液体渗出,可疑时要行胸导管预防性结扎。

目前,对于术中行胸导管结扎是否能够达到预防乳糜胸的效果尚存争议。有学者认为胸导管管壁薄弱,且变异较大,结扎时可导致切割或远端管腔压力升高而破裂,反而增加乳糜胸的风险,故不主张预防性胸导管结扎。胸导管结扎后乳糜胸的原因如下：①结扎线过细、结扎时用力不均匀，导致切割损伤胸导管；②结扎位置过高，在胸导管破口的上方，达不到预防乳糜胸的效果；③胸导管的解剖变异较大，可为双干或多干，单纯结扎一支并不能预防乳糜胸的发生。以上几个原因均可通过改进操作而避免，如用粗丝线结扎，用力均匀，结扎尽量位于膈上低位，结扎后要观察远端是否充盈，是否有乳糜继续漏出，尽可能采用大块结扎的方法。

对于术中明确有胸导管损伤者或食管、肺部肿瘤后纵隔浸润严重、纵隔淋巴结广泛清扫或主动脉手术后纵隔广泛游离，胸导管可疑受损伤者，应行预防性胸导管结扎，而不加选择地行预防性胸导管结扎实无必要，且增加乳糜胸的发生机会。

第六节　脓　　胸

一、概述

脓胸就是化脓性感染导致的胸膜腔积液。可分为单侧或双侧，局限性或全脓胸。胸内或胸外感染均可侵入正常无菌胸膜腔引起积脓。当细菌的数量大且毒力较强，压倒宿主的防御反应时，就要发生感染。最常见病因为肺部炎症继发感染，占 50％以上，其次为医源性病变如术后并发症或各种诊断或治疗，如胸穿、经皮活检等，约占 25％，其他为外伤性和腹部感染等。脓胸可发生在任何年龄。一旦发生在消耗性病变患者，如恶性肿瘤、糖尿病、免疫功能或心肺功能减退者，或高龄患者，病死率较高，近 20％。常见菌种随疾病及抗生素的应用而改变，青霉素问世前以溶血性链球菌和肺炎链球菌多见，20 世纪 60 年代后耐药的金黄色葡萄球菌流行，20 世纪 80 年代起对广谱高效抗生素也耐药的肠道菌——大肠埃希菌、变形杆菌和铜绿假单胞菌、厌氧菌、真菌等不断增多。

二、病理与临床

致病细侵入胸腔的途径：①直接污染，如肺脓肿、胸壁感染、创伤、胸穿或剖胸手术等；②局部感染灶的持续性扩散，如肺炎、颈深部、纵隔或上腹部脓肿等引起脓胸；③继发于脓毒血症或败血症的；④血胸、血气胸患者继发感染引起；⑤支气管胸膜瘘、食管癌术后吻合口瘘、食管自发破裂等。按病程发展过程美国胸科协会将脓胸形成的过程分为 3 个时期,即急性(渗出期)、亚急性(纤维素性脓性期)和慢性(机化期)脓胸。各期出现不同病理生理变化和临床症状。

(一)急性渗出期

胸膜明显肿胀并有稀薄的渗出液。纤维蛋白沉积在肺的表面。肺和胸部感染均可引起胸膜腔的局部炎性反应,干扰胸液的正常平衡,引起渗出性积液,抽出的胸液稀解,黄色,比重>1.018,蛋白质>2.5 g/100 mL,葡萄糖>40 mg/100 mL,pH>7.20,LDH<1 000 U/L,白细胞数>0.5×10^9/L(500/mm^3),少量多形核,培养常无细菌。临床出现发热、咳嗽、胸痛或伴气促。胸腔积液量多时胸壁膨隆,叩诊呈浊音,呼吸音轻。胸部 X 线检查见胸膜腔积液。早期积极抗炎或抽液治疗,胸腔积液消退,被压缩肺可复张。

(二)亚急性纤维素性脓性期

有大量的纤维蛋白沉积在肺的表面,壁层胸膜较脏层胸膜表面更多。炎症持续数天后,细菌繁殖,炎症加剧,胸膜腔纤维素沉着引起早期包裹性脓胸。胸液黏稠,混浊,其中蛋白质>3 g/100 mL,葡萄糖<40 mg/100 mL,pH<7.20,LDH>1 000 U/L,培养细菌生长,临床仍有发热、咳嗽、气促等感染症状。此时胸膜腔纤维素沉积,引起粘连与包裹肺表面,即使抗炎与引流,亦难以使全肺扩张消灭脓腔、病情转入慢性阶段。

(三)慢性机化期

4～6 周后,由于延迟治疗或引流不畅,脓液稠厚呈胶冻状,静置 24 小时以上分层明显,沉淀物占75％以上;胸膜表面长入成纤维细胞形成无弹性增厚纤维板,包裹肺表面阻碍肺的扩张,患侧胸壁塌陷,肋间收缩变窄;患者慢性病容,消瘦、乏力、贫血、气短等;胸部 X 线片示胸膜增厚现象,时有小腔或包裹性积液,肋间隙变窄、脊柱侧弯,不治疗脓胸可腐蚀邻近组织。溃穿胸壁称作自溃性脓胸,或进一步机化造成纤维胸。如果患者突然出现脓痰,则提示形成了支气管胸膜瘘,脓液自发引流至支气管。

上述临床病理的分期是互有相应发展的过程,并无明显分界线,但可作为不同病变阶段的治疗参考,特别是根据细菌菌种、胸膜腔内脓液和形成包裹伴积液或脓腔来选择手术治疗方法。治疗脓胸的指征是根据脓胸的病期,仔细估计治疗效果(如脓胸引流是否充分有效,脓腔感染控制程度等)给予果断决定,调整手术治疗方素。

三、急性脓胸

(一)临床表现

由于脓胸的症状与病因及分期,胸膜腔内脓液的多少,患者防御机制的状态,以及致病菌毒力的大小有关,临床表现可以相差很大,有的很轻微,也有的很严重。急性脓胸的症状、体征与原发病有关,大多数脓胸继发于肺炎,常有高热、心率加快、呼吸急促、胸痛、食欲缺乏、全身乏力等症状。体征多为患侧胸廓饱满、肋间隙增宽、叩诊呈浊音、呼吸音减弱或消失,部分患者可有胸膜摩擦感。

X线检查提示胸腔内可见积液,大量胸腔积液可见纵隔向健侧移位,若伴有积气,可见有气液平,一般我们建议做CT检查,一方面可以见到胸腔积液,另一方面可以见到有无肺内病变及肺部病变情况。超声波检查能明确病变的范围和准确定位,有助于脓胸的诊断和穿刺。胸腔穿刺抽得脓液可明确诊断脓胸。

(二)诊断

诊断脓胸要依据临床表现,白细胞计数增多,典型的X线表现,在一些急性病出现相关的胸腔积液时,就要考虑脓胸的可能。胸腔穿刺抽得脓液可明确诊断,抽得脓液首先观察其外观性状,质地稀稠,气味,其次做涂片镜检、细菌培养及药物敏感试验,以指导临床用药。脓液的性质可因致病菌的不同而异,肺炎链球菌感染产生的脓液稠厚,含有较多的纤维素,容易形成广泛粘连。溶血性链球菌感染产生的脓液稀薄,含有少量纤维素,胸膜粘连较轻,不易局限。葡萄球菌感染产生的脓液稠如糊状,含有大量纤维素,胸膜粘连较快而重,有时容易形成多房性脓胸。大肠埃希菌感染产生的脓液稀薄,有粪臭味,胸膜粘连较轻,不易局限。

(三)治疗

早期急性脓胸的治疗原则:控制原发感染、选择敏感抗生素、引流、支持治疗。

1.胸膜腔穿刺术

目的包括明确诊断,抽除积液促进肺扩张和注入药物杀菌或冲洗治疗。穿刺点定位按体征、胸部后前位、侧位X线片、CT片和超声检查确定。患者取坐位或半卧位,局部消毒铺巾,左手示指尖定准肋间隙,右手持针筒细针注麻药,沿肋骨上缘边进针边抽气及注麻药,达胸膜腔可抽出积液,改用连有皮管的长针再刺入胸膜腔行抽液,初次抽液400~600 mL,不宜过快,患者如主诉疼痛、咳嗽、出汗、苍白和胸闷气短应立即出针,平卧,必要时皮下注射肾上腺素。术毕拔针后纱布盖穿刺点。为避免反复穿刺、便于冲洗,我们用中心静脉导管穿刺包进行穿刺,并留置接引流袋,一方面可以充分引流,另一方面可以进行冲洗。大部分急性期患者可以通过此方法治愈。

2.胸膜腔闭式引流术(肋间置留术)

胸膜腔闭式引流术适用于胸液量大者,穿刺困难且不能控制毒血症者,小儿多次胸腔穿刺难以配合者,有支气管胸膜瘘者等。定位同前,局部消毒铺巾后,于置管处穿刺局麻达胸膜,抽到脓液时退针,沿肋骨上缘作2～3 cm长切口,用血管钳分离皮下组织直达胸膜腔,以血管钳夹住引流管尖端送入胸腔,然后退出血管钳,引流管末端接水封瓶证实引流通畅后,缝合切口及固定皮管;如有套管穿刺针设备可使置管更方便。另胸腔闭式引流可以接负压吸引,便于充分引流。

3.封闭引流抗生素冲洗

脓胸腔置高位及低位两根胸管。用0.9％的氯化钠进行冲洗,高位管流入,由低位引流管引流,可持续冲洗,如患者冲洗后有高钠血症,可以用蒸馏水冲洗,部分患者可以根据药敏选用合适的抗生素冲洗,亦适用于全肺切除后(无支气管胸膜瘘)脓胸的治疗。我们采用高位留置深静脉导管,持续24小时冲洗直至引流液颜色澄清无混浊,细菌培养阴性后再拔管。

4.纤溶酶治疗

纤溶酶治疗适用于脓液稠厚.引流不畅者。将已置管闭式引流患者侧卧,患侧向上,由胸管注药,夹管4～6小时。一次用量为尿激酶10万～50万U或链激酶25万U,加入100 mL生理盐水中。

5.短段肋骨切除引流术

短段肋骨切除引流术适用于闭式引流不畅(因纤维素多或粘连分隔)和有大气管胸膜瘘者。定位同前,全身麻醉和气管插管,半卧或稍侧卧位,消毒铺巾后,沿所需切除肋骨做10 cm长切口,分层切开达肋骨后,切除一段7～10 cm长肋骨,切开增厚胸膜,手指探查后吸净脓腔内容物,反复冲洗。也可借助胸腔镜直视下清创,置肋床引流管,分层缝合切口并固定引流胸管。如另置一细管即可用于术后继续冲洗。

6.脓胸早期清创术

脓胸早期清创术适用于全身情况良好,儿童的脓胸,尚未形成纤维板时。做后外侧剖胸切口,肋间进胸,清除纤维素、脓苔及薄层纤维膜,反复冲洗,使肺充分复张,然后置胸管引流。对成人亦可借助胸腔镜进行,可避免开胸手术创伤。

7.Clagett 术

适用于全肺切除后脓胸,不伴有支气管胸膜瘘者。先闭式胸腔引流至纵隔稳定(2～3 周),3～4 周后行短段肋骨切除引流术,吸净脓腔内容物,并刮除炎性肉芽及脓苔,置胸管及冲洗管,术后以 0.25％新霉素溶液灌洗,500 mL/d,连续2 周以上,培养无菌后即可拔除胸管。成功率各家报道不一,为 20％～88％。

8.胸腔镜手术

自从 1992 年起我国各地开展胸腔镜外科后,在处理脓胸疾病方面亦取得成功。用胸腔镜手术治疗脓胸,可以在直视下进行脓胸的清创和早期胸膜纤维板剥脱术,因此适用于急性脓胸的外科治疗。手术在全麻双腔气管插管下进行,用胸腔镜技术可以探查脓胸的范围,寻找病因,明确治疗失败的原因,确定肺膨胀程度;打通脓腔分隔,清除胸腔内异物,剥离肺纤维板,反复冲洗脓腔后使肺复张,促进脓胸的痊愈。由于胸腔镜手术创伤小,及早清除感染的脓液与纤维脓性物质,并反复冲洗使肺能充分扩张,消灭脓腔,术后炎症控制较好,患者恢复快而治愈率高。

一般认为,胸腔镜手术适用于引流不畅、脓液稠厚的全脓胸及包裹性脓胸(脓腔呈多房性,穿刺抽脓不顺利,引流不畅)。对于病程长、胸腔广泛粘连、纤维板钙化的患者,因其手术野不佳、暴露操作困难,不宜使用胸腔镜。脓胸的胸腔镜手术时间以发病 2～4 周为宜,否则会因为急性脓胸的肺纤维板明显增厚、粘连紧密而不宜行电视辅助胸腔镜手术,需要开胸手术治疗。患者病程不宜超过4 周,因为这一时间内,一般没有纤维板形成,或者纤维板薄而容易剥脱,不易损伤肺组织,出血相对较少。本术式对外伤性血胸合并感染引起的早期慢性脓胸效果尤其显著。而机化期的脓胸主张开胸手术和纤维板剥脱术。胸腔镜下纤维板剥脱术与开胸手术效果相当,疼痛更轻,患者更容易接受。胸腔镜手术的主要并发症有肺损伤、长期漏气、中转开胸、术中术后出血等。

手术注意点:术前需超声或 CT 扫描确定脓腔范围,利于胸腔镜戳孔位置的选择;置入胸腔镜前需手指伸入切口内探查有无粘连;要求吸尽所有脓性物质,充分切除打开粘连和分隔,清除肺表面的纤维素让肺间断充气将使操作更为方便;对于较薄的纤维板可用一纱布反复于肺表面摩擦。术后引流管的放置需在直视下选择位置最低点,如渗血不多,应早日接负压吸引,便于肺复张。电视辅助胸腔镜有时需要扩大切口(3～6 cm)以便进行某些器械操作,称为电视辅助胸腔镜小切口手术。该手术主要用于有早期较薄纤维板形成的患者,术中才发现已有纤维板形成,其特点是小切口辅助下非常容易剥离。如果胸腔镜剥离困难,应及时转开胸手术,避免造成较大面积的肺损伤和大量出血。胸腔镜手术所致肺功能损伤小,术后呼吸功能恢复较传统开胸手术好,因而对老年人和肺功能欠佳者的临床意义更大。另外,电视辅助胸腔镜小切口手术的损伤接近电视辅助胸腔镜手术,同样具备电视辅助胸腔镜手术的优点,并可减少材料消耗,降低手术费用。

四、慢性脓胸

慢性脓胸是胸外科长期以来的难治之症,伴有气管、支气管或食管胸膜瘘时,不仅病情复杂,亦使手术治疗难度增加,目前已认识到手术治疗慢性脓胸的成功关键,在于控制感染闭合脓腔。

(一)病因

慢性脓胸的病因:①急性脓胸就诊过迟,未及时治疗,逐渐进入慢性期;②急性脓胸处理不当,如引流太迟,引流管拔除过早,引流不通畅;③脓腔内有异物存留;④合并支气管或食管瘘而未及时处理,或胸膜腔毗邻的慢性感染控制不佳;⑤有特殊病原菌存在,如结核菌、放线菌等慢性炎症所致的纤维层增厚,肺膨胀不全,使脓腔长期不愈。

(二)病理

纤维素层机化为慢性脓胸的病理改变,胸膜的纤维素层经机化形成坚硬纤维板,部分可达 1~2 cm,甚至更厚;长期慢性脓胸的胸膜纤维板可发生钙化,形成坚硬的骨性纤维板,造成病侧肋间隙变窄,胸廓塌陷,脊柱弯向对侧,肺被机化的纤维板包裹,限制了肺的舒张和收缩;膈肌同样被机化的纤维板限制了运动,以上情况均导致呼吸运动受限。少数对侧肺功能差的患者可因慢性缺氧,而出现杵状指(趾)。

少数慢性脓胸患者的脓液可穿破胸膜经肋间穿出,形成哑铃状脓肿,成为自溃性脓胸,特别是慢性结核性脓胸的患者。

(三)临床表现

以往慢性脓胸患者可出现消瘦、贫血、低蛋白血症等症状,但随着生活条件的改善,特别是外伤性血胸后发生的脓胸,患者的症状不明显。体征有患侧肋间隙变窄,胸廓内陷,叩诊呈实音,呼吸音低或消失。

X线及CT检查可见肋间隙变窄,胸膜增厚,胸膜钙化的程度,可见胸膜的厚度,可见脓腔的位置、大小、形状,有无分房,肺萎陷的程度。

（四）诊断

根据患者的症状、体征、X线和CT检查以及胸腔穿刺抽出脓液可明确诊断。伴有支气管胸膜瘘患者咳出痰液与胸腔穿刺抽出脓液相同，向脓腔内注入亚甲蓝，患者咳出蓝色痰液可明确诊断。

（五）治疗

慢性脓胸的治疗原则：全身支持治疗，控制感染，消灭致病原因和脓腔，促进肺复张。消灭脓腔目前仍以手术治疗为主。

1.控制感染

控制感染应包括合理应用针对感染细菌敏感的抗结核或抗菌药物，以及加强脓腔的引流措施，近年来，这两方面的研究都有新的概念。如脓液的培养技术不断提高，如临床标本与环境标本分离革兰阴性细菌敏感率比较，前者普遍低于后者。其中临床常用氨苄西林、羧苄西林、庆大霉素等的敏感率明显降低。这可能与革兰阴性细菌在患者体内多次应用上述药物以致诱导耐药性有关。而慢性脓胸的感染菌亦是革兰阴性杆菌和金黄色葡萄球菌为多见，再加上目前发现在医院中获得性细菌亦能产生自然或来自继发性的药物耐药性。为此，临床上应用抗菌药物，应经常测定药敏，以调整敏感抗菌药物，同时主张加强综合治疗，提高患者免疫功能，以有效控制感染。

2.封闭引流

加强脓胸引流是控制感染的重要措施，若封闭引流治疗早期脓胸时，引流出脓液pH<7.0时，胸液24小时沉淀>70%，糖低于400 mg/L，即使混浊液尚未成为脓液时，提示单用抗菌药物或自行吸收的可能性甚少。应考虑开放引流。因为脓胸起病后7～10天，胸腔中成纤维生长纤维素沉着机化，4～6周时已可形成纤维板胸膜壁层，亦可包裹肺组织形成难以吸收的增厚纤维板影响肺功能，有人主张脓胸经3天以上引流后未见好转，应作开放引流。这是治疗慢性脓胸的关键。一般单纯性脓胸经过上述两项治疗措施至少有60%～70%患者能取得疗效。对于另1/3慢性脓胸患者可进行改善全身情况创造根治手术治疗的条件，如闭合脓腔的手术——胸膜纤维板剥脱术可使被纤维板包裹的肺组织重新获得再复张而恢复肺功能。若有支气管胸膜瘘除修补外再作胸壁肌瓣移植用作填充残腔都可取得一定疗效，这两种手术，都已在20世纪80年代成为慢性脓胸手术治疗的传统性方法。

3.开放引流

（1）手术方式：①切除部分肋骨开放粗管引流；②胸廓开窗术；③局限性脓胸

廓清术(小切口脓胸廓清)。

(2)手术指征:①小儿葡萄球菌脓胸;②多房式或复杂性慢性脓胸,一般情况差,难以承受根治性手术。

(3)术前准备:①全身支持治疗;②新鲜脓液培养与药敏;③选择药敏的抗菌药物;④胸部 X 线片或胸部 CT 扫描;⑤超声检查定位。

(4)操作:患者置于侧卧位,局麻或全麻下,做 10 cm 长肋间切口,成人可切除一根肋骨。脓腔切开后,用手指或直视下探查脓腔,钝性分开多房脓肿的间隔,清除坏死组织,若发现支气管胸膜瘘,可用可吸收线作褥式缝合,将邻近增厚纤维板或部分胸壁肌肉移植缝盖,对单纯脓胸反复冲洗清创,在脓胸底部做粗引流管引流,根据好转情况,逐步将引流管剪短,以期创口变浅变小趋向愈合。

4.胸膜纤维板剥脱术

适用于肺内无空洞、无活动性病灶及无广泛纤维性变,增厚纤维板无大片钙化,剥脱增厚的纤维板后肺能复张,以及无结核性支气管炎、支气管狭窄、支气管扩张及支气管胸膜瘘的慢性脓胸。手术时间以引流后 3～6 个月为宜,此时脏层纤维板容易剥离,充分解除纤维板肺的束缚,减少剥离过程中肺的损伤。

目前认为胸膜纤维板剥脱术治疗慢性脓胸是一个理想的根治性手术,成功的关键取决于两个因素:①胸膜受感染刺激构成纤维弹性纤维板包裹着肺;②脏层胸膜尚属正常,增厚的纤维板尚未侵入之际;③纤维板剥除后,肺能复张,从而消灭残腔者。这充分意味着被包裹的肺是正常而慢性脓胸的纤维板仅局限于肺的表浅层,故需及早手术。

(1)手术指征。①胸管引流脓液检查:pH<7,24 小时沉淀>75%;②开放引流术后,肺被压缩 1/3 以上,仍留有较大残腔;③胸管引流不畅。呈现多房性积液,肺被压缩 1/3 以上。

(2)操作上几个环节:①对慢性脓胸纤维板呈现中度增厚,脏层胸膜剥脱后肺能复张者,壁层胸膜一侧可刮创,可不必再做壁层纤维板剥脱。②脓胸时间较长,需要将壁层与脏层胸膜一起剥除时,可从胸膜外剥离,不仅渗血少,并可将完整脓腔纤维板切除,可防止污染。传统的方法,是切开脓胸,吸尽脓液及坏死组织后,再做纤维板切除。③胸膜纤维板剥离后,肺不能完全复张,遗留部分残腔,采用胸壁肌层瓣或网膜移植填充,效果较为满意。胸廓改形术,仍留有肉芽组织残腔,遗留永久胸壁畸形和心肺功能减退,现已放弃。

(3)胸膜纤维板剥脱术的优点:①对于慢性脓胸的纤维板厚度不严重,早期进行单纯性胸膜纤维板剥脱,被包裹肺组织能重新张复完全,可消灭残腔,疗效满意。②对于伴有支气管胸膜瘘的脓胸,可在胸膜纤维板剥离到肺门时,充分暴露残端支气管,瘘孔做缝合封闭,再用胸壁肌瓣或带蒂网膜加强缝盖,同时亦可作为肺扩张不全时填塞残腔之用,以期达到一期根治目的。③对于胸膜纤维板剥脱时,被包裹肺内有个不可逆性病灶,可并行局部楔形、肺叶切除或全肺切除。至于残腔,可用肌瓣或网膜填塞术。

5.肌瓣填塞脓腔手术

选用胸壁带蒂胸大肌瓣移植于脓腔缝闭支气管胸膜瘘或消灭残腔。

(1)各种不同肌瓣的特点。①胸大肌:为常用肌瓣之一,具有 2 个带蒂血管,一个是较大的胸肩峰动脉供血至肌瓣蒂部,另一个是乳房内动脉,该肌瓣供血丰富。可直接置入胸内创面上,亦可翻转倒置,移植途径是可切去 5 cm 长肋骨,亦可用于胸骨感染。②背阔肌:常用作胸壁缺损填塞,由胸背动脉供血。③前锯肌:从切口中置入,适用全肺切除后的残腔。④腹直肌:常用于缝闭胸骨下 1/3缺损。

(2)肌瓣的选择:根据脓胸的部位和大小,选用不同的肌瓣。①胸顶部或尖前区,选用胸大肌、前锯肌。②胸后外侧,选用背阔肌。③胸基底部,选用腹直肌。

肌瓣移植并非所有慢性脓胸手术都要采用,若胸膜纤维板剥除后,肺复张完全,能消灭残腔,则无必要。为加强胸内各种瘘孔缝闭或填塞残腔,应毫不犹豫地采用肌瓣或网膜移植。

6.大网膜移植术

(1)网膜的特点:它具有柔韧性,可用在深、硬和不规则的间隙区域。亦可散布在广宽而平面的缺损部位。具有独特血管弓,可使网膜散开,具有伸长两个不同部位的带蒂血管供作移植。网膜血管具有压力低、流量快的特性,作为缝补支气管胸膜瘘孔的网膜,48 小时内可在残端支气管出现新生血供(侧支循环)。当网膜从横结肠分离后,75%病例的网膜可上提到乳头水平,45%可上提到肋骨角。离断胃网膜左血管,保留胃网膜右动脉的带蒂网膜,或者保留胃网膜左血管弓,几乎都能上提到胸骨角,70%以上病例可上提至腋窝部位。因此,网膜适用于胸壁或胸腔内移植之用,特别是移植于脓胸时,可任意放置在胸腔的各个部位,紧贴在炎性创面,建立新生血管与增加免疫功能,有不同于各种肌瓣移植的作用。

(2)手术指征:①修补支气管胸膜瘘,或作为修补支气管胸膜瘘后加强缝盖,巩固闭合残端瘘之用。②肌瓣填塞脓腔不足,用网膜移植加强消灭残腔的补充材料之用。③无腹腔疾病史(包括结核性腹膜炎等),无上腹腔手术史者。

(3)术前准备:①选择对感染细菌敏感的抗菌药物。②对慢性脓胸或伴支气管胸膜瘘发生继发急性感染,予以控制。③全身支持疗法。④胸、腹部皮肤消毒液准备。

(4)手术操作:①剖胸切口,或扩大开放引流切口。②进胸,脓胸腔内扩创,清除潴留坏死肉芽组织,纤维板剥脱(参照胸膜纤维板剥脱术)。③胸腔内用生理盐水或0.5%氯已定反复冲洗(支气管胸膜瘘者不洗),用大纱布垫保护创面。更换或另备手术器械及敷料。④网膜瓣操作,根据脓胸部位,选择不同的切口与手术途径。左侧脓胸扩创后,切开膈肌进入腹腔,网膜瓣自横结肠游离或者保留胃网膜左血管,离断胃网膜右动脉分支,沿顺时针方向通过膈肌切开处,直接上提至胸腔作移植或修补支气管胸膜瘘。⑤右侧脓胸扩创后,做上腹部正中切口,网膜瓣可从横结肠分开备用或离断胃网膜左动脉,沿胃大弯在保留胃网膜血管弓操作下,将网膜瓣游离;该带蒂的血管为胃网膜右动脉,从膈肌前方的心膈角外侧做4~5 cm长的膈肌切口穿过,上提至右侧脓胸腔作修补或填塞之用,关闭腹腔。⑥膈肌切口关闭时,将网膜瓣与膈肌切口边缘稀疏间定数针,防止张力过大,影响网膜瓣血运。⑦移植胸腔内网膜瓣,应在无张力下固定胸顶或最高部位,在脓腔的网膜可随腔的大小,间隙予以分散填塞,亦可填补瘘孔或肺部病灶之用。⑧反复冲洗胸腔内,置引流管关胸。

7.胸膜肺切除术

当肺组织和(或)支气管已有广泛破坏,如存在空洞,术前反复咯血,支气管高度狭窄,支气管扩张或广泛纤维化和(或)肺不张时,应根据病变范围,将胸膜纤维板、脓腔和病肺一并切除,同期施行肺叶切除术者称胸膜肺叶切除术;同期施行全肺切除术者称为胸膜全肺切除术。

慢性脓胸的胸膜全肺切除术技术复杂、出血多、手术危险大,要求术者有较丰富的经验,应严格掌握手术适应证,充分做好术前准备,术中严密止血,防止损伤其他脏器,尤其是纵隔内心脏大血管、食管、气管等。严密与周围隔离,严格遵守外科无菌原则,防止术后胸膜感染。术后应密切观察患者的一般情况,进行失血的补偿及感染的防治。

第四章

血管外科疾病

第一节　下肢动脉疾病

一、概述

动脉硬化闭塞症是一种全身性疾病。可以发生在全身的大、中动脉,但以腹主动脉下端和髂、股、腘动脉最为多见。由于动脉硬化斑块和继发血栓形成导致动脉管腔狭窄或闭塞,引起下肢慢性缺血的临床表现。本病多见于男性,男女比为 4:1,发病年龄多在 50 岁以上。国外文献统计,55～70 岁年龄组中发病率达 5%,而 70 岁以上年龄组中可达 8%。随着国人饮食结构的改变、社会老龄化和影像诊断技术的发展,本病在我国的发生率有增高趋势。

(一)病因

引起下肢动脉硬化的原因和机制尚不完全清楚,但绝大多数观点认为病因是多源性的。高危因素按照相关性依次为性别、年龄、吸烟、高脂血症、糖尿病和高血压等。但要明确以上因素是单纯病因还是伴随情况目前还很困难。本病可能的发病机制主要有以下几种学说。

1.损伤和平滑肌增殖学说

在大、中动脉壁中平滑肌细胞与弹性蛋白和胶原蛋白构成了中膜的平滑肌细胞层,管腔表面由单层内皮细胞层覆盖。各种造成动脉内膜损伤的因素如高血压、血流动力学改变、激素、免疫复合物、细菌病毒、糖尿病及低氧血症等,可使内皮细胞层受到破坏,进而促使平滑肌细胞增殖。这些增殖的细胞形成大量细胞外基质和脂质聚积,最终形成动脉硬化斑块。

2.脂质浸润学说

脂质是通过血管内膜间隙渗入到内皮下,再经中层和外膜进入淋巴循环被清除。在动脉硬化过程中,低密度脂蛋白(LDL)主要聚积在动脉内膜。导致 LDL 在动脉内膜积聚的可能原因:①动脉内膜通透性改变;②内膜的组织间隙增加;③血管细胞代谢 LDL 的能力降低;④从内膜运送 LDL 到中膜的过程受阻;⑤血浆中 LDL 的浓度增高;⑥在动脉内膜 LDL 与结缔组织复合物的特异性结合。因此,动脉壁内脂质代谢紊乱均可参与动脉硬化的病变过程。

3.血流动力学说

在动脉硬化的发病过程中,血流动力学改变及特殊的血管解剖部位是两种相互关联的致病因素。硬化斑块好发于动脉分叉处等血管床的特定部位。导致斑块形成的血流动力学因素包括剪切力、层流、湍流及高血压等。硬化斑块好发于动脉的低剪切力区域。在动脉分叉处,血流速度减慢并发生层流现象,长期作用下可使血管壁内膜受损导致硬化斑块形成。湍流发生于狭窄病变的远端,对硬化斑块的破裂和血栓形成有一定作用。另外,某些特殊的解剖部位(如股动脉的内收肌管裂口)可对动脉壁造成慢性机械性损伤,促进硬化斑块的形成。

(二)病理生理

本病的病理学变化主要是动脉壁内出现钙化和纤维化的粥样斑块,造成血管腔的不规则狭窄。随着斑块内脂质的不断积聚,还可发生斑块内出血和碎裂,并继发血栓形成,最终导致血管腔完全闭塞。病变呈进行性发展,范围常较广泛或呈多节段性,多见于股浅动脉和腹主动脉、髂总动脉和腘动脉的分叉处。当动脉发生狭窄或闭塞时,远端缺血组织可释放血管活性物质,导致小动脉和微血管扩张,代偿缺血组织的血流供应。病变进一步发展可使小动脉和微血管痉挛,内皮细胞肿胀,血小板聚集,白细胞黏附及局部免疫系统激活,微血栓形成,最终导致末梢微循环的灌注障碍。

下肢缺血可分为功能性缺血和严重肢体缺血两个阶段。功能性缺血是指在静息状态下肢体有足够的血流供应,但随着肢体运动血流供应不能增加。临床上表现为间歇性跛行,其特点:①疼痛出现于运动的肌肉群;②疼痛出现于一定的运动量后;③运动停止后疼痛迅速缓解。

严重肢体缺血是指:①反复发作的静息痛持续 2 周以上,足或足趾出现溃疡和坏疽;②踝部动脉收缩压≤6.7 kPa(50 mmHg),或足趾动脉收缩压≤4.0 kPa(30 mmHg)。

慢性下肢动脉缺血的临床症状不仅取决于病变的程度和范围,还取决于侧支循环的建立情况。侧支循环代偿越好则临床症状越轻。相反,如果在原有病变基础上出现急性血栓形成,可导致短时间内肢体组织缺血坏死。发生于下肢动脉不同部位的狭窄或闭塞可有以下几条侧支循环途径：①腹主动脉下端和髂总动脉闭塞时，可通过肋间动脉、腰动脉与髂腰动脉、臀动脉、旋髂深动脉和腹壁动脉建立侧支循环，另一条途径是通过肠系膜下动脉的左结肠分支及肠系膜周围动脉，经直肠血管进入腹壁下动脉；②髂外动脉和股总动脉闭塞时，可通过腹壁下动脉的臀支与股深动脉的旋股动脉分支建立侧支循环；③股浅动脉闭塞时，可通过股深动脉的穿通支与腘动脉的膝关节支建立侧支循环。

(三)临床表现和诊断

本病早期患者多无明显症状，或仅有患肢足部发凉和麻木感。

随着病变进展可逐渐出现间歇性跛行，其典型症状是行走一定距离后出现下肢肌肉酸痛、痉挛和乏力，必须停止行走。休息数分钟后症状即可缓解，继续行走相同的距离可使疼痛重复出现。疼痛多出现于小腿腓肠肌肌群，如果伴有主髂动脉闭塞时，可出现臀肌酸痛。部分男性患者可有阳痿。

随着下肢缺血加重，间歇性跛行距离会逐渐缩短，直至出现静息痛。与跛行的疼痛不同，静息痛多位于足趾或前半足。起初出现于夜间，逐渐演变为持续性的剧痛。患者常抱足而坐，彻夜不眠。患肢的足趾和足部皮色苍白或青紫，温度降低，皮肤变薄，感觉减退。此时轻微的创伤即可导致溃疡和坏疽，好发于趾间、趾尖和足跟等受压部位。如果同时合并有糖尿病，可继发感染导致湿性坏疽。

对于有上述症状而怀疑有下肢动脉硬化性闭塞的患者应行临床体检，包括以下几方面。

1.动脉搏动

在病变动脉段的远端会有不同程度的动脉搏动减弱甚至消失。检查部位包括股动脉、腘动脉、足背动脉和胫后动脉。

2.血管杂音和震颤

在主髂动脉和股总动脉存在狭窄性病变时，可在股动脉处闻及收缩期吹风样杂音，部分患者可扪及震颤。出现在脐周的血管杂音则提示腹主动脉分叉部和(或)髂总动脉存在狭窄性病变。

3.皮肤改变

在患侧足部可有皮温降低，抬高患肢可出现足底皮色变白。严重缺血的患者可出现足部皮色苍白或青紫，在趾间、趾尖和足跟等部位可存在皮损、溃疡甚至坏疽。另外有部分患者会因动脉斑块碎屑的脱落造成末梢小血管微栓塞，在足背或胫后动脉搏动存在的情况下呈现足趾的青紫现象，临床上称蓝趾综合征。

鉴于本病为全身性病变，临床上需行全面的实验室和辅助检查，包括血压、血脂和血糖检查、动态心电图以及颈动脉和肾动脉的超声检查。同时,为了明确下肢动脉病变的程度和范围,还需行相应的辅助检查。目前常用的检查手段包括以下几种。

(1)下肢节段性测压和踝/肱指数测定:是血管无损伤检查中最常用的一种方法。通过测量大腿上部、大腿下部、小腿和踝部动脉的收缩压来初步判定闭塞性病变的部位和程度。如果两个节段之间的收缩压相差>4.0 kPa(30 mmHg),则提示该处有闭塞性病变。通过测量踝部胫前或胫后动脉和肱动脉收缩压所得的比值称为踝/肱指数(ankle brachial index,ABI)。正常人在静息状态下踝/肱指数的范围为1.0～1.3,<0.9则提示有闭塞性病变。间歇性跛行患者的踝/肱指数多在0.5～0.9之间,而静息痛患者常低于0.3。在本病的早期,部分有症状的患者在静息状态下的踝/肱指数可在正常范围,此时可通过运动平板诱发症状后再进行测量。在一些糖尿病患者中,因为中小动脉严重硬化导致血管壁弹性丧失,踝/肱指数会高于实际值。单纯依据踝/肱指数来判断病变的严重程度会产生偏差,此时应该结合多普勒波形进行诊断。

(2)双功超声检查:彩色多普勒超声可同时对动脉病变进行解剖学和血流动力学检查,对早期病变检出率高。缺点是检查费时且对检查者的专业要求高,对主髂动脉病变的检查容易受肠道气体影响。

(3)CT和磁共振血管造影:通过连续模拟成像系统得到的CT和磁共振血管造影(CTA和MRA)可清晰地显示下肢动脉的解剖形态,敏感性和特异性高,基本上可满足临床诊断的要求。

(4)数字减影血管造影:数字减影血管造影(DSA)是诊断下肢动脉硬化闭塞症的金标准,但随着无损伤血管诊断技术的发展,作为一种创伤性的检查手段,DSA已不被列为常规的诊断方法。目前,DSA主要被应用于血管腔内治疗的术中诊断。

(四)鉴别诊断

下肢动脉硬化闭塞症需与其他引起下肢肌肉酸痛、乏力的疾病相鉴别。

1.血栓闭塞性脉管炎

多见于男性青壮年,好发年龄20～40岁。绝大多数有严重吸烟史。本病亦有典型的间歇性跛行,但病变多累及腘动脉、足背动脉和胫后动脉等中小动脉。部分患者可有小腿和足部的游走性静脉炎。血管造影可见动脉呈节段性狭窄或闭塞,病变段以外的动脉多正常显影。

2.神经源性和骨关节疾病

椎间盘突出、腰椎管狭窄等可表现为臀部和大腿肌肉酸痛,典型的疼痛为从下腰部向臀部、大腿后方、小腿外侧直到足部的放射痛。并不总与运动有关,站立时可加重,改变体位可使症状缓解。髋关节病变也可导致大腿疼痛,一般在行走时立即出现,休息后不能马上缓解,髋关节活动可能受限。通过相应的体格检查和影像学检查进行鉴别诊断并不困难。相反,在临床上将间歇性跛行误诊为神经源性或骨关节疾病的情况并不少见,应引起重视。

3.多发性大动脉炎

主要侵犯主动脉及其分支的起始部。当胸、腹主动脉出现严重狭窄时可出现间歇性跛行等下肢缺血症状。本病多见于年轻女性,活动期有发热和血沉增快等现象。多同时伴有颈动脉、锁骨下动脉和肾动脉的狭窄或闭塞。

4.下肢动脉栓塞

急性下肢动脉栓塞如果在短时间内有足够的侧支循环代偿可不出现肢体坏疽,急性期后可有不同程度的下肢缺血症状。患者多有房颤病史,起病急。起病时有患肢疼痛、苍白、动脉搏动消失和感觉运动障碍等表现。起病前无间歇性跛行。血管造影可发现下肢动脉显影呈突然中断而病变近端的动脉显影正常。

(五)治疗

动脉硬化闭塞症是一种全身性疾病,患者的生存预期明显低于同年龄的正常人群。间歇性跛行患者的 5 年、10 年和 15 年生存率分别为 70%、50% 和 30%。死亡原因中心血管事件占 60%,脑血管事件占 10%～15%。文献统计表明,仅有约 25% 的间歇性跛行患者的症状会出现进行性加重,只有 1%～3.3% 的患者最终需要行截肢手术。而手术治疗目前仍受到长期通畅率的困扰。因此,并非所有的患者都需要行手术治疗,对于早期的病变进行积极的外科干预是不必要的,有时还会因为治疗失败而加重症状。目前,明确的手术指征包括:①静息痛和肢体坏疽;②严重影响生活和工作的短距离间歇性跛行;③术后通畅率高的病变;④因斑块碎屑脱落而造成的蓝趾综合征。

下肢动脉硬化闭塞症的治疗分非手术治疗和手术治疗。

1.非手术治疗

非手术治疗的目的包括:①延缓动脉硬化病变的进展;②促进侧支循环的建立;③预防足部的创伤和感染。无论患者是否接受手术治疗,非手术治疗的大部分内容必须贯穿整个治疗过程。

(1)戒烟:有非常明确的证据表明吸烟与导致动脉粥样硬化有关,因此戒烟是治疗下肢动脉硬化闭塞症的第一步，是其他治疗手段得以成功实施的必要条件。

（2）其他危险因素的控制：通过改变饮食结构和生活方式以及药物治疗等控制血压、血糖、血脂和体重，不仅能延缓下肢动脉硬化闭塞症的进展，而且能有效降低心脑血管事件的发生率。

（3）行走锻炼：大量证据表明有规律的行走锻炼能改变下肢动脉硬化闭塞症的自然病程。其可能的作用机制：①增加侧支血管的数量和直径；②提高肌肉组织的摄氧和耐受无氧代谢的能力。

对于除外运动禁忌的患者进行行走锻炼的要求：①以正常速度行走直至出现症状；②休息直至症状消失后继续行走；③每天应保证至少 1 小时的锻炼时间。在出现症状后继续行走并不能增强锻炼的效果，相反会影响患者进行锻炼的积极性。

（4）足部护理。正确的足部护理能避免缺血的肢体因为不必要的损伤而导致溃疡和坏疽，其内容包括：①保持足部的清洁和干燥，对于皲裂的皮肤需使用护肤霜；②应由专业人员修剪趾甲和茧皮；③穿宽松的鞋；④避免各种可能导致足部受伤的活动，如赤足行走等；⑤禁止任何形式的热敷。

（5）药物治疗：所有下肢动脉硬化闭塞症的患者都必须接受药物治疗以控制各项危险因素，尤其是调脂药物已被证实有稳定动脉硬化斑块的作用。同时，患者还需要接受相应的药物治疗以预防血栓性病变和改善临床症状。有明确疗效的常用药物包括以下几种。

抗血小板药物：抗血小板药物能有效预防在动脉硬化基础上的急性血栓形成并明显提高术后动脉血管或移植血管的早期通畅率。目前常用的药物有阿司匹林和氯吡格雷，常用剂量是阿司匹林每天 1 次，每次 100 mg 或氯吡格雷每天 1 次，每次 75 mg。

西洛他唑：通过抑制血小板及血管平滑肌内磷酸二酯酶活性，从而增加血小板及平滑肌内 cAMP 浓度，发挥抗血小板作用及血管扩张作用。常用剂量是每天两次，每次 50 mg。

己酮可可碱：通过增强红细胞变形能力、降低血浆纤维蛋白原的含量及抑制血小板聚集来达到降低全血黏度。常用剂量是每天两次，每次 400 mg。

沙格雷酯：通过与 5-HT$_2$ 受体结合而选择性拮抗 5-羟色胺，以抑制被 5-羟色胺增强的血小板凝聚和血管收缩的作用。常用剂量是每天 3 次，每次 100 mg。

前列腺素 E$_1$：主要作用是保护血管内皮细胞，扩张血管，调整 TXA$_2$/PGI$_2$ 比值以及使 cAMP 增高来抑制血小板聚集作用。常用剂量是 $20 \sim 60~\mu g$ 溶于 250 mL 或 500 mL 生理盐水或 5%葡萄糖注射液中缓慢静脉滴注。

(6)基因治疗和自体干细胞移植:对无法行手术治疗的严重缺血肢体,促进新生血管形成是理想的治疗方法。目前临床上正在研究将具有促进新生血管生成的活性基因如血管内皮生长因子(VEGF)或自体干细胞通过定位转移途径导入缺血肢体,以促进侧支血管的形成而改善肢体的缺血状况,其近远期临床疗效还有待进一步观察。

2.手术治疗

1947 年 Santos 完成了第 1 例主髂动脉内膜剥脱术,开创了下肢动脉硬化闭塞症的手术治疗。由于下肢动脉硬化性病变多数比较广泛,动脉内膜剥脱的疗效并不满意。20 世纪 70 年代起随着涤纶和 ePTFE 人工血管的相继出现,各种动脉旁路手术开始广泛应用于临床,成为下肢动脉硬化闭塞症的经典治疗方法。但是如何保持移植血管的长期通畅始终无法得到满意的解决。

1964 年,Dotter 采用同轴导管技术行经皮腔内血管成形术(PTA),开创了血管腔内治疗的先河。1974 年,Gruntzig 发明了双腔球囊导管,使 PTA 技术发生了革命性的进步。对于大、中动脉单一的局限性病变,PTA 的临床疗效较为满意。但其面临的最大问题是血管内膜增生和弹性回缩导致的再狭窄、血栓形成和球囊扩张后碎裂的斑块脱落造成远端动脉栓塞。20 世纪 80 年代中期,随着血管内支架在临床上的应用,这些问题得到了很大程度的解决,血管腔内治疗重新受到关注并得到迅速发展。与传统的旁路手术相比,血管腔内治疗的中远期通畅率略低,但创伤小、可重复操作以及治疗失败后仍可行旁路手术的优点仍使其受到欢迎。随着材料学和血管内技术的不断发展,血管腔内治疗的临床地位正不断地得到提升。

由于下肢动脉在不同的部位有不同的解剖学和血流动力学特征,因此临床医师应根据病变的部位和特点采用合适的手术治疗方法。

二、主髂动脉疾病

根据 2007 年发表的《下肢动脉硬化闭塞症的治疗——跨大西洋国际血管外科协会共识报告》(TASC Ⅱ),主髂动脉硬化闭塞症被分为四型。

A 型:①位于单侧或双侧髂总动脉的狭窄;②位于单侧或双侧髂外动脉,长度≤3 cm 的单一性狭窄。

B 型:①位于肾动脉下腹主动脉,长度≤3 cm 的狭窄;②单侧髂总动脉闭塞;

③未累及股总动脉,总长度在 3～10 cm 的单一或多发性狭窄;④未累及股总动脉和髂内动脉开口的单侧髂外动脉闭塞。

C 型:①双侧髂总动脉闭塞;②未累及股总动脉,长度在 3～10 cm 的双侧髂外动脉狭窄;③累及股总动脉的单侧髂外动脉狭窄;④累及股总动脉和(或)髂内动脉开口的单侧髂外动脉闭塞。

D 型:①肾动脉下主髂动脉闭塞;②位于腹主动脉和双侧髂动脉的广泛性病变;③位于单侧髂总动脉、髂外动脉和股总动脉的广泛多发性狭窄;④位于髂总动脉和髂外动脉的单侧性闭塞;⑤双侧髂外动脉闭塞;⑥同时伴有无法行血管腔内治疗的腹主动脉瘤或其他需要行主动脉或髂动脉手术的病变。

一般认为,血管腔内治疗和旁路手术分别是 A 型和 D 型病变的首选治疗方法。B 型病变比较适合行血管腔内治疗,而 C 型病变行旁路手术的疗效优于血管腔内治疗。需要指出的是,治疗方法的选择不能仅依据病变的解剖学特点,必须同时考虑患者的全身状况是否适合行开放性的旁路手术。因此,术前必须进行心、肺等脏器功能的全面评估。对于有严重伴发疾病的部分 C 型和 D 型高危患者,仍应尽量考虑行血管腔内治疗。

(一)血管腔内治疗

手术适应证为 A 型和 B 型患者。入路多选择经皮患侧股动脉逆行穿刺。如果股动脉搏动消失,可在超声导引下穿刺或切开在直视下穿刺股动脉。对于累及髂外动脉远端的病变可采取对侧股动脉或肱动脉入路。

导引钢丝能通过动脉的狭窄闭塞段是治疗成功的先决条件,在局限性病变中成功率接近 100%,在长段闭塞中可达 80%～85%。虽然 PTA 治疗主髂动脉闭塞有较高的远期通畅率,但大多数学者仍主张同时放置支架以避免血管弹性回缩和斑块碎裂脱落造成远端动脉栓塞。操作时原则上应先释放自膨式支架再行球囊扩张或选用球囊扩张式支架。对位于髂总动脉开口和腹主动脉分叉部的病变行 PTA 时,为了避免将斑块推向对侧髂动脉,可采用"亲吻式"支架置入术,可选择球囊扩张式支架以保证定位准确。部分长段的髂动脉闭塞可伴有管腔内的血栓形成,为了避免血管再通后导致远端动脉栓塞,可先置管溶栓或取栓后再行腔内治疗。

主髂动脉 PTA 的 1 年通畅率为 85%,5 年通畅率为 70%。支架置入术的 1 年通畅率为 95%,5 年通畅率为 75%～80%。虽然血管腔内治疗的远期通畅率略低于主-双股动脉旁路移植术,但是手术创伤小和并发症率低的巨大优势仍使其广受青睐。目前,部分 C 型和 D 型病变已不再被视为血管腔内治疗的禁忌证。

(二)主-双股动脉旁路移植术

手术适应证为双侧髂动脉病变而全身状况能胜任旁路手术的 C 型和 D 型患者。

采取腹部正中切口经腹腔途径手术。理论上,经后腹膜途径手术可降低术后肺部并发症的发生率并有利于术后胃肠道功能的恢复,但是临床实践表明相对于手术难度而言,其优势并不明显。

移植物可选择口径为 16 mm×8 mm 或 14 mm×7 mm 的涤纶或 ePTFE 分叉型人工血管,两者在远期通畅率方面无明显差异。近端吻合口应尽量靠近肾动脉下方以避免术后因吻合口近端病变进展导致旁路血管血栓形成。对于肾动脉下腹主动脉闭塞的 D 型病变,可于肾动脉下腹主动脉行局部内膜剥脱后再行吻合。近端吻合方式有端-端吻合和端-侧吻合两种。

端-端吻合的优点:①符合血流动力学特点;②可避免因斑块或血栓脱落造成远端动脉栓塞;③可避免人工血管与十二指肠的长期摩擦造成主动脉肠瘘。

端-侧吻合的优点:①可保留通畅的肠系膜下动脉;②对于仅累及髂外动脉的病变可保留髂内动脉的供血。两种吻合方式对于远期通畅率的影响并无差异。由于端-端吻合方式在旁路血管血栓形成后不利于侧支循环的建立,目前多数学者主张采取端-侧吻合方式。远端吻合口的建立对保持旁路血管的远期通畅更为重要,原则上应尽量将远端吻合口建立在股总动脉上以避免因吻合口远端病变进展导致旁路血管血栓形成。对于股深动脉开口的狭窄性病变应先行内膜剥脱后再行吻合。

对于伴有的股腘动脉硬化闭塞是否需要同时行旁路手术应视具体情况而定。一期行股腘动脉旁路术可更彻底地改善下肢的缺血症状,同时可避免腹股沟的手术瘢痕给二期手术带来不便,但是会增加手术的时间和创伤。对于大多数患者,单纯的主-双股动脉旁路术即可明显地改善症状。然而,对于股深动脉侧支代偿不充分的严重缺血患者应一期行股腘动脉旁路术。

主-双股动脉旁路移植术 5 年通畅率为 85%～90%,10 年通畅率为70%～75%。

(三)股-股动脉旁路移植术

对于单侧髂动脉严重闭塞无法行腔内治疗的患者,如因全身状况无法胜任主-股动脉旁路手术,可行股-股动脉旁路移植术。

采取双侧腹股沟切口,移植物经耻骨上皮下隧道与股总动脉行端-侧吻合。

移植物大多选择口径为6~8 mm的带环 ePTFE 人工血管。单侧髂动脉的血流量可满足双下肢供血,但前提是髂动脉必须保证通畅,如果存在狭窄性病变应同时行支架置入术。输出道的血流状况是决定移植血管远期通畅率的重要因素。对于股深动脉开口的狭窄性病变应先行内膜剥脱后再行吻合,对于股浅动脉闭塞的严重缺血患者应同时行股腘动脉旁路术。

股-股动脉旁路移植术 5 年通畅率为 75%,低于主-股动脉旁路移植术。但是由于该术式创伤小、并发症率低且操作简便,临床上仍得到广泛采用。

(四)腋-股动脉旁路移植术

对于双侧髂动脉严重闭塞无法行腔内治疗而全身状况不能耐受主-双股动脉旁路术的部分 C 型和 D 型患者,可行腋-股动脉旁路移植术。

选择下肢缺血症状严重的同侧腋动脉作为流入道血管,在症状相同的情况下,则选择右侧腋动脉,因为左锁骨下动脉发生狭窄的概率较高。采取自锁骨中点下 2 cm 起的斜切口,外侧达胸大肌外缘。沿肌纤维方向分离胸大肌,切开喙锁筋膜显露胸小肌,近喙突切断胸小肌,显露腋动脉。移植物可选择口径为8~10 mm 的带环 ePTFE 或涤纶人工血管,于腋动脉的前下方行端-侧吻合。移植物通过皮下隧道从胸大肌外缘至腋中线下行,经髂前上棘内侧至腹股沟,与股总动脉行端-侧吻合。由于腋-单股动脉旁路的远期通畅率明显低于腋-双股动脉旁路,因此应尽量采用腋-双股动脉旁路移植术。股动脉吻合有多种方式供选择。

腋-单股和腋-双股动脉旁路移植术的 5 年通畅率分别为 50% 和 70%。

三、腹股沟远端动脉病变

根据 2007 年发表的《下肢动脉硬化闭塞症的治疗——跨大西洋国际血管外科协会共识报告》(TASC Ⅱ),股腘动脉硬化闭塞症被分为四型。

A 型:①长度≤10 cm 的单一性狭窄;②长度≤5 cm 的单一性闭塞。

B 型:①多发性狭窄或闭塞,每处病变长度≤5 cm;②未累及膝下腘动脉,长度≤10 cm 的单一性狭窄或闭塞;③胫腓动脉不通畅的单一性或多发性股腘动脉病变;④长度≤5 cm 的严重钙化性闭塞;⑤单一性腘动脉狭窄。

C 型:①总长度>15 cm,伴有或不伴有严重钙化的多发性狭窄或闭塞;②经过两次腔内治疗后需再次手术的再狭窄或闭塞。

D 型:①累及腘动脉,总长度>20 cm 的股总动脉或股浅动脉慢性闭塞;②腘动脉和近端分支的慢性闭塞。

动脉旁路移植术曾经是股腘动脉硬化闭塞症的传统治疗模式。但由于其远期通畅率不甚理想,目前大多数学者已不主张采用动脉旁路手术治疗间歇性跛行患者。虽然血管腔内治疗的中远期通畅率略低于旁路手术,但凭借其创伤小、可重复操作以及治疗失败后仍可行旁路手术的优点,现在已越来越多地应用于间歇性跛行和严重缺血患者的治疗。

(一)血管腔内治疗

血管腔内治疗是 A 型病变的首选治疗方法。随着导丝和导管的改进以及内膜下血管成形技术等的出现,一些 B 型、C 型和 D 型病变也能进行血管腔内治疗。

入路可选择经皮同侧股动脉顺行穿刺,如果病变累及股浅动脉起始段,应选择对侧股动脉入路。对于狭窄性病变,PTA 的成功率可达 98%。在长度 ≤10 cm 的闭塞性病变中,成功率为 80%～85%。由于股腘动脉段的狭窄性病变多较广泛,积极的 PTA 治疗可增加血栓形成和远端动脉栓塞等并发症的发生,因此对于 ≤50% 的狭窄性病变可不予处理。虽然支架置入术的中远期通畅率高于单纯 PTA 治疗,但鉴于股腘动脉段的解剖学特点仍应谨慎取舍。下肢的骨骼肌运动对动脉造成反复的挤压、牵拉和扭转作用可致血管内支架因金属疲劳而产生断裂并引起继发血栓形成,这种现象在近关节处尤为明显。因此,只有在 PTA 治疗后仍存在 >30% 的残留狭窄或斑块碎裂出现夹层等的情况下,才应考虑置入支架。选择的支架应为自膨式镍钛合金支架。近年来,药物涂层支架已在临床上尝试应用以期提高中远期通畅率,但目前尚无证据表明其有明显疗效。

单纯 PTA 的 1 年和 3 年通畅率分别为 70% 和 55%,支架置入术的 1 年和 3 年通畅率分别为 75% 和 65%。

(二)股腘动脉旁路移植术

对于长段的闭塞性病变或血管腔内治疗失败的严重缺血患者可行股腘动脉旁路移植术。

股腘动脉旁路移植术分膝上旁路和膝下旁路两种。近端吻合口必须建立在股总动脉上,如果建立在股浅动脉起始段上常会因病变进展而导致旁路血管血栓形成。选择远端吻合口部位时应确保旁路血管有较通畅的远端输出道。显露膝上腘动脉的切口位于股骨内侧髁上,平行于缝匠肌前缘,显露膝下腘动脉的切口位于膝下胫骨内侧缘。

移植物首选自体静脉,要求其口径 ≥4 mm 且没有曲张改变。一般选取患侧的大隐静脉,如果血管条件不符合要求,也可选取对侧大隐静脉、小隐静脉或上臂静脉。由于静脉内存在多对静脉瓣,通常采取将大隐静脉取下倒置后进行移植,但是该方法的缺点为大隐静脉倒置后与近、远端动脉的口径可能不匹配。大隐静脉原位移植可有效解决这一问题,方法是在结扎大隐静脉各属支后将其保留在血管床上,用瓣膜切除器切除静脉瓣后,完成近远端吻合。原位大隐静脉移植较适合于将远端吻合口建立在远端腘动脉或胫腓动脉等小口径血管的旁路手术。就长期通畅率而言,两种移植方法无明显差异。如果无法获取符合要求的自体静脉,可选择 ePTFE 人工血管进行旁路移植。人工血管的口径多选择 6 mm,行膝下旁路时,应选择带环人工血管以提高长期通畅率。

自体静脉旁路的 5 年通畅率约为 75%,人工血管膝上旁路和膝下旁路的 5 年通畅率分别为 50%~60% 和 35%~50%。

(三)胫腓动脉硬化闭塞的手术治疗

由于侧支循环代偿不充分且多数患者合并有糖尿病,胫腓动脉段的硬化闭塞往往会导致严重的缺血症状。由于远端血管口径小及流出道往往欠通畅,传统的旁路手术常无法实施,即使勉强为之,通畅率亦不高。因此,广泛胫腓动脉闭塞的严重缺血患者的保肢率较低。由于常规球囊扩张易造成血管内夹层以及缺乏合适的血管内支架,胫腓动脉硬化闭塞曾经一度被认为是血管腔内治疗的禁区。近年来,随着低顺应性小血管球囊的出现,胫腓动脉 PTA 在临床上得到迅速开展。只要遵循耐心操作、缓慢持续扩张的原则,发生血管内夹层等并发症的概率较低。虽然胫腓动脉 PTA 的远期通畅率不高,但是它能促进溃疡愈合,提高短期保肢率,在临床上仍有很高的实用价值。

第二节 深静脉血栓后综合征

深静脉血栓后综合征(post-thrombotic syndrome,PTS)是深静脉血栓形成(DVT)后非常常见的并发症,可导致深静脉瓣膜功能受损而引起慢性静脉功能不全的一系列表现,严重者往往出现难愈的静脉性溃疡,严重影响患者的生活质量。有文献报道急性 DVT 患者 2 年内 23%~65% 的患者可发生 PTS。

一、发病机制

目前的观点认为DVT后可通过两种机制导致PTS，一是完全或部分静脉阻塞，回流障碍，主要是中央型髂股静脉为主，而是静脉血栓后炎性反应活化、瓣叶纤维瘢痕形成破坏静脉瓣膜引起静脉瓣膜闭合不全性反流，其中以前者更为重要。两者均可导致下肢长期静脉高压，使得下肢尤其足靴区大量毛细血管增生和通透性增加，产生色素沉着和脂质硬化。由于大量纤维蛋白原的堆积，阻碍了毛细血管与周围组织间的交换，可导致皮肤和皮下组织的营养性改变、色素沉着最终发生溃疡。

二、临床表现

PTS通常发生于DVT后1～2年，典型的症状类似原发性慢性静脉功能不全，包括受累肢体疼痛、沉重、肿胀、痉挛、色素沉着、皮肤和皮下组织硬结、湿疹，上述症状可单独或联合出现，一般在站立或长时间行走后加重，休息或抬高患肢则有所减轻。如果得不到及时治疗，最终会发展为持久难愈性溃疡。PTS常见体征包括肢体可凹性水肿、足靴区皮肤硬结、色素沉着、淤滞性湿疹，继发性静脉曲张，严重者可出现慢性久治不愈的静脉性溃疡。

目前对于PTS的严重程度分级标准较多，除了类似下肢静脉功能不全的CEAP分级标准外，应用较多的是Villalta临床评分分级法，Villalta评分主要评估内容包括5项主观静脉症状（疼痛、痉挛、沉重感、感觉异常和瘙痒）和6项客观静脉体征（胫骨前水肿、皮肤硬化、色素沉着、发红、静脉扩张和小腿按压痛）以及DVT患肢是否存在溃疡。每项指标按照从无到严重评为0～4分。总分若0～4分无PTS，5～9分为轻度PTS，10～14分为中度PTS，＞14分或溃疡形成则是重度PTS。这一评分可用于指导PTS的治疗，一般中重度PTS需要考虑外科治疗。

三、诊断与鉴别诊断

患者既往有DVT病史1～2年后并出现上述临床表现及体征就可以考虑诊断为PTS。除了症状与体征外，PTS常用的影像学检查和上一节慢性静脉功能不全的影像检查类似，包括以下几种。①无损伤检查中的容积描记和多普勒超声检查：其中多普勒超声显像仪可以较敏感观察深静脉通畅程度、瓣膜关闭情况及有无血液反流。操作简便、直观、无创，因此是诊断PTS的首选，在临床应用最为广泛。②CTV、MRV，两者都可以较清晰地显示下肢深浅静脉以及穿通静脉的通畅情况,如果主干静脉有堵塞,甚至可以显示侧支循环情况。但对于反流观察不足。其中 CTV 清晰度更高,MRV 适用于肾功能不全的患者。③下肢静脉造影:下肢深静脉造影虽然是一种创伤性检查,但是可准确了解病变的性质、程度、范围和血流动力学变化,分为顺行和逆行造影。顺行造影主要用于观察下肢深静脉通畅度和穿通静脉瓣膜功能,同时观察侧支静脉情况;而逆行造影主要用于观察下肢深静脉瓣膜功能,两者结合起来可以较全面诊断 PTS。但是缺点是对于髂静脉闭塞,造影往往只能看到广泛侧支,无法直接显示病变情况。④腔内超声:是在导丝导引下将腔内超声探头导入病变,显示血管病变的横断面情况,国外应用较多,国内刚刚开展。它的优点是可以较清晰显示髂静脉闭塞段的狭窄血栓情况,是对下肢静脉造影对髂静脉病变本身显影不足的重要补充。

需要指出的是,由于急性 DVT 导致的初始疼痛及肿胀需要在数月后消退,因此 PTS 的诊断应建立在急性 DVT 之后的慢性期。对于没有 PTS 的临床表现,而仅通过,也不能诊为 PTS。需要与 PTS 进行鉴别诊断的主要是原发性下肢静脉功能不全,一般通过既往有无 DVT 病史以及影像学检查下肢深静脉有无闭塞或者血栓就可以做出鉴别。

四、预防

对于已经发生 DVT 的患者,从病程一开始就要注意 PTS 的预防。①足量的长期抗凝:由于同侧肢体 DVT 复发 DVT 是 PTS 的重要危险因素之一,因此在初发 DVT 患者的治疗过程中,应给予足量的抗凝并保证足够的治疗疗程。②穿医用弹力袜:具有压力梯度的医用弹力袜在足靴区压力最高,然后压力逐步递减,由此可有效促进静脉回流,降低静脉高压、减轻水肿并发症。对于 PTS,一般建议Ⅱ级压力梯度。国外已经多项临床试验证实了长期使用弹力袜对于预防症状性 DVT 后 PTS 的有效性。最近的一项荟萃分析总结 5 项随机对照研究后得出结论,近端 DVT 患者长期穿弹力袜后可使 PTS 发生率由 46% 降至 26%。最新的美国胸科医师协会(ACCP)2012 年指南中推荐对于急性症状性近端 DVT 患者,应佩戴踝部压力 $4.0 \sim 5.3$ kPa($30 \sim 40$ mmHg)的弹力袜至少 2 年,来预防 PTS。③急性期置管溶栓治疗急性 DVT:在急性 DVT 如果在最短的时间内快速恢复静脉通畅可以保存静脉瓣膜功能,从而预防 PTS。最新公布的 CaVenT 研究通过急性期经导管溶栓治疗技术(CDT),对于近端静脉 DVT(髂股静脉)CDT 治疗 24 个月的 PTS 发生率明显低于单纯抗凝治疗(41.1% *vs.* 55.6%,$P = 0.047$)。

五、治疗

(一)物理治疗

PTS 的物理治疗包括一方面让患者,避免久站,休息时抬高患肢;另一方面就是压力治疗。压力治疗又包括两类:①穿弹力袜。在行走或站立时采用加压治疗,减轻下肢酸胀和水肿。根据病变范围选用合适的弹力袜,压力选择应因人而异,通常应用的压力为 4.0～5.3 kPa(30～40 mmHg),长度通常到膝盖即可。②间歇式压力泵。它的工作原理是模拟人体小腿腓肠肌肌泵的作用,通过间歇式被动收缩小腿腓肠肌,让静脉血液回流。一般要求每天应用间歇性压力泵 2 次[每次20 分钟,压力为 6.7 kPa(50 mmHg)],1 个疗程后可有效减轻水肿及改善 PTS症状。

(二)药物治疗

类似于慢性静脉功能不全,一些静脉活性药物,如马栗种子提取物或者地奥司明可以增加静脉壁张力、促进静脉血液回流并减少毛细血管渗出,从而减轻PTS 的症状或者延缓 PTS 的进展。

(三)外科治疗

外科治疗通常适用于中重度 PTS 的患者。相对应于 PTS 的发病机制,外科治疗分为两大类:改善静脉回流障碍;修复损伤的深静脉瓣膜、纠正血液倒流。由于目前对于深静脉瓣膜关闭不全的术式虽然很多,但是效果均不理想,而且外科治疗 PTS 关键是要改善流出道,主要针对髂股静脉闭塞,所以目前的外科治疗重点在于通过各种开放手术或者腔内治疗改善使远心段的高压静脉顺利回流,以达到缓解静脉高压的目的。

1.传统开放手术

大隐静脉交叉转流术、原位大隐静脉-腘静脉转流术等。但是此类手术创伤较大,而且中远期通畅率不高,目前使用逐渐减少。

2.腔内治疗

由于髂静脉 PTS 往往同时存在髂静脉解剖学外压导致管腔狭窄的情况,因此只要远端股浅或者股深静脉回流通畅,可以开通髂静脉闭塞段行支架置入来改善回流障碍,此类病变要求支架近端放入下腔静脉,远端放到股总静脉,图 4-1显示了髂静脉 PTS 支架置入前的静脉造影情况,可见支架置入前髂静脉主干未见显影,只有大量盆腔侧支和腰升静脉,而图 4-2 支架置入后髂静脉主干基本通畅,盆腔侧支和腰升静脉消失。

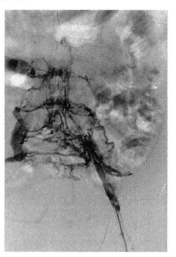

图 4-1 髂静脉 PTS 支架置入前的静脉造影情况
髂静脉主干未见显影,只有大量盆腔侧支和腰升静脉

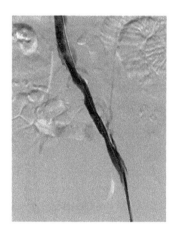

图 4-2 髂静脉 PTS 支架置入后髂静脉造影情况
主干通畅,盆腔侧支和腰升静脉消失

第三节 髂静脉压迫综合征

髂静脉压迫综合征是髂静脉受压和(或)存在腔内异常粘连结构所引起的下肢和盆腔静脉回流障碍性疾病。1965 年 Cockett 和 Lea Thomas 通过静脉造影

和手术,对具有髂-股静脉血栓病史和严重血栓后遗症的患者进行研究发现,在右髂总动脉跨越左髂总静脉的部位,静脉腔内容易血栓形成,并且已形成的血栓难以再通,从而引起下肢和盆腔的静脉回流障碍,产生一系列临床症状和体征。因此有人将此综合征称为髂静脉压迫综合征。髂静脉压迫不仅造成静脉回流障碍和下肢静脉高压,成为下肢静脉瓣膜功能不全和浅静脉曲张的原因之一,而且可继发髂-股静脉血栓形成,是静脉血栓好发于左下肢的潜在因素。

一、发病机制

(一)解剖学因素

髂动脉与髂静脉的解剖关系是髂静脉压迫综合征产生的基础。双侧髂总静脉于第五腰椎体中下部平面的右侧,汇合成下腔静脉而沿脊柱上行。右髂总静脉几乎成直线与下腔静脉连续,而左髂总静脉则自骨盆左侧横行向右,于腰骶椎之前与下腔静脉汇合时几乎成直角。腹主动脉则自脊柱左旁下行,于第四腰椎体下缘平面分为左、右髂总动脉,故右髂总动脉跨越左髂总静脉的前方,然后向骨盆右下延伸。有研究发现,在近 3/4 人体内,右髂总动脉于双侧髂总静脉汇合点水平跨越左髂总静脉;1/5 的人在这一点轻度偏上的水平,少数人在这一点的下方。这样,左髂总静脉或多或少被腰骶椎的生理性前凸推向前方,同时又被跨越于其前方的右髂总动脉压向后方,使其处于前压后挤的解剖位置。当人体直立而腰骶部高度前倾时,生理性前凸加剧使压迫更加明显;当人体处于坐位时,压迫得以缓解或消失。偶尔,左髂总静脉的压迫来源于低分叉的腹主动脉、扭曲的左髂总动脉、膀胱、肿瘤、异位肾脏等。

(二)静脉腔内异常结构

1956 年,May 和 Thurner 提出在尸解中有 22% 存在左髂总静脉腔内类似嵴状的结构,这种嵴状结构包含纤维细胞、胶原和大量毛细血管。Pinsolle 等细致观察 130 具尸体的腔-髂静脉连接点,其中 121 具尸体的左髂总静脉腔内存在异常结构。他将其分为五类。①嵴:双髂总静脉连接点处呈矢状位的三角形垂直突向腔内的细小结构;②瓣:髂总静脉侧缘的类似燕窝的结构;③粘连:静脉前后壁一定长度和宽度的融合;④桥:长条状结构将管腔分为 2~3 个不同口径和空间方向的部分;⑤束带:隔膜样结构使管腔形成类似筛状的多孔状改变。髂总静脉内异常结构来源和意义仍存在争论。目前更倾向于解释为右髂总动脉、腰骶椎与左髂总静脉的紧密接触,以及动脉搏动使静脉壁反复受刺激,引起静脉的慢性损伤和组织反应所致。

(三)继发血栓形成

在髂静脉受压和腔内异常结构存在的基础上,一旦合并外伤、手术、分娩、恶性肿瘤或长期卧床,使静脉回流缓慢或血液凝固性增高等情况,即可继发髂-股静脉血栓形成。一旦血栓形成,髂静脉压迫及粘连段即进一步发生炎症和纤维化,使髂静脉由部分阻塞发展为完全阻塞。由于压迫和腔内异常结构的存在,髂静脉血栓形成后很难再通,使左髂总静脉长期处于闭塞状态而难以治愈。

二、临床表现

髂总静脉受压综合征的临床表现,主要决定于下肢静脉回流障碍的程度。根据其血流动力学变化的轻重,将临床表现分为3期。

初期:下肢肿胀和乏力为最常见的早期症状。患肢仅有轻度的水肿,尤其长期站立和久坐时出现。女性腰骶生理性前突明显,左侧下肢会出现经期酷似青春性淋巴水肿。女性患者可有月经期延长和月经量增多,以及因月经期盆腔内脏充血、静脉内压升高而使下肢肿胀等症状加重。

中期:随着静脉回流障碍加重和静脉压持续升高,就会导致深静脉瓣膜关闭不全。一旦波及小腿和交通支静脉瓣膜,就会出现与原发性深静脉瓣膜关闭不全的相似症状。表现为下肢静脉曲张、下肢水肿、色素沉着、精索静脉曲张等。

晚期:出现重症深静脉瓣膜关闭不全的症状,诸如小腿溃疡等,或髂股静脉继发血栓形成。国内外报道的患者,绝大多数都是在治疗血栓形成时被发现的。对于非血栓性静脉阻塞现象和症状性静脉阻塞的患者尤应注意。由于髂静脉严重狭窄和阻塞病变局限,而且侧支静脉较好,所以出现相似但又不同于静脉血栓的临床表现。另外由于髂总静脉的原有狭窄,下肢深静脉的血栓并不容易发生脱落而发生肺栓塞。

三、辅助诊断检查

(一)空气容积描记和活动后静脉压测定

空气容积描记和活动后静脉压测定是髂静脉压迫综合征最好的筛选指标。该症患者下肢静脉最大流量在休息时正常,活动后较正常人下降,同时静脉再充盈时间缩短;活动后静脉压较正常人升高。但是本方法存在较高的假阳性率,明确诊断有赖于影像学检查。

(二)下肢顺行和(或)股静脉插管造影

下肢顺行和(或)股静脉插管造影是目前唯一特异性诊断方法,被称为髂总静脉受压综合征诊断的金标准。影像所见有受压静脉横径增宽,上粗下细喇叭状形态;局限性充盈残缺,纤维索条和粘连结构阴影;不同程度的狭窄,如髂外静脉受压则有嵌压阴影,静脉闭塞或受压移位等影像;出现不同程度的盆腔侧支静脉;可见侧支静脉内造影剂排空延迟现象,提示髂静脉回流不畅。髂静脉内粘连结构是髂总静脉受压综合征的主要原因之一,其形态各异,对此还缺乏影像学报告。

(三)动态性静脉测压法

在股静脉插管造影时进行狭窄段近、远侧静脉测压,如压差 0.20 kPa 就有诊断意义,但缺乏特异性。如平静时相差不明显,可以挤压小腿腓肠肌增加血流量以明确显示。

(四)彩色超声检查

1.二维超声

(1)原发性髂总静脉受压综合征的超声表现:①左髂总静脉前方受到右髂总动脉压迫后方受到脊柱向前推挤使局部血管变细,特点是前后径变扁,左右径增宽可达 4 cm 左右;②左髂总静脉受压远端前后径逐渐增宽,形成喇叭口状改变。横径变窄<2 cm;③该综合征常常伴有左侧髂静脉内血栓形成,栓塞后引起该侧下肢深静脉血管内径增宽,病程较长者会形成同侧下肢深静脉血栓,并形成大量侧支循环。

(2)继发性髂总静脉受压综合征超声表现:①髂静脉局限性受压变窄常有不同程度的移位受压静脉有较长段的狭窄其周围可见到实质性肿块回声;②髂静脉狭窄的程度与肿瘤压迫的程度有关,严重者可完全闭塞中断,同侧下肢深部静脉及浅静脉均有扩张征象;③有时也可探及腹股沟肿大的转移淋巴结。

2.彩色多普勒

(1)原发性髂总静脉受压综合征的彩色多普勒表现:受压处狭窄区域呈五彩镶嵌持续性高速血流。受压完全闭塞时彩色血流中断,彩色血流中断处恰好与右髂总动脉骑跨压迫的部位一致。应用彩色多普勒对该症检查很有帮助容易识别髂总动脉与髂总静脉的关系,比二维超声检查方便。侧支循环最常见于左髂总静脉大多通过盆腔内丰富的吻合支逐渐扩张,并起代偿作用,盆腔内有多个圆形及带状液性暗区,其内可显示高速血流。由于侧支循环代偿血流加速彩色血流明亮,而髂外静脉侧支静脉形成甚少。

(2)继发性髂总静脉受压综合征的彩色多普勒表现:①在受压处髂静脉呈局

限彩色血流变细,色彩明亮,边缘不整齐;②完全闭塞者无彩色血流显示,一般情况下髂动脉不易变扁,其彩色血流可穿过实质性肿块;③下肢静脉有血液回流障碍征象。

3.脉冲多普勒

(1)原发性髂总静脉受压综合征的脉冲多普勒表现:受压处可测及高速持续性血流频谱,闭塞时,局部无血流信号,远端静脉血流速度减慢。在做 Valsalva 试验时,静脉血流速度变化不明显。

(2)继发性髂总静脉受压综合征的脉冲多普勒表现:在受压处狭窄的髂静脉可测及高速连续血流频谱,完全闭塞者不能测及血流信号。

(五)磁共振和 CT 静脉造影

在显示病变血管的同时还可以显示腔外结构(动脉、侧支血管、腰骶椎等),有助于该症的诊断。

四、治疗和预防

(一)非手术治疗

对于症状轻微的髂静脉压迫综合征,可在监测下行保守治疗。

(1)一般治疗:如抬高患肢、穿循序减压弹力袜以缓解症状。

(2)药物治疗:①口服阿司匹林、双嘧达莫等抗血小板药和华法林等抗凝药,以预防髂-股静脉血栓形成;②丹参注射液 10～20 mL,加入 5% 葡萄糖注射液 500 mL 中,每天 1 次,静脉滴注,15 次为 1 个疗程;③曲克芦丁 1.0 g 加入 5% 葡萄糖注射液或生理盐水,500 mL 中,静脉滴注,每 15 天为 1 个疗程;④七叶皂苷 10 mg 加入 0.9% 生理盐水 250 mL 中,静脉滴注,每 15 天为 1 个疗程;⑤配合口服强力脉痔灵、地奥司明(爱脉朗)等药物。

(二)溶栓治疗

对于髂静脉压迫综合征合并左下肢急性静脉血栓的患者,一旦确诊后,应早期清除血栓,并针对髂静脉压迫综合征原发病变进行手术或介入治疗。原则上,快速再通可以通过取栓或溶栓的方法实行。全身药物溶栓治疗的效果一直存在争论,髂静脉压迫综合征的病变段周围常形成许多侧支,使药物不能进入血栓。随着近年来血管腔内技术的发展,对髂-股静脉血栓进行经导管直接溶栓和机械血栓消融术取得了较好的效果,并可通过球囊导管扩张以解除病变段的压迫和管腔狭窄,对于由纤维束带或动脉压迫等因素造成的弹性回缩,可以行支架置入加以避免。

(三)外科治疗

对于症状严重或髂静脉管腔狭窄超过 50% 的患者应考虑外科干预。手术目的是解除髂静脉的压迫,恢复患肢正常的静脉回流。传统的外科手术方式有以下几种。

(1)筋膜悬吊术:用缝线、筋膜或人造血管将髂总动脉移位固定(悬吊)到腰大肌,借以保护左髂总静脉,免受压迫。

(2)静脉成形术:局限的髂总静脉阻塞可以行静脉切开、异常结构组织切除。通常关闭切口时,加一块自体的血管补片以避免管腔狭窄。这一类型手术的缺点是不能解除压迫,不能消除急性静脉血栓形成的危险因素。

(3)静脉转流术:针对存在血栓和(或)严重并发症的患者,双股间的静脉交叉转流术有一定的作用。转流血管可以是自体的或人造的,术后还可以加做远侧暂时性动静脉瘘以增加血流量,减少移植物血栓发生的概率。经典的 Palma 手术是对侧大隐静脉切断后,其近侧段转至患肢闭塞段的远端;也有将左侧髂静脉转至右髂总静脉,该手术的优点可以避开病变区,但术后的移植物血栓一直是棘手的问题。

(4)髂静脉松解和衬垫减压术:左髂总静脉受压而腔内正常的患者可以将骶骨磨平或在第 4 腰椎和远端腹主动脉之间垫入骨片等组织,也可以在动、静脉之间嵌入衬垫物,或者在病变段静脉周围包裹一圈膨体聚四氟乙烯血管片,以防止静脉再度受压。

(5)髂动脉移位术:右髂总动脉移位是另一种解除压迫的方法,将右髂总动脉切断,其远端与左髂总动脉或腹主动脉吻合。该方法的缺点是需要间置一段人造血管。还有报道将右髂总动脉与左髂总动脉吻合。

(四)腔内治疗

1995 年,Berger 等首次报道采用介入疗法,即球囊扩张和支架置入的方法来治疗髂静脉压迫综合征,获得满意的近期疗效。以后陆续有该方面的文献报道,介入治疗也逐渐成为近年来取代外科手术治疗髂静脉压迫综合征的一种主要手段,其直接作用于病变段,既支持了静脉腔以避免被动脉和腰骶椎压迫,同时通过扩张管腔解除了腔内异常结构所引起的狭窄,并且创伤小、操作简便,因而显示出良好的应用前景。与髂静脉切开成形术、右髂动脉移位术、静脉旁路转流术等手术相比,介入疗法对该综合征在缓解率、改善率及通畅率方面具有更好的疗效,后者更符合人体正常点的解剖和生理,因而获得了较好的近期疗效,且并发症较少。对于并发急性下肢深静脉血栓者,导管介入溶栓治疗,通常在发病后3周内疗效较好。如在溶栓过程中或溶栓后发现髂静脉受压,可于最后静脉造影时置入支架,扩张静脉到正常大小,防止回缩。O'Sullivan等报道髂静脉受压合并急性和慢性症状患者置入支架1年通畅率分别是93.1%和100%。球囊扩张和支架置入的操作较为简易,但针对该综合征的特殊性,操作过程中有以下几点值得注意:①病变髂静脉腔内异常结构的主要组织构成是胶原纤维和纤维细胞,因此其物理特性上缺少弹性和伸展性,故在介入治疗过程中管腔扩张较困难,且扩张的管壁极易回缩,因此球囊扩张后的支架置入十分必要。由于病变的髂静脉往往难以扩张至正常管径,过度的张力会导致管壁破裂,因此选择直径略大于球囊且张力较小的支架可使操作更安全,不必苛求将病变段扩张至正常管径。②髂静脉压迫综合征的左髂总静脉的病变段可分隔成多个通道,因此造影导管、球囊导管和支架输送装置应保持在同一位置的导丝上操作,以保证支架放置与球囊扩张为同一通道,同时也避免了反复输送导管、导丝对血管内膜的损伤。③左髂总静脉病变段与下腔静脉邻接,为更好地扩张病变段的近心端,可将支架近端1~2 cm置入下腔静脉。

第四节 血栓闭塞性血管炎

血栓闭塞性脉管炎(thrombo angiitis obliterans,TAO)是一种有别于动脉硬化,节段分布的血管炎症。病变主要累及四肢远段的中、小动静脉。病理上主要表现为特征性的炎症细胞浸润性血栓,而较少有血管壁的受累。1908年Burger首先对11条截肢肢体的动、静脉进行研究,并发现其病理变化主要是病变血管的血栓形成和机化,不同于传统的动脉硬化。因此本病又称Burger病,国内简称脉管炎。

一、流行病学

血栓闭塞性脉管炎的发病虽为全球性分布,但亚洲地区的发病率明显高于欧美。我国各地均有发病,但以北方地区为主,可能与气候寒冷有关。就性别而言,患者绝大部分为中、青年男性。近年的流行病学调查表明,血栓闭塞性脉管炎总的发病率呈下降趋势,但女性发病有所上升。

二、病因和病理

目前有关血栓闭塞性脉管炎的确切发病机制尚不清楚。由大量的研究表明吸烟与 TAO 之间密切相关。患者中有吸烟史者(包括主动和被动吸烟)可达 80%～95%,持续吸烟可显著加速病情进展和症状恶化。及时戒烟(尤其在肢体末端出现坏疽前)可明显减缓症状,甚至达到完全缓解。而再吸烟后,病情又会复发。至于吸烟在 TAO 发病过程中所参与的作用,目前尚不清楚。可能的机制:烟碱能使血管收缩;对烟草内某些成分的变态反应导致小血管炎性、闭塞性变化;纯化的烟草糖蛋白可影响血管壁的反应性。其他可能参与血栓闭塞性脉管炎起病的因素还包括遗传易感性、寒冷刺激、性激素(由于本病多见于青壮年男性)、高凝倾向、内皮细胞功能受损以及免疫状态紊乱。

病理上血栓闭塞性脉管炎可分为急性期、进展期和终末期。血栓形成、大量炎症细胞浸润和增生是血栓闭塞性脉管炎特征性的病理改变。就病变的分布范围而言,血栓闭塞性脉管炎主要累及四肢的中小动静脉,并以动脉为主。如下肢的胫前、胫后、足背及跖动脉,上肢的桡、尺及掌动脉,有时近端的腘动脉或股动脉也会同时受累。但是以弹力纤维层为主的主、髂、肺、颈动脉以及内脏的血管则鲜有累及。血栓闭塞性脉管炎的病变呈节段性分布,病变之间的血管壁完全正常,而且两者间界限分明。

三、临床表现

血栓闭塞性脉管炎多见于男性吸烟者,一般在 40～50 岁以前开始起病,按照病程的进展以及病情的轻重,临床上可分为 3 期。

第一期:局部缺血期。主要表现为患肢的苍白、发凉、酸胀乏力和感觉异常(包括麻木、刺痛、烧灼感等)。然后可出现间歇性跛行,而且随着病情的进展,间跛距离会逐渐缩短。与动脉硬化导致肢体缺血有所不同,血栓闭塞性脉管炎的间跛往往起始于足背或足弓部,随着病情的进展,才会出现小腿腓肠肌的疼痛。体检则主要表现为患肢远端的动脉搏动减弱。此外,此期还可能表现为反复发作的游走性血栓性静脉炎,并有压痛,需对此引起重视。

第二期:营养障碍期。此期主要表现为随着间跛距离的日益缩短,患者最终在静息状态下出现持续的患肢疼痛,尤以夜间疼痛剧烈而无法入睡。同时患肢皮温明显下降,出现苍白、潮红或发绀,并伴有营养障碍,但尚未出现肢端溃疡或坏疽。交感神经阻滞后也会出现一定程度的皮温升高。

第三期:组织坏死期。为病情晚期,出现患肢肢端的发黑,干瘪,溃疡或坏疽。多为干性坏疽。先在一两个指(趾)的末端出现,然后逐渐波及整个指(趾),甚至周边的指(趾),最终与周围组织形成明显界线,坏疽的肢端可自行脱落。此时患者静息痛明显,整夜无法入睡,消耗症状明显。若同时并发感染,可转为湿性坏疽,严重者出现全身中毒症状而危及生命。值得一提的是血栓闭塞性脉管炎往往会先后或同时累及两个或两个以上肢体,可能症状出现不同步,在诊治时应引起注意。

四、诊断

(一)病史及体格检查

对于年龄在 40~45 岁(尤其是男性患者),既往有长期吸烟史,出现肢体远端的缺血表现,同时排除其他可能引起肢体远端缺血的病理因素时,则应考虑血栓闭塞性脉管炎的诊断。此外,下列 3 项体格检查也有助于进一步的明确诊断。

1.肢体抬高试验

患者取平卧位,下肢抬高 45°,3 分钟后观察。阳性者足部皮肤苍白,自觉麻木或疼痛。待患者坐起,下肢下垂后则足部肤色潮红或出现局部紫斑。该检查提示患肢存在严重的供血不足。

2.艾伦试验

本试验目的是为了了解血栓闭塞性脉管炎患者手部动脉的闭塞情况。即压住患者桡动脉,令其反复做松拳、握拳动作。若原手指缺血区皮色恢复,证明尺动脉来源的侧支健全,反之提示有远端动脉闭塞存在。同理,本试验也可检测桡动脉的侧支健全与否。

3.神经阻滞试验

即通过腰麻或硬膜外麻醉,阻滞腰交感神经。若患肢皮温明显升高,提示肢体远端缺血主要为动脉痉挛所致,反之则可能已有动脉闭塞。但本试验为有创操作,目前临床上很少应用。

(二)实验室检查

目前诊断血栓闭塞性脉管炎除了行病理切片观察外,尚缺乏有效的实验室检查手段。临床主要是行常规的血、尿及肝肾功能检查,了解患者全身情况,测定血脂、血糖及凝血指标,明确有无高凝倾向和其他危险因素。此外,还可行风湿免疫系统检查排除其他风湿系疾病可能,如 RF、CRP、抗核抗体、补体、免疫球蛋白等。

（三）特殊检查

1.无损伤血管检查

即通过电阻抗血流描记，了解患肢血流的通畅情况，通过测定上肢和下肢各个节段的血压，计算踝肱指数（ABI）评估患肢的缺血程度及血管闭塞的平面，正常 ABI 应≥1，若 ABI<0.8 提示有缺血存在，若两个节段的 ABI 值下降 0.2 以上，则提示该段血管有狭窄或闭塞存在。此外，本检查还可以作为随访疗效的一个客观指标。

2.勒超声检查

可以直观地显示患肢血管，尤其是肢体远端动、静脉的病变范围及程度。结合彩色多普勒血流描记，还可测算血管的直径和流速，对选择治疗方案有一定的指导意义。

3.磁共振血管成像（magnetic resonance angiography，MRA）

这是近年来新发展起来的一种无损伤血管成像技术，在磁共振扫描的基础上，利用血管内的流空现象进行图像整合，从而整体上显示患肢动、静脉的病变节段及狭窄程度，其显像效果一定程度上可以替代血管造影（尤其是下肢股段的动脉）。但是 MRA 对四肢末梢血管的显像效果不佳，这一点限制了 MRA 在血栓闭塞性脉管炎患者中的应用。

4.CT 血管成像（computed tomographic angiography，CTA）

这也是近年来新发展起来的一种无损伤血管成像技术，在多排螺旋 CT 扫描的基础上，将横断面的增强 CT 图像进行三维整合，从而整体上显示患肢动、静脉的病变节段及狭窄程度，其显像效果与 MRA 相似。

5.数字减影血管造影（DSA）

目前为止，血管造影（主要是动脉造影）依旧是判断血栓闭塞性脉管炎血管病变情况的"黄金标准"，虽然 DSA 为有创性检查，但是在必要的情况下，仍需通过造影来评估血管的闭塞情况，指导治疗方案。在 DSA 上，血栓闭塞性脉管炎主要表现为肢体远端动脉的节段性受累，即股、腘动脉以远的中、小动脉，但有时也可同时伴有近端动脉的节段性病变，但单纯的高位血栓闭塞性脉管炎较为罕见。病变的血管一般呈狭窄或闭塞，而受累血管之间的血管壁完全正常，光滑平整，这与动脉硬化闭塞症的动脉扭曲、钙化以及虫蚀样变不同，可以鉴别。此外，DSA 检查还可显示闭塞血管周围有丰富的侧支循环建立，同时也能排除有无动脉栓塞的存在。

五、鉴别诊断

根据血栓闭塞性脉管炎的病史特点,在诊断中应与下列疾病进行鉴别。

(一)动脉硬化闭塞症

本病多见于 50 岁以上的老年人。患者往往同时伴有高血压、高脂血症及其他动脉硬化性心脑血管病史(冠心病、脑梗死等)。病变主要累及大、中动脉,如腹主动脉、髂动脉、股动脉等。X 线检查可见动脉壁的不规则钙化。血管造影显示有动脉狭窄、闭塞,伴扭曲、成角或虫蚀样改变。

(二)急性动脉栓塞

起病突然,既往多有风湿性心脏病伴房颤史。在短期内可出现远端肢体 5P 症状:苍白、疼痛、无脉、麻木、麻痹。血管造影可显示动脉连续性的突然中断。而未受累的动脉则光滑、平整。同时,心脏超声还可以明确近端栓子的来源。

(三)多发性大动脉炎

多见于青年女性,主要累及主动脉及其分支动脉,包括颈动脉、锁骨下动脉、肾动脉等。表现为动脉的狭窄或闭塞,并产生相应的缺血症状。同时在活动期可有红细胞沉降率增快,并有其他风湿指标异常。

(四)糖尿病性坏疽

应与血栓闭塞性脉管炎晚期出现肢端溃疡或坏疽进行鉴别。糖尿病者往往有相关病史,血糖、尿糖升高,而且多为湿性坏疽。

(五)雷诺综合征

多见于青年女性。主要表现为双上肢手指阵发性苍白,发绀和潮红,发作间期皮色正常。患肢远端动脉搏动正常,且鲜有坏疽发生。

(六)自身免疫性疾病

首先是与 CREST 综合征及硬皮病相鉴别。这两种疾病均可引起末梢血管病变,但同时有皮肤的病理改变。血清中 Scl70 及抗着丝点抗体呈阳性,结合指(趾)甲黏膜的微循环变化,可予以鉴别。其次是与 SLE、类风湿关节炎及其他全身性风湿系统疾病引起的血管炎相鉴别,主要通过病史采集,一些特征性实验室检查及组织活检来鉴别。

六、治疗

目前临床上对于血栓闭塞性脉管炎主要采取综合治疗,但总体效果不理想,相当一部分患者仍旧需要截肢。想要取得良好疗效,关键是戒烟。

(一)戒烟

研究表明即使每天抽烟仅 1～2 支,就足以使血栓闭塞性脉管炎的病变继续进展,使得原来通过多种治疗业已稳定的病情恶化。反之,若能在患肢末端发生溃疡或坏疽之前及时戒烟,虽然患者仍旧可能存在间歇性跛行或雷诺征的表现,但绝大多数可以避免截肢。因此对于血栓闭塞性脉管炎的患者一定要加强戒烟教育,同时避免各种类型的被动吸烟。

(二)保暖

由于血栓闭塞性脉管炎易在寒冷的条件下发病,因此患肢应当注意保暖,防止受寒。但也不可局部过度热敷,从而加重组织缺氧。

(三)加强运动锻炼

可促进患肢侧支循环的建立,缓解症状,保存肢体,但主要适用于较早期的患者。主要有两类运动方法:①缓步行走,但应在预计发生间歇性跛行性疼痛之前停步休息,如此每天可进行数次;②肢体抬高运动,即让患者平卧,先抬高患肢 45°,1～2 分钟后再下垂 2～3 分钟,再放平 2 分钟,并做伸屈或旋转运动 10 次,如此每次重复 5 次,每天数次。

(四)药物治疗

主要适用于早、中期患者,包括下列几类。

1.血管扩张剂

由于血栓闭塞性脉管炎存在明显血管痉挛,可使用血管 α 受体阻滞剂妥拉唑林,钙离子阻滞剂尼卡地平、佩尔地平、地巴唑、盐酸罂粟碱及烟酸等来缓解症状。

2.抗凝剂

理论上抗凝药物对血栓闭塞性脉管炎并无效。但有报道可减慢病情恶化,为建立足够的侧支循环创造时间。主要的抗凝药物是各类低分子肝素。

3.血小板抗聚剂

如阿司匹林、氯吡格雷、西洛他唑、双嘧达莫等,可防止血小板聚集、继发血栓形成。

4.改善微循环的药物

如西洛他唑、安步乐克以及诺保思泰,这些药物具有较明确的扩张微血管网的功能。主要用于间歇性跛行期的患者,对于静息痛的患者效果不理想。还有瑞潘通,可加强红细胞变形能力,促进毛细血管内的气体交换,改善组织氧供。

5.前列腺素

此类药物可抑制血小板聚集,并扩张局部微血管,可缓解静息痛,并促进溃疡愈合。目前在临床上使用较为广泛的是前列腺素 E_1(PGE_1)的针剂,主要有前列地尔(凯时和保达新)两个品种。同时临床上还有口服前列环素可供选用。此外近来还尝试用 PGE_1 动脉插管局部渗透给药,处于临床试验阶段,也有一定效果。

6.止痛剂

为对症处理,可口服或肌内注射,甚至硬膜外置管给药。

(五)中医治疗

一方面可辨证施治,服用汤药。另一方面现有的成药有毛冬青、丹参、红花针剂等(后两者主要是活血化瘀)。

(六)手术治疗

手术治疗包括下列几种术式。

1.腰交感神经节切除术

本术式主要适用于一、二期患者,尤其是神经阻滞试验阳性者,同时也可以作为动脉重建性手术的辅助术式。由于血栓闭塞性脉管炎大多累及小腿以下动脉,因此手术时主要切除患肢同侧第二、第三、第四腰交感神经节及神经链。近期内可解除血管痉挛,缓解疼痛,促进侧支形成。但对间歇性跛行无明显改善作用,而且远期疗效不确切,截肢率并无显著下降。对男性患者,手术时尤其要注意应避免切除双侧第一腰交感神经节,以免术后并发射精功能障碍。对于上肢血栓闭塞性脉管炎,可施行胸交感神经节切除术。传统的胸、腰交感神经节切除术手术切口长,创伤较大。近年来随着腔镜的发展,开展了腹腔镜后腹膜腰交感神经节切除或者胸腔镜下胸交感神经节切除。手术效果与传统手术相似,但创伤显著降低,患者术后恢复快,因此应用日益增多。

2.动脉旁路术

主要适用于动脉节段性闭塞,远端存在流出道者。移植物可采用 PTFE 或自体大隐静脉。但多因为肢体远端的动脉重建,故以大隐静脉为佳。平均通畅时间约为 2.8 年。由于大部分患者远端没有流出道,因此有条件行旁路的患者很少。

3.动静脉转流术

由于许多血栓闭塞性脉管炎患者患肢末梢动脉闭塞,缺乏流出道,因此有学者考虑通过动脉血向静脉逆灌来改善血栓闭塞性脉管炎的缺血症状。其第一次手术是通过端-端吻合或间置人造血管建立下肢的动静脉瘘。通过动脉血冲入静脉,一部分向心回流,另一部分向远端持续冲击,最终造成远端静脉瓣膜单向阀门关闭功能丧失。而后行第二次手术,结扎近端静脉,使所有动脉血均向静脉远端逆行灌注。根据吻合口位置的高低,动静脉转流术可分为下列3类术式。①高位深组:将髂外、股总或股浅动脉与股浅静脉建立动静脉瘘,4～6个月后再行二期手术。本术式操作较为简便,但因吻合口位置较高,术后肢体肿胀较明显;②低位深组:将动脉与胫腓干之间建立动静脉转流,2～4个月后行二期手术,静脉血主要通过胫前静脉回流;③浅组:将动脉与大隐静脉远侧端行动静脉吻合,一般不行二期手术,术后肢体肿胀较轻,但手术操作较复杂。目前的临床实践表明动静脉转流术可改善血栓闭塞性脉管炎患者的静息痛,但术后肢体肿胀明显,有湿性坏疽可能(尤其是同时合并糖尿病的患者)。因此并不降低截肢率,而且对于术后动脉血逆行灌注的微循环改变也有待进一步探讨。

4.大网膜移植术

也适用于动脉流出道不良者,可缓解疼痛,有利于溃疡愈合。但操作较复杂,远期效果也不肯定。

5.截肢术

对于晚期患者,溃疡无法愈合,坏疽无法控制,可予以截肢或截指(趾)。截肢术后可安装假肢,截指(趾)术后一般创面敞开换药,以利肉芽生长。

(七)介入治疗

介入治疗包括近年来新兴的膝下闭塞动脉长球囊扩张术以及介入插管溶栓,但由于血栓闭塞性脉管炎远端血管多为闭塞,而且血栓以炎性为主,因此疗效尚不确切。

(八)血管内皮生长因子基因治疗

由于血栓闭塞性脉管炎主要累及肢体远端的中、小动脉,很多情况下动脉流出道不佳,无法施行动脉架桥手术。随着分子生物学的发展,基因治疗性血管生成为血栓闭塞性脉管炎患者带来一种新的治疗手段。血管内皮生长因子(VEGF)可以特异性地与血管内皮细胞表面的VEGF受体结合,从而促进内皮细胞分裂,形成新生血管。Isner首先将这一技术应用于临床,他采用患肢注射phVEGF165的方法,共治疗了9例下肢动脉缺血伴溃疡的患者。随访表明,血流显著增加,溃疡愈合率超过50%。当然VEGF本身也存在一定的不良反应,其中主要一点是它可以促进肿瘤生成并加速转移,同时远期疗效有待进一步研究。

(九)干细胞移植治疗

近年来新兴的干细胞和内皮祖细胞移植技术是血栓闭塞性脉管炎最新的治疗方法。干细胞是一群较原始的细胞,具有极强的自我更新能力及多项分化潜能。一部分干细胞可以分化为内皮祖细胞,而后者可以定向分化为血管内皮细胞甚至血管平滑肌细胞,参与血管新生。初步动物及人体试验证明自体骨髓干细胞、单个核细胞局部或静脉注射,在 VEGF 的动员下能够促进缺血部位侧支血管生成,有效改善症状,保全肢体。从而给动脉流出道不佳、无法施行手术的终末期血栓闭塞性脉管炎患者带来一种新的治疗选择。但是本技术尚处于实验研究和临床试验阶段,远期疗效和安全性有待密切随访。

第五节　血管炎及其他动脉疾病

一、概述

血管炎是以血管的炎症与破坏为主要病理改变的一组异质性疾病,其临床表现各异,多引起系统损害,故又称为系统性血管炎。继发于系统性红斑狼疮、类风湿关节炎等结缔组织疾病,以及肿瘤、感染、药物等,称为继发性血管炎;排除了各种继发原因的血管炎,称为原发性血管炎。其他的非炎性动脉疾病少见,包括先天性主动脉缩窄、先天性纤维肌发育不良、法洛四联症、弹力纤维性假黄瘤、神经纤维瘤病等遗传性血管病变,放射性动脉炎、药物相关性动脉病、运动相关的髂外动脉病变等。

二、流行病学

目前,我国关于血管炎的流行病学资料尚不全面、确切。

大动脉炎(Takayasu arteritis,TA)好发于中国、日本、韩国、土耳其等亚洲国家。多见于 40 岁以下女性;巨细胞动脉炎(giant cell arteritis,GCA)则好发于50 岁以上的北欧人群。结节性多动脉炎(polyarteritis nodosa,PAN)主要见于40~60 岁男性人群;川崎病(Kawasaki disease,KD)多见于 5 岁以下儿童。

ANCA 相关性血管炎（ANCA associated vasculitis，AAV）多见于 65～70 岁老年人，男性多于女性。白塞病（Behcet disease，BD）主要以土耳其、地中海、中国、日本等地高发，故又被称为丝绸之路病。男性发病高于女性。科根综合征见于青壮年，平均发病年龄在 30 岁。

三、病因

血管炎的发病原因迄今未明。一般认为与下列因素有关。

(一)遗传因素

血管炎存在遗传易感性，GCA 与人类白细胞抗原（HLA）Ⅱ类区 *HLA-DRB1 * 04*、*HLADRB1 * 01* 等位基因的遗传多态性密切相关；GPA 可能与 *HLA-B50*、*B55*、*DR1*、*DR2*、*DR4*、*DR8*、*DR9* 和 *DQw7* 有关；白塞病发病可能与 *HLA-B5* 及其亚型 *HLA-B51* 相关。

(二)感染因素

多种病毒感染与血管炎发病相关，如细小病毒 B19、副流感病毒、人类免疫缺陷病毒、丙型肝炎病毒、巨细胞病毒、人类 T 细胞嗜淋巴病毒Ⅰ型等，还包括结核分枝杆菌、非结核分枝杆菌、肺炎支原体、肺炎衣原体等。其中，PAN 患者中约 1/3 与乙型肝炎病毒感染相关；变应性鼻炎和哮喘在 EGPA 患者中很常见，可能与吸入或接触某些特殊的变应原或化学物质有关。

四、病理

组织病理检查是诊断血管炎金标准。系统性血管炎基本病理表现为白细胞破碎性血管炎、淋巴细胞肉芽肿性动脉炎、巨细胞血管炎、坏死性血管炎。皮肤白细胞破碎性血管炎、IgA 血管炎、冷球蛋白血症性血管炎、低补体荨麻疹性血管炎在组织病理上表现为破碎性血管炎；大动脉炎、巨细胞动脉炎、肉芽肿性多血管炎、嗜酸性肉芽肿性血管炎均以肉芽肿性病变为典型表现；ANCA 血管炎和结节性多动脉炎突出表现为坏死性血管炎。变应性肉芽肿性血管炎、结节性多动脉炎中易见嗜酸性粒细胞；肉芽肿性多血管炎中淋巴细胞占绝大多数。

五、临床表现

(一)大动脉炎(TA)

主要表现为系统性炎症症状（全身症状）及病变血管狭窄或闭塞后导致的局部缺血症状。

1.全身症状

常在局部症状或体征出现前数周至数月,表现为发热、全身不适、疲劳、盗汗、体重下降、食欲缺乏、肌痛、关节炎、结节红斑等。

2.血管狭窄导致的局部症状

TA 主要累及主动脉弓及其主要分支,好发部位依次为:锁骨下动脉、主动脉弓上分支、颈总动脉、肾动脉、腹主动脉、降主动脉等。常见表现为患肢发凉、麻木无力、肢体跛行、桡动脉搏动减弱或消失、头晕、高血压、晕厥、脑梗死、偏瘫;视网膜缺血可有一过性黑蒙、单眼或双眼视力减退直至黑蒙;当肺动脉明显狭窄时可出现肺动脉高压,即乏力、气急、右心室肥大等,少数有咯血;9%～11%冠状动脉受累,主要为闭塞性病变,也有发生动脉瘤的报道,可出现心绞痛及心肌梗死。

目前多采用 1994 年东京会议上公布的根据动脉造影分型法。

(1) I 型:病变多累及左锁骨下动脉、左颈总动脉及无名动脉起始部,其中锁骨下动脉受累最常见;也可累及腋动脉、颈内动脉,个别累及颅内动脉(如大脑中动脉)。

(2) II 型:病变位于累及升主动脉,主动脉弓和分支,胸降主动脉可伴有相应分支受累,其中 II a 型累及升主动脉、主动脉弓和分支,II b 型累及升主动脉、主动脉弓和分支、胸降主动脉。

(3) III 型:累及胸降主动脉、腹主动脉,伴有或累及肾动脉。病变广泛,既有主动脉弓 3 分支受累,又有胸腹主动脉和(或)其分支的病变。

(4) IV 型:累及腹主动脉和(或)肾动脉。病变累及腹主动和(或)肾动脉可同时伴有其他动脉受累。

(5) V 型:兼有 II b 和 IV 型的特点(又称混合型、Inada 型)。

(二)巨细胞动脉炎 GCA

典型的三联征:头痛、视物不清、咀嚼痛。其中,头痛可伴随头皮压痛及颞动脉壁增厚或结节状改变,颞动脉超声、活检病理等均有助于疾病诊断。视物不清为常见的眼部症状,还可出现复视、一过性黑蒙等症状,甚至发展为永久性视力丧失。咀嚼痛,又称颌跛行,约 1/3 的患者可出现,为 GCA 特征性症状。GCA 患者常可伴有风湿性多肌痛,表现为颈、肩、背、四肢等部位的疼痛、僵硬及压痛。GCA 主要累及颈动脉的颅外段,也可以累及腋动脉、椎动脉、胸主动脉等。

(三)结节性多动脉炎 PAN

早期以不典型的全身症状为多见,也可以某一系统或脏器为主要表现。

常见全身症状为发热、乏力、食欲缺乏、关节痛、体重减轻等。50％～70％的患者可出现周围神经系统病变，为多发性单神经根炎；出现广泛分布的肌痛、非对称性非破坏性下肢大关节痛。网状青斑、痛性溃疡、肢端缺血、坏疽等表现；消化系统：肠系膜动脉血栓形成致缺血致腹痛，小动脉瘤破裂可致消化道或腹腔出血，表现为剧烈腹痛、腹膜炎体征，严重者可出现肠梗死、穿孔、出血、腹膜炎等。常见肾性高血压、氮质血症、急性肾动脉血栓形成、肾动脉瘤、肾梗死、肾脏微动脉瘤、动脉瘤破裂出血等，但不会出现肾小球肾炎；可出现冠状动脉炎、高血压、充血性心力衰竭、心包炎、心律失常等。

(四)ANCA 相关性血管炎(AAV)

全身症状包括发热、乏力、消瘦、盗汗等。局部症状，可累及上呼吸道、下呼吸道、肾脏、眼、神经系统等；上呼吸道多见于 GPA 和 EGPA 患者，可表现为流脓鼻涕、鼻窦炎、鼻黏膜溃疡和结痂、鼻出血，听力下降、中耳炎等，部分患者可因声门下狭窄出现声音嘶哑和呼吸喘鸣。EGPA 初始可表现为变应性鼻炎，伴有反复发作的鼻窦炎和鼻息肉。AAV 均可有肺部受累，可表现为咳嗽、咯血、胸痛(胸膜炎)、胸闷和气短等。哮喘是 EGPA 主要的临床症状之一，通常在确诊之前患者已有多年变应性鼻炎和哮喘的病史。肾脏损害见于绝大多数 GPA 和 MPA，以及 ANCA 阳性的 EGPA 患者，表现为镜下血尿、蛋白尿、红细胞管型及水肿等。AAV 常见五官受累，包括眼球突出、视神经及眼肌损伤、巩膜炎、虹膜炎、视网膜血管炎、视力障碍、失明、听力下降等。EGPA、GPA 较多见多发性单神经炎，表现为四肢麻木和乏力，也可有中枢受累。

(五)白塞病复发性口腔溃疡

白塞病复发性口腔溃疡是诊断白塞病的必备条件。亦常见复发性外阴溃疡，女性常见外阴、阴道黏膜处，男性常见于阴囊、阴茎以及肛周处。皮肤以结节红斑最常见，多见于双侧下肢小腿伸侧面，还包括非细菌性化脓性毛囊炎、痤疮样病变、毛囊炎以及血栓性浅静脉炎，针刺反应可呈阳性。眼部病变包括虹膜睫状体炎(前葡萄膜炎)、视网膜炎(后葡萄膜炎)、视网膜血管炎、前房积脓等。可以自上而下累及整个消化道，内镜检查或者钡餐检查均可发现多发黏膜溃疡，回盲部最常受累，其次是升结肠、降结肠、胃、食管等处，需要与溃疡性结肠炎、克罗恩病、肠结核、肠淋巴瘤等疾病相鉴别。白塞病可发生心肌梗死、心包炎、心包积液、房室传导阻滞、右心功能不全等，也可致主动脉根部瘤样扩张引起主动脉瓣关闭不全。可出现肺动脉瘤、肺小动脉栓塞，表现胸闷、胸痛、气急、咯血等。

六、实验室检查和辅助检查

(一)常规检查

血管炎缺乏特异性的实验室检查指标。急性期炎症指标如 ESR、CRP,有助于疾病活动度的评价;部分患者还可伴有贫血、白细胞数和血小板数增多、纤维蛋白原增多等。EGPA 外周血嗜酸性粒细胞增多,一般在 1.5×10^9/L 以上,同时伴血清中 IgE 升高。肾脏累及时可出现蛋白尿、镜下血尿和红细胞管型尿,血清肌酐和尿素氮水平升高。

(二)自身抗体

ANCA 是 ANCA 相关性血管炎的血清学标记,是明确诊断、监测病情活动和预测复发的重要指标。ANCA 按其免疫荧光类型可分为 p-ANCA 和 c-ANCA;p-ANCA 为核周型,其主要靶抗原为髓过氧化物酶(MPO);c-ANCA 为胞浆型,靶抗原为蛋白水解酶 3(PR3)。PR3-ANCA 对活动性 GPA 的诊断有较高敏感性及特异性。MPO-ANCA 主要见于 MPA 和 EGPA。

(三)辅助检查

肺部高分辨率 CT 对于血管炎肺部累及的探查非常重要,肺功能检测及 6 分钟步行试验有助于进一步评价肺功能改变情况。若出现心血管受累,心电图常有左心室肥厚、劳损或高电压,少数出现冠状动脉供血不足或心肌梗死图形,心脏超声有助于发现瓣膜病变、评价房室结构及血流动力学改变。

血管造影(DSA):可显示血管走行与形态,评估血管病变的范围。但鉴于其有创性、造影剂肾毒性、电离放射性等,且无法显示管壁情况,已逐渐被其他影像学方法所取代。

CT 血管造影(CTA):可通过造影剂显影而了解动脉管腔及血管周围组织情况,活动期病变动脉壁增厚可呈双环征;血管三维重建可更直观的了解病变血管的范围和程度。肺动脉受累时,可呈枯树枝样改变,表现为叶、段肺动脉变细小,管壁增厚及管腔狭窄对于动脉瘤、动脉夹层有诊断价值。

磁共振血管造影(MRA):可显示血管管壁厚度、管腔及炎症情况,对于判断受累血管范围、探查管壁炎症等有重要意义,目前已被证实在大动脉炎等大血管病变的疾病诊断与活动度评价方面具有优势。

PET-CT:近年来在血管炎的诊断与鉴别诊断方面得到了很好的应用,但检查费用昂贵。

血管超声：可探查颞动脉、颈动脉等动脉壁水肿及炎症信号，其无创、安全、方便、便宜等诸多优点有利于血管炎患者的诊断、评价与长期随访；但对锁骨下动脉、腋动脉、肾动脉、腹主动脉等探查受限。

核素肺灌注扫描：在肺动脉受累患者中可发现肺野放射性缺损区；核素肾扫描，当肾动脉狭窄影响肾功能时，肾图表现为低功能或无功能，血管段或分泌段降低。

七、诊断

各类血管炎的临床表现复杂多样、实验室检查无特异性。对不明原因发热、皮疹、关节痛、腹痛、心血管病、间质性肺炎、肾炎、多发性单神经炎等多系统病变，原因不明的白细胞计数增高、贫血、血沉增快等应想到血管炎可能。诊断时应首先排除因其他结缔组织病、感染、肿瘤、药物等引起的继发性血管炎。受累器官的活检对诊断有重要意义，根据受累器官和严重程度选择合适的治疗和判断预后。

八、鉴别诊断

大血管性血管炎(包括大动脉炎和巨细胞动脉炎)需和先天性主动脉缩窄、肾动脉纤维肌发育不良、血栓闭塞性脉管炎、胸廓出口综合征、动脉粥样硬化相鉴别。此外，对不明原因发热的患者，在诊断巨细胞动脉炎时应注意和感染性心内膜炎、非霍奇金淋巴瘤、多发性骨髓瘤、大动脉炎、结核、系统性红斑狼疮等疾病相鉴别。

中等血管性血管炎中结节性多动脉炎需要与 ANCA 相关性血管炎相鉴别，由于其累及中小动脉，一般无肾小球肾炎及肺间质病变，ANCA 多为阴性。川崎病多见于儿童，需与出疹性传染病、病毒感染、急性淋巴结炎、其他结缔组织病、病毒性心肌炎、风湿性心脏病互相鉴别。

小血管性血管炎根据其有无免疫复合物形成分为 ANCA 相关性血管炎(寡免疫复合物性)和免疫复合物性血管炎。ANCA 相关性血管炎需和结节性多动脉炎、感染性心内膜炎、感染和肿瘤的模拟血管炎、肺出血-肾炎综合征相鉴别，并排除其他结缔组织病和药物等继发因素。免疫复合物性血管炎通过其血清标志物和病理、免疫荧光特点可与其他血管炎相鉴别。变应性血管炎中白塞病需与感染性疾病、肿瘤性疾病所致的口眼皮肤病变、其他风湿结缔组织病相鉴别。继发性血管炎根据患者的血管炎表现，结合风湿病病史，乙、丙肝感染或其他感染的依据以及有无特殊药物使用史可鉴别。

九、治疗

原发性血管炎发病机制多为免疫异常,因此糖皮质激素、免疫抑制剂治疗可取得一定的疗效。继发性血管炎需同步针对原发疾病进行治疗。治疗方案基于具体诊断及疾病的严重程度和预后。总的来说,血管炎的治疗包括诱导缓解期和维持缓解期两个阶段,目的是控制病情和防止复发,维持重要脏器功能,减少药物不良事件。

(一)药物治疗

1.糖皮质激素

有系统损害或疾病显著活动者在诱导缓解期常使用中至高剂量的糖皮质激素,通常用泼尼松 1 mg/(kg·d)。对于有严重脏器损害的危重患者(如 ANCA 相关性血管炎和肺出血-肾炎综合征的患者出现弥漫性肺泡出血和肾功能减退,巨细胞动脉炎患者出现视力丧失等)可用糖皮质激素冲击[最多可用(500~1 000)mg/d×3 天]治疗,然后减量至 1~1.5 mg/(kg·d),维持 4~6 周后病情缓解后逐渐减量,直至小剂量维持。

2.免疫抑制剂

当糖皮质激素治疗效果不佳、用药有禁忌、减药后复发、难治性患者,需要联合免疫抑制剂治疗。

(1)环磷酰胺(CTX):在 ANCA 相关性血管炎、结节性多动脉炎和大动脉炎等血管炎中常用,剂量为每天口服 CTX 1.5~2 mg/kg,也可静脉滴注 0.8~1.0 g,每月 1 次。待病情缓解后,替换为硫唑嘌呤、甲氨蝶呤、吗替麦考酚酯等。用药期间需注意骨髓抑制、肝功能损害、感染及性腺抑制等不良反应。

(2)硫唑嘌呤(AZA):为嘌呤类似药。可用于诱导期治疗或 CTX 治疗缓解后的维持期治疗,一般用量为 1~2 mg/(kg·d)。

(3)甲氨蝶呤(MTX)

一般用量为 10~25 mg,每周 1 次,口服、肌内注射或静脉注射疗效相同。Meta 分析证实,MTX 能减少巨细胞动脉炎的复发。另外,MTX 可用于大动脉炎和 ANCA 相关性血管炎 CTX 治疗缓解后的维持期治疗。

(4)其他免疫抑制剂:其他药物如环孢素(CsA)、吗替麦考酚酯等,在以上药物治疗效果不佳或不能耐受时可选用。白塞病患者皮肤和黏膜病变首选秋水仙碱(0.6~1.8 mg/d 口服)或沙利度胺(50~150 mg/d,口服)治疗。

(5)对症治疗:包括扩血管、降压及抗血小板(如阿司匹林、双嘧达莫)等治疗,主要用于改善脏器缺血、预防血管内栓塞事件。

3.静脉注射丙种球蛋白(IVIG)

丙种球蛋白可抑制T淋巴细胞增殖及减少自然杀伤细胞的活性,还具有广谱抗病毒、细菌及其他病原体作用。一般与激素及其他免疫抑制剂合用,用于难治性或重症血管炎如 ANCA 相关性血管炎、结节性多动脉炎和肺出血-肾炎综合征等,剂量为 300～400 mg/(kg·d),连用 5～7 天。

4.生物制剂

近年来有较多患者报道显示,白细胞介素-6 单抗对大血管炎可能有效。此外,CD20 单抗能诱导 ANCA 相关性血管炎患者疾病缓解并预防复发,特别对于复发和难治患者疗效甚至优于 CTX。白塞病患者也有使用 TNF-α 拮抗剂成功的案例。

(二)血浆置换

对于难治性、活动期或危重血管炎,如急性肾损伤患者、严重的肺出血、HBV 相关结节性多动脉炎患者可用血浆置换治疗联合激素及其他免疫抑制剂治疗。

(三)外科治疗

主要用于大动脉炎、巨细胞动脉炎及白塞病引起的动脉狭窄、动脉闭塞、动脉瘤、主动脉根部扩张伴主动脉瓣关闭不全的治疗。

1.大动脉炎的外科治疗

大动脉炎患者多为青年,肢体及内脏血管的阻塞可建立较丰富的侧支循环;当出现重要脏器缺血症状时,需考虑手术治疗。本病手术治疗的主要目的:改善脑部供血不足及肢体缺血症状;治疗引起高血压的主动脉和肾动脉狭窄;动脉瘤形成是手术适应证之一。需要强调,在大多数情况下,需要经内科积极治疗控制血管炎症后,可以提高手术成功率和减少并发症。手术方法可分以下几类。

(1)颈动脉重建术。手术适应证:①颈部血管阻塞并出现明显的脑缺血症状,如头晕、晕厥、黑蒙等影响生活、工作者;②因颈部血管阻塞既往发生过脑梗死;③因锁骨下动脉窃血而出现肢体活动后脑部出现明显缺血症状者。具体包括锁骨下动脉-颈动脉旁路术、颈总动脉-颈内动脉旁路术、颈动脉-锁骨下动脉旁路术、腋动脉-腋动脉旁路术等。

(2)主动脉旁路术:主动脉狭窄后,形成狭窄近段的高血压及远段供血不足,肾脏供血不足更加重高血压,药物治疗往往效果不佳;主动脉旁路术可取得良好疗效。具体包括降主动脉旁路术、降主动脉-腹主动脉旁路术、升主动脉-腹主动脉旁路术等。

(3)肾动脉重建术。适应证:①有明确的肾动脉狭窄或肾动脉水平腹主动脉狭窄;②肾功能尚存;③测定两侧肾静脉肾素、血管紧张素水平,患肾较健肾高1.4～1.5倍者,手术指征强,术后效果佳。具体包括肾动脉旁路术、脾肾动脉吻合术、自体肾移植、肾动脉体外成形术。

(4)介入手术治疗:包括血管腔内球囊扩张术、人工支架置入术。对发生动脉瘤的患者,可放置腔内支架隔绝动脉瘤。腔内血管介入治疗远期效果不佳可能与 TA 所致的病变段炎症未控制、血管纤维化等有关。

(5)动脉瘤切除术:大动脉炎动脉瘤好发于锁骨下动脉、降主动脉、腹主动脉等,常与狭窄合并存在。动脉瘤最有效的治疗手段为手术治疗,多需要行人工血管移植。累及重要内脏动脉者还需要同时行内脏动脉重建。

(6)其他手术:出现主动脉瓣关闭不全者可行主动脉瓣膜置换,累及冠状动脉者可行冠状动脉旁路术。

2.巨细胞动脉炎的外科治疗

在巨细胞动脉炎的治疗中,很少需要进行至四肢的动脉血运重建术,因为会形成丰富的侧支循环。通过糖皮质激素治疗后,GCA 导致的上肢间歇性运动障碍常可缓解或消失。仅在一些特殊情况下(如发生锁骨下动脉窃血综合征、严重的上肢间歇性运动障碍且糖皮质激素治疗无效)才应考虑进行血运重建。

3.结节性多动脉炎的外科治疗

对于出现脏器缺血、梗死(如肾脏、睾丸)等并发症时,需考虑手术治疗。

4.白塞病的外科治疗

白塞病患者动脉瘤的修复治疗应考虑动脉瘤的大小、生长速度及症状。手术治疗可能会出现手术部位动脉或动脉旁路吻合口部位的动脉瘤复发,由于吻合口动脉瘤和血栓形成常需再次手术。应用腔内修复技术治疗动脉瘤可减少手术创伤导致的并发症。糖皮质激素、免疫抑制剂以及抗凝药物治疗,可有效减少术后复发和移植血管闭塞。

5.ANCA 相关性血管炎的外科治疗

对于出现声门下狭窄、支气管狭窄等患者可考虑内镜治疗或外科治疗。

第五章

泌尿外科疾病

第一节 肾 损 伤

肾损伤常是严重复合性脏器损伤的一部分。多见于男性青壮年,在泌尿系统损伤中仅次于尿道损伤,居第二位,占所有外伤的 $1\%\sim5\%$。其中以闭合性损伤多见,1/3 常有其他脏器合并伤存在,当肾脏存在积水等病理改变时损伤可能性更大。

肾脏的解剖位置较深,隐蔽于腹膜后间隙,大部分被包裹在丰富的脂肪组织及肾筋膜织成的脂肪囊内,具有一定的缓冲外来的暴力。此外,正常肾脏还具有一定的活动度,一般的外力冲击,肾脏不易受伤。但肾实质脆弱,被膜薄,外力强大时可以造成肾脏损伤。

一、病因与分类

(一)按受伤病因临床分类

1.开放性损伤(穿透伤)

因弹片、子弹、刺伤和爆炸致伤,多见于战时,常合并腹、胸部脏器损伤,伤情重而复杂。

2.闭合性损伤

分直接暴力损伤和间接暴力损伤。

(1)直接暴力损伤:上腹部和腰部、肾区受到外力的打击或腹侧受到挤压,肋骨和横突骨折时骨折片可刺伤肾脏。

(2)间接暴力损伤:受伤者自高处跌下,足跟和臀部着地时发生的对冲力,引起肾脏或肾蒂损伤。

（3）自发破裂：肾脏原有病变，如肾积水、结石和肿瘤，在轻微压力之下，如肌肉突然收缩，身躯扭摆而发生破裂。

3.医源性损伤

医源性损伤指由于医护人员在治疗或检查过程中所造成的损伤，包括开放性手术时意外撕裂、穿破肾脏。腔道手术，如经皮肾镜术、经皮肾穿刺活检或造口术等，以及在行体外冲击波时肾脏受到意外损伤。

二、病理

按病理改变分类闭合性损伤临床上最为多见，可分为下列病理类型。

（1）肾挫伤：肾实质轻微受损，肾被膜、肾盂、肾盏完整，可有被膜下局部淤血或血肿形成。

（2）肾部分裂伤：肾实质破裂，如果肾包膜完整，只形成包膜下血肿，如果肾包膜破裂则形成肾周血肿，肾实质及包膜破裂较广泛时，导致肾周血肿伴尿外渗。

（3）肾全层裂伤：肾实质、包膜、肾盏或肾盂黏膜破裂，甚至破碎成多块，导致大量血、尿外渗，患者处于失血性休克状态。

（4）肾蒂损伤：肾蒂血管破裂，血尿不明显，常因大出血、休克，短期内来不及抢救而死亡。

三、诊断

大多数患者根据外伤史及血尿可做出初步诊断。不同程度、不同类型的肾损伤临床表现差异很大，必须进行必要的实验室和影像学检查以明确损伤的程度、有无合并伤及其程度。

(一)临床表现

1.病史

有外伤史，尤其是腰部或肾区受伤史。

2.血尿

血尿为肾损伤的重要症状。大多数肾损伤患者表现有血尿，多为肉眼血尿，少数为镜下血尿，血尿的严重程度与肾脏损伤的程度并非完全一致。

3.休克

发生率为 $14.5\% \sim 45\%$。严重肾实质损伤，常合并有其他脏器损伤，表现有创伤性休克和出血性休克，程度依伤势与失血量而定，严重者甚至危及生命。

4.疼痛和腹部包块

伤侧肾区疼痛,腹壁及腰肌强直,因出血和尿外渗腰部出现不规则增大的肿块,局部压痛明显。

(二)实验室检查

1.血液检查

血红蛋白含量、红细胞计数及红细胞比积测定均下降。可根据血尿增减、血红蛋白含量改变来估计伤情。

2.尿液

多可见大量红细胞,受伤后不能自行排尿者应进行导尿检查。

3.尿液比色测定

每次排尿标本留置一部分于试管内比色,并注意血红蛋白测定,观察失血程度。

(三)影像学检查

1.B 超检查

对观察肾损伤程度,血、尿外渗范围及病情进展情况有帮助。是闭合性肾损伤的首选检查方法及保守治疗中伤情及疗效的监视。肾损伤的超声图像可见:肾周出现液性无回声区,肾影扩大,肾实质回声不均匀,集合系统移位,肾被膜中断。

2.腹部 X 线检查(KUB)

对轻度肾损伤可无重要发现,但在重度肾损伤可见肾区阴影增大边缘模糊,腰大肌阴影消失,脊柱侧凸向伤侧,膈肌抬高,提示肾周血肿或尿外渗。

3.静脉尿路造影(IVU)

对肾损伤伤情分类较重要,并了解对侧肾脏情况。轻度损伤,可仅见肾盏变形和造影剂外溢,严重损伤可见不规则阴影向肾周弥散。多采用大剂量静脉尿路造影。

4.肾动脉造影

疑有肾血管损伤,静脉尿路造影损伤肾不显影,可行此检查。

5.CT 检查

能迅速准确了解肾实质损伤情况,尿外渗、肾周血肿范围,并可了解对侧肾功能、肝、脾、胰和大血管情况。

6.MRI 检查

可通过其冠状面、矢状面成像确定肾损伤的程度及范围,明确肾周围血肿大小。

7.核医学检查

同位素扫描可作为上述各项检查的补充。

四、治疗

(一)紧急处理

有休克时应及早治疗,迅速输血、补液、复苏,对严重肾损伤患者,即使血压处于正常范围,也应给予防治休克的措施;病情稳定时在密切观察脉搏、血压的同时,尽快进行定位、定性检查,确定肾损伤程度、范围和治疗措施。

(二)非手术治疗

保守治疗是绝大多数肾损伤患者的首选治疗方法。可有效降低肾切除率,而且近期、远期并发症并无明显升高。在血流动力学稳定的前提下,保守治疗适用于肾挫伤、轻度肾裂伤。

(1)绝对卧床休息至少 2 周,严密观察血压、脉搏、呼吸和体温变化。

(2)密切观察患者的局部情况的变化,在腹壁划出肿块范围,注意肿块有无增大。

(3)补充血容量和热量,维持水、电解质平衡,保持足够尿量,必要时输血。

(4)止血药物血凝酶 2 ku 静脉推注和氨甲苯酸 0.6 g,每天 1 次,静脉滴注;卡巴克洛 10 mg,每天 2 次,肌内注射;维生素 K_3 4～8 mg,每天 2 次,肌内注射。

(5)抗生素应用:早期使用有效抗生素预防感染。

(6)镇静止痛治疗:血压稳定者可用哌替啶 50 mg、异丙嗪 25 mg 肌内注射。

(7)观察血尿情况:定时检测红细胞、血红蛋白和血细胞比容。

(三)手术治疗

1.治疗原则

为尽量保留肾组织,可依具体情况行修补术和肾部分切除术。如患肾修复困难,在检查明确对侧肾功能正常的情况下可切除患肾。

2.适应证

(1)开放性肾创伤。

(2)急性大出血,腰部肿块继续增大。

(3)血尿持续 24 小时未见减轻,血红蛋白含量下降;经输血治疗血压不能维持者。

（4）伴有其他脏器损伤出血或有腹膜炎症状。

（5）肾周围血肿发生感染,药物不能控制。

（6）严重继发性出血。

3.手术处理要点

（1）入路:一般采用经腹途径,以便及时有效控制肾蒂血管,同时也可一并处理腹腔合并伤。

（2）开放性肾损伤:治疗原则是立即手术探查。除做扩创、缝合和引流外,还需探查腹部脏器有无损伤。

（3）控制肾蒂:处理探查肾损伤情况前,先控制肾血管是探查和修补肾脏的一种安全有效的方法。术中应先阻断肾蒂血管控制出血,然后再从容检查肾脏损伤程度。

（4）保留肾单位:探查明了肾损伤情况后,按具体情况作肾修补术或部分肾切除术。应最大限度保护患者肾功能。然而也存在一定迟发性出血和再次手术的风险。

4.手术方式

（1）肾周围引流:适应于开放性肾损伤,异物、血块存留,尿、血外渗或并发感染者。

（2）肾修复术或肾部分切除术:根据肾裂伤程度和范围,小的裂伤采用局部缝合止血;多处裂伤,缝合修补困难,可采用织网紧束肾脏压迫止血,大网膜包裹修补;缝合困难的上下极的损伤,可行肾部分切除术。

（3）肾切除术:严重肾全层裂伤或肾蒂损伤可行肾切除术。

（4）肾血管修复术:肾蒂血管伤可行缝合、血管吻合、去除血栓等手术。此术式应在伤后早期进行,受伤时间过长,手术修复血管已无实际意义。

五、预后

肾损伤的预后多数较好,早期少数出现尿外渗、迟发性出血、肾周感染,而晚期并发症有高血压、肾积水和结石等。肾损伤后的随访较为重要。

第二节　输尿管结石

输尿管结石是常见的泌尿系疾病。输尿管结石大多来自肾脏。根据输尿管的解剖特点,结石容易停留在以下几个部位:①肾盂输尿管交界处;②输尿管髂动脉交界处;③女性阔韧带,男性输精管横跨交界处;④输尿管膀胱壁间段;⑤输尿管膀胱开口处。据报道,输尿管结石位于腰椎 3～4 水平及盆腔内段的占大多数。

多发生于中年,儿童、老年较少见。一般约 70％发生于 20～50 岁。男性患者明显较女性为高,男女比例约为 4∶1。多为单侧结石,5％左右为双侧结石。结石大多是单个,左、右侧发病率几乎相同。

一、病因

泌尿系结石形成的因素可能是综合性的,不同成分和不同部位结石的形成显然不尽相同。有些与外界环境有关,有些则与内在因素有关,如营养不良、维生素 A 缺乏、地理环境、饮食习惯、遗传倾向、代谢改变和尿路局部改变均为重要因素。例如甲状旁腺功能亢进、尿路梗阻、感染、异物等与尿路结石形成的关系已完全肯定。输尿管结石是泌尿系结石的一种,其形成原因也是多元性的。

二、病理

输尿管结石引起的病理变化表现多种多样,与结石大小、形状、嵌顿程度、肾及输尿管积水情况,有无伴发感染,以及单侧抑或双侧结石等因素有关。大致有 4 种情况:①无明显病理损害;②机械性损害;③尿流动力学改变;④感染性损害。

三、诊断

(一)临床表现

疼痛和血尿是输尿管结石的主要症状。其他症状包括恶心呕吐、尿频、发热寒战和排石史等。

1.疼痛

多见为突发性绞痛,发生在患侧上腹部及肾区,沿输尿管向下放射到阴囊或阴唇和大腿内侧,同时伴有冷汗、恶心、呕吐与休克等症状。

2.血尿

血尿常于绞痛发作时出现。

3.尿频、尿痛

尿频、尿痛多见于输尿管下 1/3 段的结石。

4.腰部包块

输尿管梗阻引起不同程度的肾积水时,可摸到肿大的肾脏。

5.无尿

无尿比较少见,一般发生于双侧输尿管结石完全梗阻或者孤立肾时的输尿管结石完全性阻塞。

(二)实验室检查

尿液常规检查可见到红细胞,如结石存在已久,有感染时,尚可见脓细胞或管型。

(三)定位检查

1.KUB 及 IVU

KUB 及 IVU 或逆行性尿路造影,以判断结石的准确部位和影响肾功能的程度。95%以上的输尿管结石均能在 X 线片上显影。

2.膀胱镜检查

如结石下降至开口处,通过膀胱镜检查,可见到输尿管开口以上隆起现象。输尿管膀胱开口处结石,有时在膀胱镜下能窥见部分结石露出于开口。

3.B 超检查

有助于输尿管结石特别是阴性结石的诊断,并可了解患侧肾和输尿管有否积水和输尿管扩张。

4.核医学检查

肾图可了解患侧肾功能及上尿路梗阻情况,肾绞痛发作时有助于诊断。

四、治疗

以去除结石,解除梗阻,保护肾功能为原则。

(一)肾绞痛治疗

1.针灸

针刺肾俞、三阴交,用强刺激持续行针法或耳穴针刺。

2.解痉止痛药

阿托品 0.5 mg,皮下注射;维生素 K_3 4~8 mg 肌内注射或黄体酮 20 mg,肌内注射;或选用双氯芬酸 25 mg 含服;结石位于输尿管下段时可选用α受体阻滞剂,如坦洛新和多沙唑嗪,有助于排石。对于绞痛剧烈者,可适当应用哌替啶 50 mg 肌内注射。

3.其他

肾区热敷、理疗。

(二)非手术治疗

1.指征

(1)结石呈椭圆形,直径<1.0 cm,症状不明显而无尿路感染者。

(2)反复发作绞痛,而结石位置有移动,即使有轻度积水,但肾功能尚良好者可暂做非手术治疗进一步观察。

(3)年老体弱、全身情况不佳,结石直径>1.0 cm,肾功能尚好,尿流阻滞较轻者。

2.方法

(1)中药排石:采用排石冲剂或金钱草冲剂治疗,同时大量饮水,多活动或做跳跃动作,以助结石自行排出。

(2)体外冲击波(ESWL):一般采用原位碎石,输尿管上段结石如原位碎石未成功,可以逆行输尿管插管,将结石推回肾脏,或将导管头端绕过结石近端后再行碎石,以提高碎石成功率。

(三)腔内手术

1.经尿道输尿管镜碎石术

适用于结石直径>0.8 cm,形状不规则,表面不光滑者;结石嵌顿或其周围被输尿管息肉样组织包裹者;ESWL治疗失败或治疗后形成较长石街者。

目前有超声碎石、气压弹道碎石和激光碎石术,一般输尿管中下段结石成功率高于输尿管上段结石。

2.腹腔镜输尿管切开取石术

主要适用于输尿管上段结石较大者。

(四)手术治疗

1.指征

(1)长期停留的嵌顿结石,合并输尿管先天性畸形、息肉或狭窄。

(2)结石合并难以控制的尿路感染。

(3)结石引起输尿管梗阻性无尿症等情况,或伴有肾盂肾炎,或肾盂积水,肾功能损害者。

(4)非手术治疗3~6个月以上,而结石无移动,而且已有肾积水倾向者。

2.方法

作输尿管切开取石术。输尿管上1/3结石,采取腰切口;中1/3结石用腹直肌旁斜切口或经背部切口;下1/3结石用耻骨上切口。

注意事项:①术前需摄 KUB 以助结石定位;②原有输尿管梗阻病变,手术取石同时一并处理;③术中应置双 J 管内引流,可减少尿瘘、输尿管狭窄等并发症的发生。

第三节　输尿管损伤

输尿管损伤多见于贯穿性腹部损伤和医源性损伤。由于外伤所致的贯穿性或非贯穿性暴力损伤少见,而临床上因腹部、盆腔手术、妇科及泌尿外科手术或内镜检查或手术及其他输尿管本身的手术而造成的输尿管各种损伤却常有发生。若未及时发现或处理不当,近期可引起漏尿、感染、腹膜炎、脓毒血症等;晚期可产生输尿管瘘、狭窄、梗阻、等严重后果。因此,外源性损伤较少,但医源性损伤较为常见,值得高度重视。

一、病因

(一)外伤性损伤

贯穿性损伤是输尿管损伤最常见的原因,主要是枪伤或刀器刺割伤;非贯穿性损伤少见,多发生于车祸、高处坠跌。

(二)医源性损伤

1.手术损伤

手术损伤常见于下腹部或盆部手术,以输尿管下 1/3 段损伤最为多见,尤其是根治性或次全子宫切除术、巨大卵巢肿瘤切除术、结肠或直肠肿瘤根治术。此外,剖宫产、髂血管手术、腰交感神经切除术,甚至泌尿系的肾、输尿管、膀胱及前列腺手术,亦可引起输尿管损伤。手术损伤的类型很多,常见的是输尿管被误扎、切开、切断、撕裂、钳夹或部分切除。有时虽未直接损伤输尿管,但损伤了输尿管的血液供应,也会引起输尿管缺血坏死。以妇科手术最为多见,占医源性损伤的 50% 以上。

2.腔内器械损伤

腔内器械损伤多见于输尿管镜、腔内弹道碎石、输尿管插管和输尿管套石等,但不多见,往往易造成输尿管穿孔或撕裂。

3.放射性损伤

高强度的放射性物质如 60 钴外照射、镭内照射等治疗膀胱肿瘤、子宫颈癌或其他盆腔肿瘤,有时会引起输尿管的放射性损伤。表现为膀胱近端输尿管局限性狭窄、广泛性盆腔输尿管狭窄或广泛性输尿管壁放射性硬化等。

二、诊断

(一)临床表现

输尿管损伤的临床表现决定于发现时间、单侧或双侧损伤、感染存在与否以及尿瘘发生时间及部位。少数病例,一侧输尿管已被误扎,当时没有发现,事后也不呈任何症状,在以后静脉尿路造影等检查时,才发现患侧肾脏功能已丧失。

1.尿瘘或尿外渗

(1)尿瘘或尿外渗:表现为损伤后即时或数天内出现伤口漏尿、腹腔积尿、阴道漏尿。尿液进入腹腔引起腹膜炎,出现腹膜刺激症状。尿液渗出至伤口,可见伤口内引流量增加,且引流液内肌酐值高于血肌酐水平。尿液进入腹膜后,形成局部膨隆或肿胀。输尿管肾盂连接处撕脱时,尿液可积聚于肾旁形成尿液囊肿。

(2)慢性尿瘘:最常见的是输尿管阴道瘘,常发生于损伤后 2~3 周。偶见输尿管皮肤瘘。

2.感染

有尿瘘或尿外渗时可引起感染。若局限于腹膜后间隙,则表现为体温升高、腰痛、腰部压痛等全身和局部症状。当尿液渗入腹腔时,可呈现腹膜炎症状。

3.无尿

若双侧输尿管损伤,尤其是双侧输尿管被结扎或断裂会产生无尿。应注意与创伤性休克后急性肾功衰竭引起的无尿鉴别。

4.血尿

外伤引起的输尿管损伤 90% 会出现血尿,而医源性损伤仅 11% 的病例出现血尿。一旦出现血尿,则应高度怀疑输尿管损伤;而未出现血尿,也并不能排除输尿管的损伤。

5.梗阻

梗阻表现为腰痛、肾脏及损伤部位近端输尿管积水,可能继发肾脏感染,甚至肾功能损害。

(二)影像学检查

1.IVU

95％以上的输尿管损伤都能通过 IVU 确诊:①输尿管误扎,可表现为输尿管完全梗阻,造影剂排泄受阻或肾盂输尿管不显影;②输尿管扭曲或成角可表现为输尿管不完全性梗阻,造影剂排泄受阻,病变上方肾盂输尿管可见扩张;③输尿管断裂、穿孔、撕脱等,可表现为造影剂外渗,损伤部位以上输尿管肾盂扩张等。

2.逆行输尿管插管和肾盂输尿管造影

当 IVU 不能明确诊断或有疑问时,应配合逆行输尿管插管和造影以提高损伤的诊断率。

3.B超检查

可显示肾盂输尿管有无积水和扩张,损伤部位周围尿外渗情况是术后早期排除输尿管损伤的最好方式。

4.核医学检查

有梗阻时,表现为梗阻以上肾盂输尿管内放射性浓集、排泄缓慢呈梗阻曲线;当有尿外渗时,表现为尿外渗区域的放射性浓集;如肾功能受损严重,则表现为放射性稀疏。

5.CT 检查

平扫常不能显示输尿管损伤的确切位置,但对尿外渗观察极为准确。增强扫描,可见尿外渗区域造影剂积聚。对输尿管结扎者,可见肾盂输尿管扩张,肾功能受损。

6.MRI 检查

尿囊肿时表现为均匀的长 T_1、长 T_2 信号。如合并出血,因出血量不同,囊液可表现不同的信号。MRU 表现为输尿管周围大片模糊的中高信号的渗液。输尿管结扎表现为梗阻的 MRI 征象。

三、治疗

输尿管损伤的治疗目的是尽早恢复正常排尿通路,保护患侧肾脏功能。

(一)急诊处理

(1)首先抗休克治疗,积极处理引起输尿管损伤的病因。

(2)术中发现的新鲜无坏死(电灼和热损伤)、感染输尿管伤口,应一期修复。

(3)输尿管损伤超过 24 小时,组织发生水肿或伤口有污染,一期修复困难时,可以先行肾脏造瘘术,引流外渗尿液,避免继发感染,待情况好转后再修复输尿管。

(4)对于输尿管器械性损伤(部分损伤)可立即插入双 J 管,以利损伤的修复与狭窄的改善。同时给予抗生素治疗,休息和多饮水等,多可自行痊愈。

(二)手术治疗

1.输尿管支架管置放术

对于输尿管小穿孔、部分断裂或误扎松解者,可放置双 J 管,并留置 4 周以上,一般都能愈合。

2.输尿管-输尿管吻合术

若输尿管损伤范围在 2 cm 以内,则可以行输尿管端端吻合术式一期修复。术中如发现输尿管断裂或仅被缝扎,可将缝扎线松解后,切除失活输尿管长度1 cm左右,将两端输尿管充分游离,使吻合口无张力,输尿管内留置双 J 管,创面充分引流。

3.延期发现的输尿管损伤

若在手术后 7～10 天才确诊时,其治疗原则:①引流外渗尿液;②适当的尿流改道;③在积极抗炎的基础上应尽早手术修复。

4.输尿管缺损的后期修复

(1)手术时间的选择:取决定于两个因素,首先是患者的全身情况,是否能承受再次手术;其次是尿路梗阻及感染控制情况如何。如感染严重,梗阻一时又不能解除,可先行肾盂造口,待局部炎症控制以后再进行手术。一般而言,自瘘发生至再次手术的时间以 3 个月以上为宜。

(2)手术方式的选择。

输尿管端对端吻合术:各种原因所致的输尿管损伤,如外伤性断裂、弹伤或偶因困难的妇产科手术损伤,局部炎症不明显者,均可采用此法。

输尿管-膀胱吻合术:适应于近膀胱 5 cm 以内的各种输尿管损伤。

输尿管膀胱瓣吻合术:输尿管下段损伤或狭窄,其缺损或病变段在 6～9 cm者,患者的膀胱有足够的容量和良好的伸张能力,适合采用本术式。

回肠代输尿管术:一侧或双侧输尿管损伤,缺损或病变段太长,不能作输尿管端对端吻合或输尿管膀胱瓣吻合,而肾功能尚好者,适合采用本术式。

膀胱腰大肌固定术:输尿管下段广泛损伤,长度达输尿管全长的一半时;再次或第三次输尿管膀胱吻合失败者;全长输尿管损伤,仅采用一小段回肠与本手术联合应用可代替全长输尿管。

肾脏向下移位术:输尿管上中段缺损广泛,以至无法作端对端吻合时。可将肾脏、肾蒂及断裂以上的输尿管全部游离,使肾向下移位,以便将输尿管吻合而无张力。

自体肾脏移植术:当输尿管损伤长度难以完成上述手术时,可以将肾脏移植到髂窝中。

肾切除术:损伤侧输尿管所致肾脏严重积水或感染,肾脏功能严重受损或肾萎缩者,如对侧肾脏功能正常,则可施行肾脏切除术。

上述手术方法均各有利弊。对于输尿管损伤后的修复,究竟采用哪种手术方法为宜,应当尽可能保存有生活力的输尿管和选择较为简单的术式。有时损伤较轻的,可采用膀胱镜放置双 J 管内引流,从而使输尿管损伤愈合。

第四节　膀　胱　结　石

膀胱结石主要发生于老年男性及幼年,女性少见。目前,膀胱结石患者多为成人,95%以上发生于50岁以上男性。

一、病因及病理

膀胱结石分为原发性和继发性两种。

(一)原发性膀胱结石

多由于营养不良引起,在儿童发生者多位于我国广西、广东地区,近年亦呈下降趋势。

(二)继发性膀胱结石

起源于肾或输尿管,下降至膀胱或由于继发于下尿路梗阻、异物、神经源性膀胱而发生。

结石对膀胱壁的机械刺激可引起膀胱壁充血水肿或出血,并发感染时可形成泡状水肿、溃疡,结石阻塞膀胱出口可使膀胱内小梁小房憩室形成;长期的结石刺激可诱发膀胱鳞癌。

二、诊断

(一)临床表现

(1)排尿疼痛、尿流中断:由于排尿时结石突然嵌顿在膀胱颈部可引起排尿中断并引起剧痛,疼痛可放射至阴茎及会阴部,病孩则表现为哭叫,用手牵拉阴茎,采用蹲位或卧位排尿,排尿极为困难,常发生急性尿潴留。

(2)血尿:常为终末血尿。

(3)合并感染时症状加重,可出现脓尿。

(4)继发于前列腺增生者,可主要表现为前列腺增生的症状。

(5)巨大的结石直肠指诊时可触及,成人以金属探杆插入膀胱可触及结石。

(二)辅助检查

(1)KUB:多能显示膀胱区的不透光阴影。

(2)膀胱镜检:是最可靠的方法,可明确结石的大小,数目及是否合并其他病变。

三、治疗

(1)继发性者需同时处理原发病变,如解除下尿路梗阻。

(2)对于较大的结石(直径>4 cm)采用经膀胱切开取石术。

(3)较小(直径<2 cm)质地较疏松的结石可采用经膀胱镜碎石术(机械、激光和超声波等)及 ESWL。

第五节　膀　胱　损　伤

膀胱损伤常合并骨盆骨折等其他损伤。绝大多数为膀胱充盈时暴力冲击下腹部所致,若不及时处理可引起尿外渗感染、腹膜炎等。

一、病因

(一)闭合性损伤

多因膀胱充盈状态下(>300 mL)时,因直接或间接的暴力使膀胱内压急剧升高或身体受到强烈冲撞震动而破裂,或因骨折的骨片刺破膀胱或滞产时胎头压迫造成膀胱三角区缺血坏死形成膀胱阴道瘘。所谓的膀胱自发破裂,常因膀胱有结核、溃疡、憩室、肿瘤等病变，膀胱内压增至一定程度，这些不耐胀部分就容易发生破裂。自发性膀胱破裂几乎均为腹膜内型。

(二)开放性损伤

开放性损伤多见于战时，常合并其他脏器的损伤。

(三)医源性损伤

膀胱镜检、尿扩、经尿道膀胱碎石术、TURP、TURBT及妇科手术，普外科疝修补、直肠手术时易损伤膀胱。

二、病理

(一)膀胱挫伤

仅伤及膀胱黏膜及肌层，膀胱壁未破裂，无尿外渗。

(二)膀胱破裂

膀胱全层破裂，有尿外渗。

1.腹膜内型膀胱破裂

膀胱壁破裂伴腹膜破裂，与腹腔相通。破裂的位置多在膀胱顶部。

2.腹膜外型膀胱破裂

膀胱破裂但腹膜完整，破裂多位于膀胱底部，尿外渗常在腹膜外膀胱周围。

3.混合型膀胱破裂

兼有以上两种类型，多见于火器伤。

三、诊断

(一)临床表现

膀胱挫伤时症状轻微，可有下腹疼痛、血尿，能自愈。膀胱破裂时症状明显。

1.休克

常并发骨盆骨折或其他脏器损伤，引起出血性休克。尿外渗、腹膜炎及继发感染常加重休克。

2.排尿障碍与血尿

受伤后患者常急于解尿，但无尿排出或仅有少量血液排出或血尿。

3.疼痛

腹膜内型膀胱破裂，尿液进入腹腔，引起尿性腹膜炎，疼痛剧烈，疼痛由下腹部扩散至全腹部。腹膜外型膀胱破裂，骨折、软组织损伤、血肿、尿外渗引起下腹部疼痛。

（二）体格检查

膀胱挫伤可无明显体征或仅有下腹压痛。膀胱破裂伴有腹膜炎时可有腹膜刺激症状，并有移动性浊音。腹膜外型膀胱破裂，直肠指检时可触到直肠前壁饱满和触痛。

（三）辅助检查

1.导尿注水试验

若顺利插入膀胱，在导尽尿液后向膀胱内注入一定量的生理盐水，再抽出；若注入量与抽出量相同，表明膀胱是完整的；若抽出量明显多于或小于注入量，提示有可能膀胱破裂。

2.膀胱造影

经导尿管注入造影剂 200 mL，摄后前后位和斜位片，观察有否造影剂外溢，抽尽造影剂后再摄片对比，可发现造影剂漏至膀胱外。怀疑腹膜内破裂，可注入气体后腹部摄片，观察有否膈下游离气体。

四、治疗

（一）全身治疗

首先要防治休克，积极准备手术探查。膀胱破裂不论伤势轻重，均匀尽早预防感染。多器官损伤时，应多科协作，首先处理危及生命的损伤。

（二）保守治疗

膀胱挫伤或膀胱破裂口小的腹膜外型病例，损伤小于 12 小时且无明显尿路感染者，可行保守治疗。在预防性抗感染治疗下留置导尿管引流，充分饮水，卧床休息，并对病情发展及已存在的出血、血肿、尿外渗密切观察。单纯膀胱挫伤留置导尿管 7～10 天；若疑有膀胱破裂，保守治疗需充分引流膀胱 2～3 周以上。

（三）腹膜内型膀胱破裂的治疗

积极手术治疗。清除腹腔内尿液，探查腹内脏器情况，缝合腹膜并在膀胱外修补膀胱破口，行高位膀胱造口。充分引流膀胱周围外渗的尿液和血肿。

（四）腹膜外型膀胱破裂的治疗

对严重的腹膜外膀胱破裂，应采用手术治疗加膀胱造口。

第六章

脊柱外科疾病

第一节　颈椎间盘突出症

颈椎间盘突出症(CDH)并不少见,长期以来,本病主要根据临床表现和X线片上受累颈椎间隙的退变程度做出诊断,往往延误诊断和治疗,自从 MRI 问世,诊断准确性明显提高。

一、分类

(一)定义

颈椎间盘突出症是指颈椎间盘单独突出,可引起纤维环和后纵韧带破裂,髓核突出而引起颈髓或神经根受压的一系列临床表现,它与颈椎病属于两种不同病理变化的颈椎疾病。

(二)分类

1.根据病程分类

(1)急性颈椎间盘突出症:指有轻重不等的颈部外伤史,影像学检查证实有椎间盘破裂或突出而无颈椎骨折或脱位,并有相应临床表现。

(2)慢性颈椎间盘突出症:无明显诱因缓慢发病或因为颈部姿势长期处于非生理位置,如长期持续低头作业者,不良睡眠姿势者等。

2.根据症状分类

(1)神经根型:颈神经根受累所致。

(2)脊髓型:是椎间盘突出压迫脊髓引起的一系列症状,临床中主要以此类多见。

(3)混合型:同时表现以上两种症状。

二、诊断与鉴别诊断

(一)诊断

患者突然遭受到意外力量作用或颈椎突然快速屈伸旋转运动,立即出现颈脊髓或颈神经根受压的临床症状,此前多无任何症状的患者或仅轻微颈部不适,再结合影像学检查,主要结合 MRI,即可诊断颈椎间盘突出症。

(二)鉴别诊断

1.颈椎病

临床将颈椎间盘突出症和颈椎病根据以下几点区分。

(1)颈椎间盘突出症大多数发生在 40～50 岁;颈椎病多发生在 50 岁以上,以 50～60 岁多见。

(2)颈椎间盘突出症常有外伤病史,突然发病,及时治疗恢复快;颈椎病病情多数逐渐加剧恶化,治疗恢复慢。

(3)颈椎间盘突出症者椎间盘退性行变轻,节段少;颈椎病退性行变明显,为多节段。

2.颈椎椎管狭窄症

颈椎椎管狭窄症多为先天性,年轻时就出现症状,X 线平片显示椎管骨性狭窄;颈椎间盘突出症者年龄多在 40～50 岁,X 线平片无骨质性椎管狭窄。

三、治疗

颈椎间盘突出症的治疗方案的选择主要依据临床表现。

(一)非手术治疗

1.适应证

主要包括:①仅有局部症状,或轻度神经根症状。②拒绝手术的患者。③手术后恢复期的治疗。

2.方案

非手术治疗是系统的、循序渐进的连续过程,常常需多种治疗方法联合运用,治疗中要有医师指导。

(1)颈部制动:减少椎间关节的活动,缓解颈部肌肉痉挛,消除颈肩疼痛。佩戴颈围可达到效果。

(2)纠正不良姿势:不良工作姿势和睡眠姿势,时间长颈部肌肉僵直,张力过高,容易致颈肌群和韧带劳损,加重退变。工作时需经常改变颈部姿势,适当自我按摩。睡觉需将头颈部都着枕,使颈椎处于生理曲线状态。

(3)头颈牵引:头颈牵引可限制颈部活动,消除颈椎负荷,解除头颈肌肉痉挛,减轻脊髓神经根及椎间盘充血、水肿,恢复颈椎正常曲线。

(4)解痉镇痛药治疗:解痉镇痛药种类多,需医师指导。常用非甾体抗炎药物和中草药,有时短期可用些脱水剂、激素等。

(二)手术治疗

1.前路椎间盘切除融合

对保守治疗无效、顽固性疼痛、神经症状进行性加重者行手术治疗。中央型和出现神经根受压突出物近椎间孔的旁中央型行前路颈椎间盘切除融合术,多用于中下颈椎间盘突出症。

2.后路椎间盘切除术

后路椎间盘切除术用于颈椎间盘侧方突出型,此型出现单侧脊神经根症状,影像学可显示椎间孔受压。术中操作应小心,避免压迫脊髓或过度牵拉神经根。

3.人工椎间盘置换术

随着椎间盘突出症技术的发展,新的治疗手段不断出现,有些术者使用椎间融合器(如 Cage)取代人体骨,行椎间融合。同时人们更希望能保留椎间盘功能,椎间盘假体运用随之产生,并成为椎间盘突出症治疗的一种趋势。

(1)操作:手术治疗与颈椎间盘突出前路椎间盘切除融合有类似之处,椎间盘切除后,根据椎体解剖特征用分度器定位,选择合适大小 Bryan 颈椎间盘假体,再打磨终板,使研磨过的椎体终板与假体达到几何形匹配,这样假体在前后、侧方、旋转中能和椎体达到稳定。

(2)结果:手术患者运动、感觉都非常好,优良好达 90%。

(3)并发症:脑脊液漏少见,在椎间盘后侧切除时细心可避免。脊髓损伤、硬摸外血肿、神经根受压不多见,这与假体选择无关。

第二节 胸椎管狭窄症

一、定义与病理

胸椎管狭窄症是由胸椎先天发育性、后天退变性等因素引起的胸脊髓及节段神经根受压所导致的一系列临床综合征,是一类以上运动神经元受损为主要特征的胸段脊髓压迫综合征。

(一)胸椎管狭窄症常见的病理因素

常见病理因素为胸椎黄韧带骨化、胸椎后纵韧带骨化和胸椎椎间盘突出。另外,胸椎椎体后缘骨内软骨结节、弥漫性特发性骨肥厚症、氟骨症等病理因素也常继发胸椎管狭窄症。

(二)胸椎黄韧带骨化

胸椎黄韧带骨化占胸椎管狭窄症的 $80\%\sim85\%$,病因尚不清楚,该病起病隐匿,但发病后病情进展迅速,患者多在 50 岁之前发病。

(三)胸椎后纵韧带骨化

胸椎后纵韧带骨化相对少见,占胸椎管狭窄症的 5% 左右。因为胸脊髓腹侧受压,加之胸椎生理性后突使得传统的后方椎管减压难以达到脊髓退让的效果,另外,骨化的后纵韧带与硬膜粘连也影响后方椎管减压的临床疗效。

(四)胸椎椎间盘突出

胸椎椎间盘突出占胸椎管狭窄症的 15% 左右,绝大多数发生在下段胸椎。尸检研究及影像学研究提示无症状的胸椎椎间盘突出占到 11% 左右,临床发现的胸椎椎间盘突出常伴有椎间盘钙化,或合并胸椎椎体后缘骨赘、小关节增生或黄韧带肥厚等脊柱退变因素。

二、分类

胸椎管狭窄症的分类目前尚未统一,依据胸椎管狭窄症的病理因素将其分为先天发育性胸椎管狭窄症、退变性胸椎管狭窄症、继发性胸椎管狭窄症。

(一)先天发育性胸椎管狭窄症

解剖学研究显示多个节段胸椎管的矢状径 <15 mm,椎弓根的间距 <18.5 mm。患者存在胸椎管狭窄症状,无其他胸椎管狭窄病理因素存在。

(二)退变性胸椎管狭窄症

由于胸椎间盘退变突出、胸椎关节突肥大等病理因素导致的胸椎管狭窄症。

(三)继发性胸椎管狭窄症

由于胸椎黄韧带肥厚骨化、胸椎椎板肥厚、胸椎后纵韧带骨化、胸椎椎体后缘骨内软骨结节、弥漫性特发性骨肥厚症、氟骨症等病理因素导致的胸椎管狭窄症。

临床上胸椎管狭窄症有 80%～85% 的患者因胸椎黄韧带骨化病理因素所引起,5% 的患者因后纵韧带骨化病例因素所引起。根据黄韧带骨化的影像学资料,将胸椎黄韧带骨化分为孤立型,连续型,非连续型(跳跃型),复合型。将后纵韧带骨化分为局灶型,连续型,跳跃型。并以此分型来指导临床治疗。

三、诊断与鉴别诊断

胸椎管狭窄症的诊断需依据患者的典型病史、临床症状与体征,结合影像学检查资料进行诊断。由于胸椎管狭窄症复杂的病理因素及临床表现,不仅增加了其诊断的复杂性,还容易造成误诊、漏诊。

(一)临床表现

胸椎管狭窄症好发于中、老年人,主要表现为胸脊髓受压的一系列上运动神经元受损的临床表现,该病起病隐匿,但起病后病情进展较快。

1.症状

胸椎管狭窄症早期可表现为胸背部疼痛,但因其没有特异性常常被忽视;也有以肋间神经刺激性疼痛为主诉,伴有肋间神经受累引起的胸腹部感觉异常;多数患者初始症状为行走后出现下肢无力、发僵、发沉、不灵活等脊髓源性间歇性跛行症状。随着病情发展,患者会出现踩棉花感、下肢僵硬、行走困难、躯干及下肢麻木与束带感,麻木感往往由下肢远端逐渐向上发展,晚期可有括约肌功能的改变,出现大、小便功能障碍,表现为尿潴留或尿失禁、性功能障碍等症状,严重者出现完全性瘫痪。合并胸腰段椎管狭窄时,则可能同时存在上、下运动神经元或神经根损害的表现,如下肢肌肉萎缩等周围性瘫痪症状。

2.查体体征

典型的胸椎管狭窄症体征是病变节段以下浅、深感觉减退,下肢肌张力增高,腱反射活跃或亢进,巴宾斯基征、查多克征等病理征阳性,髌阵挛、踝阵挛阳性。下胸段胸椎管狭窄和胸腰段椎管狭窄时体征相对复杂,当病变位于下胸段 $T_{10,11}$ 水平之上时,受影响脊髓节段位于 L_1 水平之上,患者往往存在髌阵挛、踝阵挛,巴宾斯基征阳性;当病变位于 $T_{11,12}$ 水平时,受影响脊髓节段位于 L_5 水平,患者存在踝阵挛、巴宾斯基征阳性,但髌阵挛阴性;当病变位于 T_{12}～L_1 水平时,受影响脊髓节段位于 S_2 水平,患者巴宾斯基征可显示阳性,但髌阵挛、踝阵挛阴性。

(二)辅助检查

1.胸椎 X 线检查

清晰的 X 线可发现约 50% 的黄韧带骨化或后纵韧带骨化的影像学表现（图 6-1）。

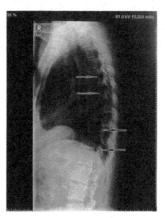

图 6-1 胸椎侧位片

箭头所指为后纵韧带骨化,胸椎间盘突出钙化,黄韧带骨化

2.胸椎 CT 检查

可以清晰显示胸椎骨性椎管、骨化的后纵韧带、骨化的黄韧带以及骨化的椎间盘结构,可有效显示骨性椎管的狭窄程度。CT 扫描虽可显示黄韧带骨化的部位、形态、大小和继发性椎管狭窄程度,并可清晰显示小关节增生、骨化程度,可以作为判断黄韧带骨化的成熟程度和进展趋势的依据,但其有可能遗漏跳跃型或多节段病变。另外,CT 在评估脊髓受压以及髓内信号改变等方面尚具有一定的局限性。

3.胸椎磁共振检查

可清楚地显示整个胸椎椎管的形态,清楚地显示病变的性质及部位、椎管狭窄程度、脊髓压迫程度和脊髓损害情况。磁共振检查是胸椎管狭窄症最为有效的确诊辅助检查方式。磁共振 T_2 加权像可以很好地显示脊髓损害程度、骨化范围以及多个脊髓受压部位,同时也可以发现预后较差的髓内高信号病变。但有时磁共振检查会对骨化的信号显示不够清晰,有漏诊黄韧带骨化病变的风险。部分胸椎管狭窄的病理性影像是在行颈椎或腰椎 MRI 检查时,偶然发现患者同时存在胸椎后纵韧带骨化、胸椎黄韧带骨化及胸椎椎间盘突出等病理性影像的（图 6-2）。

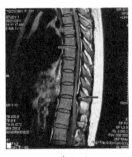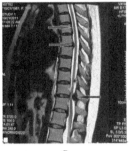

图 6-2　A 和 B 分别为胸椎矢状位 MRI T_1、T_2加权像相片

(三)鉴别诊断

胸椎管狭窄症的确诊需要详细的病史、症状、体征、影像学表现,并结合鉴别诊断进行进一步确诊。

需要与胸椎管狭窄症相鉴别的疾病主要为颈椎病、颈椎管狭窄症、颈椎后纵韧带骨化症、腰椎管狭窄症以及运动神经元病等。鉴别手段首先需要通过详细询问病史、症状,以及细致的查体明确病变责任节段,然后通过相应的影像学检查(X 线平片、CT 和磁共振)和神经肌电检查,核实病变的类别、部位、范围和程度,再根据临床表现与影像学的对应关系明确诊断。当患者同时存在颈、胸、腰椎椎管狭窄表现时,需要分析判断不同部位病变的严重程度、主要临床症状对应的病变责任节段,以便指导临床治疗方案。

详细地询问病史,认真、仔细地对神经系统查体,是确诊和减少漏诊、误诊的重要手段。另外,胸椎管狭窄症的诊断,需要明确除外胸椎骨折或脱位、胸椎原发或继发性肿瘤、胸椎结核或化脓性感染、先天性或后天性胸椎畸形等因素之外引起的胸椎管狭窄。

四、治疗

(一)治疗原则

(1)当胸椎管狭窄症状较轻时可给予改善循环药物和神经营养药物对症治疗,一般不主张预防性手术治疗。

(2)当影像学检查显示胸椎管狭窄,患者胸椎管狭窄症状、体征明显或进行性加重者,应尽早行狭窄节段,特别是症状责任节段椎管及脊髓的减压手术治疗。

(二)胸椎黄韧带骨化的减压手术

(1)层揭薄化法椎管减压术:手术步骤共分为 4 步,第 1 步是切除棘突及椎板背侧皮质,第2步是切除上关节突的表层,第3步是以电动磨钻将骨化块磨碎,最后一步是以蚕食法解除硬膜囊的压迫。

(2)经根黄通道上关节突整块切除骨化黄韧带术。

(3)经椎弓根全椎板切除术:此术式缺陷是出血较多,并有损伤肋间神经的风险。

(三)胸椎后纵韧带骨化的减压手术

胸椎后纵韧带骨化减压手术的常用术式:①"涵洞塌陷法"360°脊髓环形减压术。②侧前方入路后纵韧带骨化切除植骨内固定术。③胸椎管后壁切除减压术。④胸椎管后壁切除减压加去后凸矫形术。⑤胸椎前、后方联合入路椎管减压术。

(四)胸椎椎间盘突出脊髓腹侧受压减压术

胸椎椎间盘突出脊髓腹侧受压减压的常用术式:①经关节突极外侧入路治疗胸、腰段椎间盘突出术。②经后路环椎管减压治疗胸椎间盘突出术。③经后路椎体间截骨内固定治疗前方致压型胸椎间盘突出术。

(五)手术并发症及其防治

1.胸脊髓损伤并发症的防治

术前对已经出现明显脊髓功能损害的患者,最好先采用高压氧治疗,以提高受损脊髓对抗创伤反应的能力。

术中电生理监测(包括 MEP 及 SEP)是为胸椎手术提供安全保障、减少脊髓损伤的重要手段,因此手术必须在脊髓运动及体感诱发电位的监护下进行。如术中出现脊髓运动及体感诱发电位不良变化,则提示脊髓损伤或术后将出现脊髓损伤的征象。

术前30分钟给予大剂量的甲泼尼龙冲击以减少术中脊髓的水肿与减压后可能出现的脊髓缺血再灌注损伤概率。

胸椎管狭窄症进行减压手术时,应慎行控制性低血压。因为经动物实验表明,动脉压的波动会显著影响根动脉的血流速度。如果术中血压过低,易导致脊髓缺血、脊髓缺血再灌注损伤,甚至出现脊髓功能严重恶化风险。

椎管减压范围一般为病变节段上、下各一椎体节段以保证减压充分。使用高速气动或电动磨钻行椎管后壁切除减压术,在切除胸脊髓致压物的过程中,应严格避免将手术器械伸入椎管内,以免加重脊髓损伤。另外,减压应避免从致压严重区域开始,而宜从周围无狭窄部位逐步减向狭窄区域,以减少对致压严重区域脊髓的再次损伤。

2.硬膜损伤及脑脊液漏并发症的防治

当骨化的黄韧带或后纵韧带与硬膜囊粘连或与硬膜囊同时骨化时,手术切除骨化的黄韧带或后纵韧带容易出现硬膜囊、蛛网膜破损,出现脑脊液漏。

小范围的硬膜缺损可以通过硬膜囊缝合结合生物蛋白胶以及人工硬脊膜进行修补,较大范围缺损难以修补时可采用软组织密集缝合、放置引流管,术后头低脚高位等方法来获取良好的脑脊液漏治疗效果。

对于引流管拔除的时机,有学者主张术后48小时内拔除,也有学者主张待软组织有初步愈合后再拔除,但是长时间放置引流管有增加椎管内感染的风险,因此建议围术期应用能够通过血-脑屏障的抗生素预防感染发生。

3.椎管减压术后脊柱不稳、继发性后凸畸形、继发性脊髓病损的防治

生理状态下,胸脊髓在胸段脊柱生理后凸状态下略微贴附于椎管前壁,而当后纵韧带骨化或其他因素导致后凸加重时,脊髓就更贴近于椎管前壁,使得单纯后方减压所产生的脊髓向后漂移程度减小,影响手术的总体疗效。而胸椎管狭窄症的手术减压方式又大多破坏了正常脊柱后柱结构的生物力学稳定性,增加了脊柱不稳及继发性后凸畸形的风险。因此,胸椎后凸矫正及内固定不仅能维持脊柱的稳定,增加脊髓向后漂移的程度,而且可以短缩脊髓、减小脊髓的张力,还能增加脊髓血运,促进脊髓功能的恢复。

(六)胸椎管狭窄症手术疗效与远期预后

胸椎管狭窄症患者预后效果总体呈下降趋势,即患者术后近期疗效多优良,而远期疗效则逐渐下降。影响胸椎管狭窄症术后疗效的因素较多,其中包括病程长短、患者年龄、胸椎管狭窄的分型、手术的节段、椎板切除的数量以及是否合并影响神经系统的全身骨化性疾病等。研究发现:①胸椎管狭窄症患者的病程和疗效呈负相关。病程<1年的患者,神经功能改善率明显优于病程≥1年者。②患者手术时的年龄<60岁者,手术疗效优良率明显优于年龄≥60岁者,其原因可能与老年患者脊髓受损后修复能力较差有一定关系。③胸椎管狭窄症,患者手术节段累及胸腰段者,术后疗效较椎管狭窄仅局限于中上胸椎者差,这可能与术后胸椎张力带结构破坏、胸椎后凸加重有关。④胸椎管狭窄症患者磁共振成像(MRI)检查显示,脊髓内信号改变常提示神经功能预后不良,其中 MRI T_2 加权像高信号改变较 T_1 加权像低信号改变更有意义。⑤胸椎管狭窄症患者合并糖尿病者,神经功能改善率明显低于血糖正常患者,其原因可能是糖尿病患者常合并自身代谢障碍和一定的微循环障碍,影

响了神经功能的修复。另外,当患者合并氟骨症时,即使手术使近期疗效满意,但其远期的疗效和预后仍不明确。

第三节 腰椎间盘突出症

由于腰椎间盘内部压力的作用,髓核组织使变性的纤维环凸起或通过破裂的纤维环疝出,压迫和刺激邻近的神经根和硬膜囊,产生腰腿痛等症状,称为腰椎间盘突出症。腰椎间盘突出症是脊柱外科常见疾病。正常人群发病率为$0.1\%\sim0.5\%$。男性稍多于女性,与男性从事的劳动强度大有关,左侧突出者比右侧多,左右之比约$1.5:1$。高发年龄为$20\sim40$岁,约占80%。

一、解剖及生理功能

椎间盘是人体内没有血管供应的最大解剖结构,人类有5个腰椎间盘,超过95%的椎间盘突出发生在$L_{4,5}$和L_5、S_1间隙。椎间盘位于椎骨之间,由髓核、纤维环和软骨终板组成,具体的作用如下所述。

(一)连接上下椎体

椎间盘连结上下相邻的两个腰椎椎体,并使两个腰椎椎体之间具有一定的活动度,形成所谓的"功能单位"。

(二)保持脊柱腰段的高度

正常情况下,所有椎间盘的高度之和占整个脊柱高度的$1/5$,因此腰椎间盘维持了脊柱腰段的高度。

(三)维持脊柱腰段的生理曲线

由于腰椎间盘具有前方厚、后方薄的特点,因此脊柱腰段呈现生理性前凸。这种生理性前凸具有较重要的生物力学意义。

(四)保持椎间孔孔径、容积大小及关节突关节的间距

正常情况下,腰椎间盘高度可使腰椎间孔与其间穿行的脊神经保持良好的空间关系,此时腰椎间孔的孔径通常为脊神经根直径的$3\sim10$倍。但是椎间盘突出时,腰椎间孔的孔径和容积变小,导致椎间孔内神经根受压或受刺激而出现腰腿痛等一系列症状。另外,腰椎间盘变窄后,关节突关节的间距也会发生相应

的改变,并逐渐出现关节突的松动和骨质增生(图 6-3,图 6-4)。

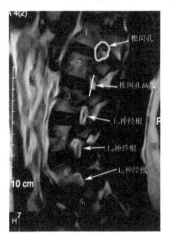

图 6-3　MR 经椎间孔矢状断层(T_2加权像)1

每个椎间孔内的神经根因其周围的脂肪存在而清晰可见

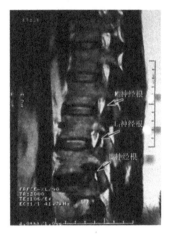

图 6-4　MR 经椎间孔矢状断层(T_2加权像)2

L_5S_1椎间盘极外侧型突出,L_5椎间孔内的神经根

受压,神经根周围脂肪消失,神经根不显示

(五)缓冲减震作用

椎间盘的弹性以及良好的形变,使其具有缓冲减震效应。在人体跳跃、高处跌落等身体垂直运动或肩、背、腰部突然负荷重物等活动时,髓核的流体力学能将上部体重均匀地传至下位椎体表面,因此可产生吸收震荡及逐渐减压的作用,以达到缓冲的目的。

二、病理改变

腰椎间盘退行性变是腰椎间盘突出症发生的病理基础,分为3个主要阶段。

(一)突出前期

此期髓核因退变和损伤变成碎块状物,或呈瘢痕样结缔组织,变性的纤维环坚固性降低,变薄变软,甚至产生裂隙。此期患者临床上表现出腰部不适或疼痛,无下肢的放射痛。

(二)突出期

在各种诱因下,变性的髓核便可以从纤维环薄弱处或破裂处突出,压迫神经产生腰腿痛等一系列临床症状。在突出期可分3种类型:①膨出型。纤维环完整,膨出的髓核在相邻椎体后缘之间,可不引起临床症状。②突出型。突出的髓核为仅剩的很薄的纤维环外层所约束,一般会压迫相应的神经根而产生严重的临床症状。③脱出游离型。纤维环完全破裂,突出的髓核穿过纤维环和后纵韧带,髓核碎片游离于椎管内,甚至远离原间隙,可导致出现广泛的马尾神经刺激、受压症状。

(三)突出晚期

病程较长者,突出的髓核逐渐纤维化或钙化。

三、临床表现

(一)症状

1.腰痛

大部分患者诉腰痛,痛的程度与活动有明显关系,与体位亦有明显关系,卧床休息时疼痛减轻。但有部分患者直至确诊时仍无腰痛症状。这部分患者,检查时还是可以发现腰部体征的。

2.下肢痛

沿坐骨神经走行的放射疼痛,是绝大部分患者的主要症状。

3.下肢麻木感

主诉下肢麻木者极少,但疼痛伴有麻木感者甚多。

4.跛行

由于疼痛患者出现跛行步态。

5.马尾综合征

巨大的中央型腰椎间盘突出可出现会阴部麻木,尿潴留及足下垂等症状。

其恢复常是不完全的。

(二)体征

1.站姿和步态

重症患者站立时骨盆倾斜,躯干侧倾如板状僵硬,常有跛行步态。

2.腰椎生理

前凸减小甚至消失,少数有后凸;40%以上患者腰椎有轻度侧弯,侧弯常是防御性的,立位时存在,卧位时多可消失。

3.腰肌紧张

为防御性反射性肌痉挛,重症者均较明显。

4.腰部压痛

压痛点位于患病的棘突间隙和椎板间隙,并可引起患侧的坐骨神经放射痛。

5.坐骨神经路径上的压痛

包括臀部、腘窝,腓骨小头等。

6.直腿抬高试验

仰卧床上,膝伸直位屈髋关节至任何角度产生沿坐骨神经走向的疼痛和腘绳肌痉挛为阳性,阳性示坐骨神经痛,此检查为腰椎间盘突出症最常用的检查。

四、影像学表现

CT 和 MR 的出现,使得椎间盘突出的病理改变变得清晰而明了。而 X 线片对于疾病的诊断价值变得不再重要,主要用来确定腰椎的数目及有无解剖学变异。

五、分型

自从 20 世纪 80 年代以来,随着 CT、MRI 的推广及水溶性造影剂的广泛应用,腰椎间盘突出的影像学资料大为丰富,从而出现了很多分类方法,但归纳起来不外乎有两种:一是根据影像学及病理形态的分类,就其突出部位分为中央型,偏旁型,极外侧型。就其程度分为膨出型,突出型,脱出型。从手术病理所见分为凸起型,破裂型,游离型。二是根据临床表现进行的分型分为侧弯型,跛行型,马尾综合征型,椎管狭窄型。

六、诊断与鉴别诊断

对典型病例的诊断,结合病史、查体和影像学检查,一般多无困难,尤其是在 CT 与磁共振技术广泛应用的今天。如仅有 CT、MRI 表现而无临床症状,不应诊断本病。腰椎间盘突出症做出诊断后可以进行评分分型,以明确治疗方法。由于引起腰腿疼的疾病很多,所以腰椎间盘突出症必须和以下疾病做出鉴别。

(一)梨状肌综合征

梨状肌综合征是引起急慢性坐骨神经痛的常见疾病。一般认为,腓总神经高位分支,自梨状肌肌束间穿出或坐骨神经从梨状肌肌腹中穿出。当梨状肌受到损伤,发生充血、水肿、痉挛、粘连和挛缩时,该肌间隙或该肌上、下孔变狭窄,挤压其间穿出的神经、血管,而出现的一系列的临床症状和体征,称为梨状肌损伤综合征。没有腰部症状和体征,发病率少。梨状肌综合征所引起的坐骨神经痛与腰椎间盘突出症的坐骨神经痛之间有明显的区别,前者臀点压痛明显,有时可触到梨状肌部软性团块,直腿抬高试验均可为阳性,但挺腹试验阴性,足可鉴别。

(二)腰椎管狭窄症

椎间盘突出症大多突然发病,患者大多能回忆起确切发病时间。一般仅累及一根神经根,出现一侧腰腿痛,又沿神经根分布,具有明显的定位体征。而腰椎管狭窄不单纯是椎间盘改变,而又还有关节突、韧带等其他结构的退变、老化等病理变化,最终导致容纳马尾神经和神经根的腰椎管空间狭窄而致神经受压、出现症状,腰椎管狭窄一般为多个节段的狭窄,它的病程一般也较腰椎间盘突出症为长。很少有下肢放射痛,其典型表现是间歇性跛行。

(三)腰骶椎肿瘤

若起病缓慢、症状持续加重者,需与腰骶椎肿瘤相鉴别。腰骶椎是肿瘤的好发部位,当拟诊为椎间盘突出症患者出现有异于常见的症状与体征,难以用腰椎间盘突出来解释,且疼痛进行性加重、休息后不缓解、神经根受累范围广。此时,必须排除有肿瘤的可能。

七、治疗

腰椎间盘突出症的治疗分为非手术治疗和手术治疗,还有介于两者之间的介入治疗。80%以上的病例采用非手术治疗。

(一)非手术治疗

1.卧床休息

睡卧硬板床是一切非手术疗法的基础。

2.理疗

一切透热治疗均适用,目的是改善局部血液循环,消除炎症与水肿,促进代谢产物的吸收,减轻对神经根的压迫和刺激,减轻神经根的水肿,缓解肌肉紧张。如超短波,红外线照射等。

3.针灸

循经取穴,强刺激,有镇痛作用。

4.非甾体消炎镇痛药及神经营养药物

维生素 B_1、B_{12},赛来西布等。

5.牵引

一种为持续性腰椎牵引,一种为间断牵引。

6.推拿按摩

为祖国医学的一项有效疗法,其疗效随施行手法而不同。

7.封闭

包括痛点封闭和硬腹外封闭。

(二)手术治疗

后路手术经后正中切口,切开椎管后壁,绕过硬膜囊,处理突出的椎间盘。首先行椎管切开术式,具体的方法有以下几种。

1.开窗法

开窗法适用于单一节段后外侧椎间盘突出。在椎板间隙放宽时,只切除黄韧带即可,间隙窄时则需切除上位椎板下缘或下位椎板上缘。

2.半椎板切除术

若两节段椎间盘突出,虽然可以分别施行两处开窗术,但亦可施行半椎板切除术,使暴露过程时间缩短。自两突出节段之间的椎板棘突基底至上、下关节突内线,切除椎板及其上、下位的黄韧带,即可充分显露两节段椎间盘的后外侧部。

3.全椎板切除术

全椎板切除术适于中央型较大突出。先切除棘突,然后切除全椎板,两侧至关节突内线。从较方便的椎板下缘向上切除,连同上、下方的黄韧带一并切除,得到两个节段椎间盘的充分显露。根据突出情况,从硬膜囊一侧绕过,处理椎间盘。必要时可切开硬膜,分开马尾神经,直达椎间盘后方。这种必要性,很少遇到。

4.双 L 形截骨术

双 L 形截骨术适用于极外侧突出。先做黄韧带切除,在充分保护椎管内结构的措施下,先作上位椎板外侧和下关节突内缘的 L 形截骨。然后再截除下位椎板外侧和上关节突内缘,必要时根据突出部位、侧隐窝狭窄情况、椎间孔大小等切除关节突或椎弓根,直至神经根的压迫、粘连得以充分解除。然后进行突出结节的显露与切出。神经根充分松解后向内轻轻拉开,腋部突出时可越过突出顶部将神经根拉向内侧;若突出大,跨越困难,可先切开突出结节,处理其部分内容后将神经根拉向内侧。在神经根拉勾的保护下,切开突出结节顶部。在做"十"字切开时,应以尖刀背向神经根刺入。做圆形开窗时,无论用尖刀或环钻,都应注意保护神经根。最后摘除髓核。硬膜外脱出时,不待切开,即见突出顶部呈喷发状,直通入椎间盘内,韧带下型及其他各型在切开硬膜后即可见部分涌出,以髓核钳伸入椎间隙摘取髓核组织,并以小刮匙刮除,至无髓核组织可摘除为度。无论用什么办法也还是部分或大部分髓核摘除,总有处于"死角"处的部分残留。髓核钳和刮匙进入椎间隙的深度应严格控制,不得超过3 cm,否则可插到脊椎前方损伤大血管,造成难于控制的大出血。结束手术。"十"字切开的纤维环四个角状瓣要切除,椎间盘腔内以生理盐水冲洗,清除残屑,彻底止血,切口按层缝合。切开硬膜者必须仔细缝合硬膜。根据情况决定是否放置橡皮膜或负压管做引流。

术后应卧板床3~4周。在引流无出血后即可开始做直腿抬举动作练习,以活动神经根,防止粘连,创伤疼痛消除后即开始腰背肌锻炼。不主张早期起床。应按创伤愈合过程设置科学的恢复方案。

经长期系统非手术疗法无效,或复发、再发,或因特殊情况不适合非手术疗法者,宜尽早手术。一般在局部麻醉下施行,出血少,术野清晰,保存了神经根的痛觉(显露阶段),可防止神经根的误伤,且对手术定位亦有帮助。椎管开放方式应根据显露需要,不拘泥一定格式。突出小,位置适在后外侧的突出,椎板间隙比较宽时,只切除结韧带即可。

手术并发症:感染,重者可致椎间盘炎、脊椎骨髓炎。神经根或马尾神经损伤甚至可发生截瘫,此多为出血、椎管内积血压迫所致。亦有大出血的报道,出现硬膜破裂等。

第四节　腰椎管狭窄症

一、定义与病理机制

(一)定义

腰椎管狭窄症是指中央椎管、侧方隐窝及神经根管任意部位狭窄所引起的临床症状群。狭窄可以是局限的,也可能是较广泛的。其原因可能是骨组织造成的,亦可能因软组织引起。有时硬脊膜本身的瘢痕、硬化也可造成狭窄。本病由 Verbiest 首先提出,1970 年后,有关本病的临床报告增多,在诊断及治疗方面有了更深入的了解。

(二)病因和病理

神经组织代谢旺盛,在支配下肢活动时,耗氧量增加,需要充分的局部血液灌注量,因而体积增大。在正常的椎管内,神经通道有一定的扩张空间,适应神经组织功能及结构特点;而椎管狭窄症患者,神经组织处于狭小的空间。没有扩张的余地,故在步行或久站时,神经组织的血液灌注量受限,出现临床症状。从病理本质上说,椎管狭窄症的主要症状为间歇性跛行,可以称为马尾神经缺血性跛行。图 6-5 显示腰椎管狭窄的病理解剖。

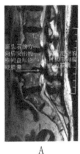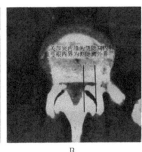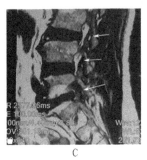

A   B   C

图 6-5 腰椎管狭窄症的影像学改变

A.多节段腰椎管狭窄,MR 像 T_2 加权像显示中央管狭窄的致病
因素;B.经 L_5 椎弓根上缘 CT 横断显示侧隐窝狭窄的致病因素;
主要为 L_5 上关节突的增生和内聚;C.MR 经椎间孔矢状断层,
显示 L_5S_1 椎间盘突出致神经管狭窄,L_5 神经根未显影

二、分类

本病可以分为以下 4 种类型。

(一)原发性椎管狭窄

(1)先天性椎弓根发育较短,使椎管矢状径变小,这是临床最多见的原因。

(2)小关节突肥大、内聚,引起椎管横切面形状的改变。

(3)椎弓根间距变小,引起椎管横径变小。

(4)软骨发育不良。

(二)继发性椎管狭窄

因椎体滑脱、脊柱畸形以及椎间盘退变、黄韧带肥厚、钙化等原因引起的椎管容积变小;椎管狭窄可以发生于任何节段,即使在同一个节段,狭窄也可以出现在不同的部位,Arnoldi 将继发性椎管狭窄分为两类。

1.中心型狭窄

主要表现为椎管矢状径变小。据测量,矢状径在 10 mm 以下的腰椎管腔称中心型狭窄。

2.侧隐窝狭窄

侧隐窝在椎管腔两侧,向外下为神经椎管,侧隐窝矢状径在 3 mm 以下者为狭窄,此处狭窄可引起单条神经根受压的症状,不易与椎间盘突出症相鉴别,部分患者是在手术探查中发现的。

(三)混合性椎管狭窄

混合性椎管狭窄是指在原发性椎管狭窄的基础上,后天因素加剧了狭窄的程度而表现出临床症状。这类患者多在骨骼发育完成后,随着机体活动量增加,发生椎间盘退变或者有小的椎间盘膨出时,才出现较明显的症状,而且一旦出现症状,药物治疗收效甚微。许多学者不同意这种看法,认为原发性椎管狭窄的因素并不一定引起临床症状,可能神经已经适应了这种状态;在发病过程中,主要是髓核突出破坏了这种适应性,临床症状是髓核突出引起的。很多患者下肢症状仅出现在病变一侧,手术治疗仅需切除半侧椎板并摘除髓核,即能缓解症状,故将这类患者归类为椎间盘突出症,以免造成分类混乱。

(四)医源性椎管狭窄

因椎管内手术或椎管内注药等治疗措施,引起结缔组织瘢痕形成、血肿机化或椎板切除后骨断面骨痂形成,造成椎管容积减小。

在上述分类中,Verbiest 特别强调发育性因素的重要性。Eisentein 报告433 个骨架共 2166 个腰椎椎体的研究结果,认为造成狭窄的原因仍是继发的。国内许多学者指出损伤及退变在发病中的重要性,临床观察,狭窄节段多发生在 $L_{4,5}$,这可能与下腰部损伤机会较多有关。

三、诊断与鉴别诊断

原发性椎管狭窄发病年龄较小,多在 30 岁以下出现症状,可因较小的椎间盘突出而导致症状突然加剧;继发性狭窄平均年龄较大,国内文献报告年龄在45~50 岁多见。

(一)诊断

腰椎管狭窄症通过临床症状,体征,辅助检查可明确诊断。

1.症状

腰椎管狭窄症常有以下临床症状。

(1)间歇性跛行:这是本病发作时的特异表现,临床统计占95%以上。患者常述不能久站,步行数十米至数百米下肢即麻痛难忍,停止步行或下蹲休息后,症状缓解并可继续步行,骑自行车时无症状。

(2)坐骨神经痛:原发性椎管狭窄很少有明显的下肢放射痛。许多继发性椎管狭窄症的发病初期,亦以坐骨神经痛为首发症状,经多次反复发作后,出现间歇性跛行,临床可以考虑为椎间盘突出症引起的广义的椎管狭窄,其发病实质,有人认为是陈旧性髓核突出的并发症。即髓核突出经非手术治疗后,脱水变小,对神经根不再构成压迫,椎间盘突出症即趋向治愈,但这时相邻椎体间隙变小,椎管后方的黄韧带围弹性回缩及炎性反应而变厚,使椎管矢状径变小,引起狭窄。了解二者之间的因果关系及动态变化,对于分析复杂的腰腿痛症状是有意义的。

(3)括约肌功能障碍:有些患者出现便意频、排尿困难等马尾神经受压的表现。术中常见肥厚的黄韧带对硬膜囊形成半环状卡压,与脊膜紧密粘连。

2.体征

患者大多有严重的自觉症状,甚至影响正常工作及生活,但体征很少,有些医师甚至怀疑患者主诉的可靠性。

(1)诱导后伸试验嘱患者站立或步行,待出现下肢症状,即刻检查后伸试验,如呈椎管内疼痛反应,为阳性,椎管狭窄可能性大。

(2)诱导侧弯试验同上试验,首先诱导出下肢症状,即刻做侧弯试验,呈椎管内疼痛反应者,为阳性。

上述两种检查方法,均在诱导出下肢症状后,改变盘黄间隙的距离,加重对神经根的激惹。其他椎管内病变的阳性反应。无需先行诱导下肢痛,故可用于鉴别诊断。

(3)足背动脉搏动卧床检查,患者下肢皮温及足背动脉搏动均正常,以排除血栓闭塞性脉管炎及栓塞性动脉硬化引起的血管性、间歇性跛行。

(4)直腿抬高试验仅有间歇性跛行的患者,直腿抬高多无影。

(5)腱反射下肢腿反射多无变化,仅见于有括约肌功能障碍者。

3.辅助检查

常用的辅助检查包括以下几种。

(1)X线检查:在X线片上测定椎管的横径及矢状径,对诊断原发性椎管狭窄意义较大。据测量,腰椎管横径在 20 mm 以下,即为椎管狭窄,但考虑到 X 线片测量会有一定的放大率,有人提出平片上测得的椎管横径与该椎体横径的比值为标准,正常比值应＞1.4。矢状径的测量较横径意义更大,矢状径＜15 mm者,即为椎管狭窄。与测量椎管横径一样,为排除 X 线平片的放大率的干扰,临床上常采用腰椎管矢状径与椎体矢状径的比值来判定椎管狭窄,正常应在 2.5～3 以上。有学者建议将腰椎管形的形态作为一个整体考虑,用椎管横径 A、矢状径 B 的乘积和该椎体横径 C、矢状径 D 的乘积之比,即(A×B)/(C×D),作为平片测量腰椎管的标准,比值在 1∶4.5 以上者为椎管狭窄。这种测量亦有一定的假阳性率。

(2)椎管造影:临床最多见的是继发性腰椎管狭窄,椎管的实际容积决定于黄韧带与椎间盘之间的距离,这个距离在 X 线平片及骨骼标本上均无法测定。而椎管造影可以准确地显示盘黄间隙的大小。正位片可见造影剂呈点滴状通过狭窄处,但应注意,正常造影剂通过椎间隙时亦有狭窄,一般认为,造影剂横径小于椎弓根间距 50％才有意义。侧位片显示造影剂压迹来自椎管后方,即来自黄韧带,同时椎体后方的骨赘或膨出的髓核也形成压迹,造影剂呈藕节样改变。

(3)CT 扫描:CT 扫描对原发性椎管狭窄症的诊断有肯定意义,可以直接观察骨性椎管的形态,明确侧隐窝是否存在狭窄,这是其他检查方法不能比拟的。但对于继发性椎管狭窄,CT 扫描不易区分黄韧带及椎管内其他软组织,故不能替代造影检查。

(4)MR 检查:MRI 检查可以明确黄韧带及椎管内其他软组织增生、肥厚导致的椎管狭窄,但对骨性狭窄的诊断敏感度不如 CT 检查。由于该检查是无创检查,可取代椎管造影术。

(二)鉴别诊断

1.血栓闭塞性脉管炎

早期患者趾端无坏死,可有明显的间歇性跛行。随着血栓闭塞性脉管炎的发展可出现趾端缺血的表现,患趾皮温低,足背动脉及胫后动脉搏动减弱或消失,夜间尤甚,休息及卧床均不会缓解下肢症状。

2.椎间盘突出症

广义地讲,椎间盘突出症影响到椎管容积,也是一种椎管狭窄,但椎管狭窄的症状主要出现在运动过程中,如久站、步行等,或在特殊的体位,如后伸时发生,休息或平卧时症状缓解。椎间盘突出症发作期,症状持续存在。

四、治疗

(一)非手术疗法

椎管狭窄症是因为椎管容积狭小造成的神经受压或窘迫,治疗的关键问题是扩大椎管的容积,因骨性椎管狭窄而出现症状者非手术疗法收效甚微。

大部分继发性椎管狭窄患者,可以通过卧床休息,辅以维生素 B_1、B_{12} 肌内注射,使椎管内充血的结缔组织水肿消退,缓解对神经根的刺激。

硬膜外注药及骶管注药疗法,是主要的非手术治疗措施,可以使患者较长时间症状缓解或达到临床治愈;药液的机械冲击作用,可以分解椎管内粘连,减轻无菌性炎症反应,改善神经根的营养状态。

(二)手术疗法

对于原发性或混合性椎管狭窄症,骨性椎管容积较小,本身就可能成为神经压迫的因素,故手术切除狭窄部位的椎板,扩大椎管矢状径,是有效的手术方法。手术方法包括 3 种。

1.椎板切除术

根据椎管造影或 CT 扫描结果,确定椎板切除的范围,一般需切除 2～3 个腰椎节段。手术体及麻醉与椎间盘突出症手术相同。后路切开并剥离两侧骶棘肌,用双关节牵开器牵开肌肉后,切口内应显露棘突,根据 S_1 棘突定位,然后切除相应棘突及双侧椎板,清除造成椎管狭窄的软组织因素,至硬脊膜扩张搏动良好,神经根通路无狭窄为止。

2.扩大椎板切除术

扩大椎板切除术适用于狭窄部位累及侧隐窝及椎间孔者,对于这些患者,全椎板切除往往不能达到减压的目的,甚至观察到硬脊膜扩张及搏动良好,也不足说明减压彻底,术中需探查侧隐窝,追踪神经根穿出处,如有狭窄,需切除一侧或双侧关节突,松解侧隐窝及椎间孔。Rosomoff 提出切除椎弓,亦是扩大减压范围的方法。侧隐窝狭窄及椎间孔狭窄,在椎管造影检查时不能显示,需经 CT 扫描显示椎管横切面的形态,但最主要的环节是根据手术探查结果,确定椎板切除及扩大减压的范围。

3.腰椎管扩大术

术中显露病变椎板后,切断其上下方棘上韧带及棘间韧带,用特殊骨锯将椎板峡部截断,分离软组织后,将椎板整块取下,即充分显露椎管及硬脊膜。合并有侧隐窝狭窄时,咬除上关节突的内侧份。如有椎板增厚,可用气动磨钻将椎板磨平,然后将椎板复位,螺丝钉固定。本手术暴露清楚,减压彻底,术毕将椎板复原,可以减少因手术瘢痕压迫形成的医源性狭窄。

椎板切除术及扩大椎板切除术后,一般不需行植骨融合椎体。Grabias复习了6 000例广泛椎板切除的病例,只有2%需行融合术,指出30岁以前易于出现术后脊柱不稳;30岁以后,由于退变代偿的结果,特别是前纵韧带钙化及骨赘形成时,脊柱稳定性增加,能够耐受广泛的椎板切除术。

椎管狭窄症的手术效果一般尚好,文献报告满意率为62%～84%。手术疗法的关键是彻底减压,清除造成狭窄的各种原因。

第五节 腰椎滑脱症

腰椎滑脱症是指各种原因造成上位椎体相对于下位椎体的矢状面或者冠状面的移位。

一、分类

腰椎滑脱有多种分类方法。国内外广泛应用的有以下两种分类法。

(一)Wiltse-Newman-Macnab 分类(图 6-6)

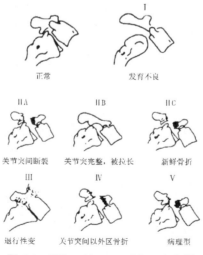

图 6-6 Wiltse-Newman-Macnab 分类

1.Ⅰ型

发育不良性腰椎滑脱指 S_1 上关节突和(或)L_5 下关节突先天发育异常引起的腰骶段滑脱,常伴有脊柱裂以及神经畸形。本型发病率相对较低,女性高于男性,有家族遗传倾向,滑脱度数较大。依据发育结构异常种类,可分为 3 个亚型。

(1)ⅠA 型:小关节突发育不良,伴脊柱裂,峡部可完整,也可发育不良出现延长或者断裂。

(2)ⅠB 型:关节突呈矢状位方向,峡部通常完整,此型高度滑脱少见。

(3)ⅠC 型:除ⅠA 及ⅠB 型外,所有的其他类型腰骶部发育不良,例如椎体形成障碍导致的先天性脊柱后凸。

2.Ⅱ型

各种因素导致峡部解剖结构异常引起的脊柱滑脱。可分为两个亚型:ⅡA 型峡部断裂,ⅡB 型峡部延长。

3.Ⅲ型

退变性腰椎滑脱:由于脊柱退变致腰椎不稳或应力增加,引起的退变性滑脱。$L_{4,5}$ 关节突关节方向倾向于矢状位,因此 $L_{4,5}$ 节段的发病率为其他节段的6～9 倍,若伴腰椎骶化,发病率更高。此型滑脱女性发病率约为男性 6 倍,常见于在 40 岁以上、女性、糖尿病患者。因峡部完整,故滑移程度一般不超过Ⅱ度。

4.Ⅳ型

创伤性腰椎滑脱:由于严重的急性创伤造成腰椎后部结构的骨折导致的滑脱。常伴其他脏器的联合损伤。该型极其少见,诊断时需慎重。

5.Ⅴ型

病理性腰椎滑脱:各种疾病引起骨组织、椎间盘、韧带结构病变,破坏局部稳定性,造成的继发性滑脱,如附件肿瘤、结核或非特异性感染导致的滑脱。

6.Ⅵ型

手术后腰椎滑脱:由于广泛的减压手术造成后部稳定结构丧失所导致的脊柱滑脱。

(二)Marchetti-Bartolozzi 分类

该分类是依据椎弓峡部的缺陷原因进行分类。

1.发育不良性脊柱滑脱

指任何形式的下腰椎和骶骨上端骨发育不良引起的腰骶段滑脱。依据椎体以及椎间隙形态特征分为高度和低度发育不良性滑脱。如果有 L_5 椎体楔形变、骶骨圆拱形终板、相邻终板不平行、垂直骶骨和代偿性过度前凸等特征均属高度滑脱;反之则为低度滑脱。再依据峡部特征分峡部裂和峡部延长两类。同时依据年龄因素分青少年组和成人组,常以 20 岁为界。青少年的腰椎滑脱几乎都是发育性的;成人中发育不良性滑脱少见,高度者极其罕见。

2.获得性滑脱

(1)创伤性滑脱。腰骶部解剖结构正常,因急慢性创伤发生骨折引起的滑脱。可进一步分为:①急性创伤骨折引起的腰椎滑脱,此类滑脱几乎只发生在 L_5 椎体,常为轻度滑脱。常伴有其他重要脏器合并伤,易造成本型的早期漏诊、误诊。②应力骨折引起的腰椎滑脱,常见于举重运动员以及长期重体力劳动者,临床较为常见。

(2)手术后滑脱。可分为以下两种。①直接术后滑脱:术后滑脱与手术部位在同一位置,是由于广泛切除了腰椎椎板、大部分关节突,造成腰椎不稳。②间接术后滑脱:滑脱发生在手术融合或固定部位的上位或者下位椎体。主要原因是融合椎体相邻节段的椎间盘功能性过度承载,小关节退变,关节面水平化,产生椎间盘退变和节段性不稳定。其机制与退变性滑脱相似,但以椎间盘病变为主。间接术后滑脱较少出现严重症状常不需要手术治疗。

(3)病理性滑脱:可分为以下两种。①局部性病变如结核、肿瘤、感染导致脊柱稳定结构受损引发的滑脱。②全身性疾病如骨质疏松、湿疹样癌病、骨软骨发育不良、阿-顺综合征及梅毒性骨病变等导致的滑脱。

(4)退行性滑脱:可分为以下两种。①原发性退行性滑脱,是腰骶部的最常见病变。这种滑脱发生在 60 岁以上的老年人,L_4椎体为常见部位。病理基础为小关节退变导致节段性不稳定,后累及椎间盘,小关节病变重于椎间盘。②继发性退行性滑脱,继发于滑脱椎之上或之下的先天性或后天性病理改变的滑脱,不包括间接术后滑脱。

二、诊断与鉴别诊断

(一)临床症状

腰椎滑脱的临床症状与脊柱周围结构的代偿能力有关,同时与继发损害的程度,如关节突增生、椎管狭窄、马尾神经及神经根受压等情况相关。腰椎滑脱的主要症状包括以下几个方面。

1.**腰骶部疼痛**

多为钝痛。疼痛在劳累后出现,或于外伤之后持续存在。站立、弯腰时加重,卧床休息时减轻或消失。

2.坐骨神经痛

峡部断裂处的纤维结缔组织以及增生骨痂可压迫神经根,出现下肢放射痛、麻木,直腿抬高试验阳性。疼痛及麻木症状可出现在两侧,但因腰椎紊乱后的脊柱扭转侧凸,可使两侧受损程度不一,出现双侧症状不一或者单侧发病。

3.间歇性跛行

腰椎滑脱合并腰椎管狭窄时,常出现间歇性跛行症状。

4.马尾神经受损伤症状

滑脱严重压迫马尾神经,可出现下肢乏力、鞍区麻木及大小便功能障碍等症状。

(二)体征

查体可见腰椎前凸增加,若神经根受压并椎管狭窄时,患者常屈曲腰部以缓解症状,此时前凸减小,甚至出现腰椎后凸畸形。腰部活动受限,前屈时疼痛可加重。滑脱椎体棘突处压痛,局部可形成台阶感。患者可有神经根损伤症状,以 L_5S_1 神经根损伤最为常见。马尾神经受累时,可出现膀胱或直肠括约肌障碍。

(三)影像学表现

1.X 线表现

腰椎滑脱常规 X 线应包括站立位的前后位片、侧位片、左右斜位片以及过伸过屈动力位 X 线(图 6-7)。

(1)前后位片:峡部裂性腰椎滑脱,可见椎弓根阴影下密度减低的斜行或水平裂隙,多为双侧。明显滑脱的患者,可出现 Brailsford 弓形线。棘突间隙可出现狭窄或者偏移。

(2)侧位片:可见腰椎椎体程度不等的滑移,可伴椎体旋转。Ⅱ度以上的滑脱,峡部可见裂隙。合并椎间盘退变时,椎间隙变窄,滑脱椎间隙边缘骨质硬化明显,可见有爪型骨刺或者牵张性骨刺。骶骨前上缘可能变得圆钝。退变性腰椎滑脱椎体滑移程度小,但椎体以及椎间盘组织退变较重,椎间隙狭窄。在侧位片上,对滑脱的程度进行评定。

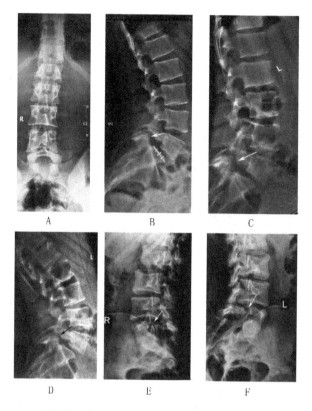

图 6-7　侧位 X 线使用 Meyerding 分级方法

A～F 示：L_5 椎体前滑脱 Ⅱ 度，动力位 X 线显示 L_5S_1 终板夹角变化范
围为 16°，双斜位箭头所指处的 X 线检查显示，L_5 椎弓峡部狗戴项圈征

（3）斜位片：可清晰显示峡部病变。椎弓崩裂时，峡部可出现带状裂隙，称为"狗戴项圈征"。先天发育不良性腰椎滑脱未见裂隙，但是比正常狭长。急性峡部崩裂者早期可以显示清晰的骨折线，后期裂隙两端骨密度增高，表面光滑，出现假关节样改变。

（4）过伸、过屈动力位 X 线：用以判断腰椎稳定性。腰椎不稳的 X 线诊断标准为在过伸、过屈的侧位片上，上位椎体相对于下位椎体向前或向后位移 ＞3 mm 或终板角度变化＞15°。

2.腰椎滑脱程度的影像学测量

（1）向前移位的程度判断：目前最常用的是 Meyerding 分级方法，根据上位椎体相对下位椎体滑移的程度，将腰椎滑脱分为 4 度：Ⅰ 度为滑脱椎体向前移位为下位椎体前后径的 25％ 以下；Ⅱ 度为 25％～50％；Ⅲ 度为 50％～75％；Ⅳ 度 ＞75％；有人将上位椎体与下位椎体完全分离，即椎体下垂视为 Ⅴ 度滑脱。

(2)骶骨倾斜角度:用以描述骶椎的矢状面与冠状面的关系。于S_1后缘做切线与躯干垂线之间的夹角即为骶骨倾斜角。椎体滑脱越严重,骶骨越趋向垂直,骶骨前倾的角度越大(图6-8)。

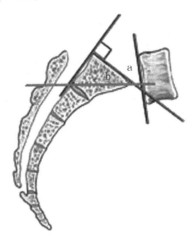

图 6-8　滑脱角(a)与骶骨倾斜角度(b)

(3)滑脱角:滑脱角用来描述L_5与骶椎背向程度,即S_1的椎体后缘线与L_5的椎体前缘线之间的夹角。

(4)腰骶垂直间距(LASD):是在腰椎侧位片上测量从骶岬顶点到经过L_5椎体中心的铅垂线之间的距离。腰骶垂直间距>35 mm,说明患者的矢状面平衡破坏较大,在治疗方法选择的时候需要选择效果可靠的方法,如环形360°融合术。

(5)滑脱椎体的楔变率:即滑脱椎体前后缘的百分比,常用于先天发育不良性腰椎滑脱。滑脱的椎体楔变率高,常提示该滑脱的预后不良。

3.CT 扫描表现

薄层的 CT 扫描可以详细显示腰椎峡部的情况,可以清楚显示椎体后部小关节结构异常。腰椎滑脱的 CT 表现主要有如下几种。

(1)低密度带:峡部裂表现低密度条带,宽窄不一,走行的方向不确定,呈现锯齿状改变。

(2)双边征:滑脱椎体后下缘与下一椎体后上缘共同出现在同一个 CT 扫面层面上形成的双椎体边缘表现。

(3)双管征:腰椎滑脱导致滑脱的水平椎管前后径增大呈双管状,硬脊膜囊因前后径增大呈纺锤形。

（4）纤维环变形：表现为上一椎体后下缘出现对称的软组织影，而下一椎体后上缘无椎间盘，即出现滑脱水平的纤维环变形。

（5）中央管和侧隐窝狭窄：多见于退变性腰椎滑脱，硬脊膜囊和神经有受压表现。

（6）关节突关节退变：常见于退变性腰椎滑脱，可见关节突关节增生、半脱位，关节间隙狭窄而且左右不等宽。

三维CT或矢状面重建通过从不同的角度显示滑脱的状况，可明确椎间孔变化及滑脱程度，为准确进行病情评估和选择合适的治疗方法提供参考(图6-9)。

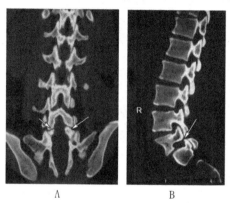

图6-9 三维重建CT清晰显示L₅双侧椎弓峡部断裂

4.腰椎滑脱的MRI表现

MRI检查阳性表现包括：椎弓峡部的低信号区域、双关节征、双边征以及椎间盘夹心征。

5.其他影像学检查方法

包括腰椎管造影，较适用于腰椎滑脱术后的患者，因体内置入了部分金属，不能进行MRI检查。椎间盘造影检查主要运用于评估滑脱邻近椎间盘变性以及产生疼痛的可能性。用该检查方法可以决定手术融合的节段以及范围。

（四）诊断与鉴别诊断

腰椎滑脱的临床表现缺乏特异性，此类患者大多数没有症状，常因为外伤或在体检的时候无意之间发现。临床上以下腰痛就诊的患者，即使在X线上发现有峡部断裂或者腰椎滑脱表现，也不一定是引起下腰痛的原因。患者的症状和体征与腰椎滑脱的类型、脊柱的稳定性情况、年龄以及性别等多种因素有关。

1.临床症状及体征

下腰痛为主要症状，活动后或负重后加重，可伴下肢根性症状。查体见腰椎前凸增大,棘突间台阶感,压痛及叩痛阳性。

2.X 线检查

X 线检查应包括正位、侧位及左右斜位以及动力位片。

3.CT、MRI 检查

对于合并有严重神经症状,检查椎间盘退变情况的患者可以选择 CT 或 MRI 检查以明确诊断。

4.鉴别诊断

依据病史以及影像学检查,不难诊断,但应注意伴发病。需要注意的是腰椎退变性滑脱与腰椎不稳的概念并不完全等同。不稳定表示动态条件下椎体间力学稳定性丧失,而滑脱为相邻椎体的解剖关系异常,是静态概念。腰椎不稳将发展成退行性滑脱,而退行性滑脱在某些条件下最终可重新获得稳定。因此,对于退变性腰椎滑脱症患者首先应予系统的非手术治疗,多数患者有效,只有 30% 的患者需要手术治疗。而腰椎节段间失稳的患者,若明确其疼痛原因,常需要手术治疗。

三、治疗

(一)腰椎滑脱的治疗原则

(1)并非所有腰椎滑脱均需要手术治疗。腰椎滑脱患者可以终身无腰痛症状,腰椎滑脱患者的慢性腰痛的程度及类型与正常人无实质性差异。

(2)滑脱部位并非一定是腰痛部位。与滑脱部位相邻椎间盘的变性、小关节病变或软组织损伤均可导致腰痛。应针对其原因进行对症治疗,保守治疗无效或确定其疼痛与滑脱有关时,再考虑手术治疗。

(3)根据滑脱的严重程度选择适当的手术方式。需综合考虑患者的年龄、滑脱类型、程度、椎间盘及椎管的状态,选择适当的手术方法。

(4)腰椎滑脱手术治疗的最终目的是融合。腰椎滑脱手术包括神经根减压、滑脱椎体复位、内固定以及植骨融合,但融合是最终目标。

(二)腰椎滑脱非手术治疗

适用于症状不严重、滑脱程度在Ⅰ~Ⅱ度的患者,具体包括以下内容。

1.减少负重及腰部活动

(1)峡部新鲜骨折者通过支具或者石膏制动 3~6 个月有望骨折愈合。

(2)腰腿痛症状者可卧床休息 2~3 天。若症状持续,可戴腰骶部支具 3~6 周。

（3）肥胖患者应减少腰部旋转、蹲起等活动,可行低强度有氧运动锻炼,减轻体重以减小滑脱节段剪切应力。

2.理疗

理疗包括超声、热疗和按摩等治疗。腰腿痛症状缓解后可行腹部屈曲式等张收缩训练。

3.其他治疗

骨质疏松患者应进行抗骨质疏松治疗。峡部局部封闭治疗可缓解症状,但是不能认为封闭后症状缓解,此部位即为症状部位,因疼痛可为多源性。

4.定期随访

保守治疗患者应定期进行随访及 X 线检查。

保守治疗患者出现以下情况应考虑手术治疗:非手术治疗不缓解的顽固性腰背部疼痛;影像学检查证实滑脱进展,症状加重与椎体滑脱程度和椎间盘退变程度相符。

(三)腰椎滑脱的手术治疗

1.手术指征

（1）滑脱＞50％,处于生长发育期的青少年,并腰背部疼痛。

（2）进行性滑脱者。

（2）明显脊柱畸形伴步态异常者。

（4）非手术治疗不能缓解疼痛者。

（5）下肢出现神经症状或马尾神经压迫综合征者。

2.手术原则

减压、复位、融合和稳定脊柱。手术目的是解除患者症状,故术前要准确判断症状来源部位。术中减压、固定、复位、融合等几个步骤中有所侧重,结合影像学检查制订出合理的手术方案。

（1）减压:减压是缓解症状的主要手段。对于重度滑脱应先进行神经减压,减压范围应当包括黄韧带、椎间盘、增生的关节突、侧隐窝,有椎管狭窄症状者需行椎管扩大成形。

（2）复位:大部分学者认为原则上应尽量争取复位或者部分复位。复位有利于恢复腰骶椎的生理曲度及负重曲线;有利于椎管容积恢复;增加植骨床,有利于植骨融合;恢复脊柱正常生物力学关系,利于腰痛缓解。复位在充分减压的基础上进行。术中切忌未充分减压便行粗暴复位,以免加重神经根损伤。

（3）内固定:稳定的内固定有助于提高植骨融合率。目前最常使用后路椎弓根螺钉系统。

(4)融合:依据融合方式有前路融合、后路融合、前后联合融合。依据融合部位可划分为后外侧横突间融合、椎间融合以及360°环形融合。后外侧横突间融合适用于年轻、椎体滑脱程度较轻或者作为椎间融合的补充,而后两者为目前常用方法。

3.手术方法

(1)后路单纯融合术:1953年Walkins首先采用后外侧横突间植骨融合术治疗腰椎滑脱。由于植骨融合率较低,1961年Wiltse进行改进,融合范围扩大至椎板棘突表面,提高了融合率,此种方法可结合椎板螺钉、节段间横突钢丝以及椎弓根钉锚钉钢丝技术以治疗青少年椎弓峡部崩裂性Ⅰ度滑脱。目前已经较少使用。

(2)前路植骨融合内固定术:1932年Capener率先报道此种手术方式,理论而言,前路手术更加符合脊柱生物力学要求,但由于前路手术创伤大,损伤血管以及骶前神经丛的危险性较大,而且固定较为困难,近年来运用日趋减少。

(3)后路减压、复位、植骨融合内固定术:从20世纪70年代始,随着脊柱三柱学说的创立和椎弓根螺钉技术的发展,从根本上改变了腰椎滑脱治疗植骨不复位的传统观念。椎弓根螺钉技术具有较强的复位能力,可靠的固定作用,极大地提高了腰椎滑脱的治疗效果。

后外侧融合内固定术(PLF):适用于病程短、继发性退变较轻、不合并椎间盘突出的年轻患者以及单纯腰椎不稳,不合并腰椎管狭窄的Ⅰ度退变滑脱者。该手术采用常规后正中入路,使用椎弓根螺钉进行复位,植骨床范围为横突、峡部断裂处以及棘突根部。该手术不打开椎管,依靠滑移椎体的复位,形成对神经根的间接减压。

后路椎间盘切除植骨融合内固定术(PLIF):适用于腰椎滑脱病程长,合并椎间盘严重退变以及腰椎管狭窄需要进行神经减压的患者。手术采用全身麻醉。俯卧于拱桥架上,以L_4滑脱为例,常规暴露$L_{4,5}$棘突、椎板、两侧的关节突。用鹰嘴咬骨钳及刮匙清除所有软组织以充分显示进针点。应该特别注意保护横突根部及小关节突附近的小血管,否则会导致难以控制的出血。应用Weinstein定位法确定进针点。依据腰椎滑脱的程度,对于轻度滑脱、不存在严重椎管以及侧隐窝狭窄的患者,可先行撑开复位,再减压。对于Ⅲ度以上严重滑脱或者椎间隙狭窄、边缘增生,应先进行减压,然后再行椎间盘切除、复位植骨融合内固定。进行PLIF时,减压的范围包括椎板、黄韧带及部分关节突关节,棘突可依据椎管狭窄状态决定是否保留(图 6-10)。

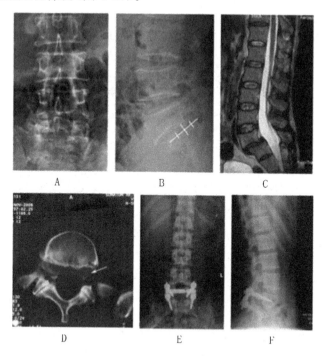

图 6-10　L₅椎体滑脱行 PLIF 手术

A.术前正位 X 线显示 L₅S₁关节突关节增生;B.侧位 X 线显示 L₅椎体前滑脱Ⅱ度;C.MRI 检查显示 L₅椎体前滑脱,并假性椎间盘突出;D.术前 CT 显示 L₅S₁椎间隙双边征;E、F.术后 X 线显示内固定位置理想,L₅椎体完全复位

经椎间孔椎体融合术(TLIF):手术适应证同 PLF,该手术方式最早在 1998 年由 Harms 描述,该手术仅切除单侧上下关节突关节,保留了对侧关节突关节及椎弓。避免了 PLIF 方法所引起的双侧瘢痕,为以后翻修手术提供了良好的机体环境。此外,还可避免过度的硬膜牵拉,减少硬膜瘢痕产生及术中硬膜囊撕裂的可能性。TLIF 不适合中央管狭窄以及双侧侧隐窝狭窄的患者。

前路腰椎融合术(ALIF):适用于后路行椎弓广泛切除难以再做后路融合者。该手术包括完全前路椎间盘切除术及融合滑脱椎体,常规需用椎间融合器。可分为传统的腹膜外切开入路及微创腹膜外入路。

(4)峡部直接修复:适用于青壮年有症状但不伴有退行性椎间盘疾病的Ⅰ度滑脱患者。一般在 6 个月时出现骨性融合,同时可以早期促进正常腰椎活动。

参考文献

[1] 陈啸.外科常见病诊疗思维与实践[M].长春:吉林科学技术出版社,2020.

[2] 潘雷.普外科临床思维与实践[M].北京:科学技术文献出版社,2019.

[3] 张玉国.临床常见普外科疾病学[M].西安:西安交通大学出版社,2018.

[4] 门秀东.普通外科诊疗思维[M].天津:天津科学技术出版社,2020.

[5] 赵钢.外科常见疾病辨治思路与方法[M].北京:科学出版社,2018.

[6] 张杰.胸心外科临床诊治思维与实践[M].北京:科学技术文献出版社,2019.

[7] 邢书生.常见外科疾病危重症救治与诊疗技术[M].天津:天津科学技术出版社,2018.

[8] 刘小雷.实用外科疾病诊疗思维[M].北京:科学技术文献出版社,2020.

[9] 李沙丹.泌尿外科常见疾病诊疗技巧[M].南昌:江西科学技术出版社,2019.

[10] 孙国华.泌尿外科常见疾病诊治精要[M].北京:科学技术文献出版社,2018.

[11] 侯本国.泌尿外科疾病诊疗思维与实践[M].长春:吉林科学技术出版社,2019.

[12] 潘长景.泌尿外科常见疾病诊疗[M].昆明:云南科技出版社,2020.

[13] 齐瑞.外科常见疾病诊断与治疗[M].北京:科学技术文献出版社,2019.

[14] 张杰.临床常见胸心外科诊疗技术[M].长春:吉林科学技术出版社,2020.

[15] 李文光.临床泌尿外科疾病新进展[M].开封:河南大学出版社,2021.

[16] 吴至久.实用外科疾病诊疗思维[M].北京:科学技术文献出版社,2019.

[17] 付海柱.泌尿外科临床医学[M].昆明:云南科技出版社,2020.

[18] 张光辉,王维杰,励新健.普胸外科疾病诊疗常规[M].北京:化学工业出版社,2021.

[19] 黄秋记.常见外科疾病临床诊疗[M].长春:吉林科学技术出版社,2019.

[20] 王科学.实用普通外科临床诊治[M].北京:中国纺织出版社,2020.

[21] 李沙丹.泌尿外科常见疾病诊疗技巧[M].南昌:江西科学技术出版社,2019.

［22］樊盛军.临床常见普通外科疾病诊治［M］.北京：中国人口出版社，2019.

［23］裴元民.普通外科疾病诊断与治疗［M］.天津：天津科学技术出版社，2018.

［24］亓志玲.心胸外科疾病诊疗思维［M］.长春：吉林科学技术出版社，2019.

［25］徐冬，肖建伟，李坤，等.实用临床外科疾病综合诊疗学［M］.青岛：中国海洋
大学出版社，2021.

［26］马菁华，卢艳丽，李玉平.常见疾病诊疗与康复［M］.长春：吉林科学技术出
版社，2019.

［27］焦建国.临床外科疾病诊疗精粹［M］.北京：科学技术文献出版社，2018.

［28］苑文明，万勇.当代外科常见病诊疗实践［M］.南昌：江西科学技术出版
社，2019.

［29］李海鹏.现代外科疾病诊断及处理［M］.北京：科学技术文献出版社，2018.

［30］王志广.普通外科疾病临床诊疗新思维［M］.长春：吉林科学技术出版
社，2019.

［31］王荣杰，孙继富.普外科疾病诊断与治疗进展［M］.汕头：汕头大学出版
社，2018.

［32］李咸周.骨与脊柱外科疾病处置实践［M］.长春：吉林科学技术出版社，2019.

［33］李文强.现代骨外科手术治疗学［M］.开封：河南大学出版社，2020.

［34］江培朝.外科常见疾病诊断与治疗［M］.北京：科学技术文献出版社，2019.

［35］孙兆义.胸心外科疾病临床诊疗要点［M］.北京：科学技术文献出版社，2018.

［36］王斐，刘荣.智能外科：外科实践模式的变革趋势［J］.第二军医大学学报，
2018，39（8）：830-833.

［37］张静，丁林，姚建欣.国外科学推理研究综述及其对素养评价的启示［J］.上
海教育科研，2019（7）：20-24，29.

［38］楼文晖.外科临床实践和研究中的伦理学问题［J］.中国实用外科杂志，
2018，38（9）：982-984.

［39］王秋生，陈卓妙语，高博，等.消化道功能微创外科的临床实践与进展［J］.中
华消化外科杂志，2020，19（5）：486-490.

［40］王文丽，朱政，陈学樊，等.脊柱外科围术期患者下肢深静脉血栓诊断流程的
构建及应用［J］.中国脊柱脊髓杂志，2020，30（8）：735-739.